口腔咽頭の臨床

第3版

監修
日本口腔・咽頭科学会

総編集
吉原俊雄　東京女子医科大学耳鼻咽喉科 教授
湯本英二　熊本大学耳鼻咽喉科・頭頸部外科 教授
黒野祐一　鹿児島大学耳鼻咽喉科・頭頸部外科 教授

編集（五十音順）
川内秀之　島根大学耳鼻咽喉科 教授
阪上雅史　兵庫医科大学耳鼻咽喉科・頭頸部外科 教授
友田幸一　関西医科大学 学長
内藤健晴　藤田保健衛生大学耳鼻咽喉科 教授
原渕保明　旭川医科大学耳鼻咽喉科・頭頸部外科 教授
村上信五　名古屋市立大学耳鼻咽喉・頭頸部外科 教授

医学書院

|口腔咽頭の臨床

発　行	1998 年 4 月 15 日　第 1 版第 1 刷
	2009 年 5 月 1 日　第 2 版第 1 刷
	2015 年 9 月 1 日　第 3 版第 1 刷Ⓒ

監修者　日本口腔・咽頭科学会
発行者　株式会社　医学書院
　　　　代表取締役　金原　優
　　　　〒113-8719　東京都文京区本郷 1-28-23
　　　　電話　03-3817-5600（社内案内）

印刷・製本　三報社印刷

本書の複製権・翻訳権・上映権・譲渡権・公衆送信権（送信可能化権を含む）は（株）医学書院が保有します．

ISBN978-4-260-02163-0

本書を無断で複製する行為（複写，スキャン，デジタルデータ化など）は，「私的使用のための複製」など著作権法上の限られた例外を除き禁じられています．大学，病院，診療所，企業などにおいて，業務上使用する目的（診療，研究活動を含む）で上記の行為を行うことは，その使用範囲が内部的であっても，私的使用には該当せず，違法です．また私的使用に該当する場合であっても，代行業者等の第三者に依頼して上記の行為を行うことは違法となります．

JCOPY〈出版者著作権管理機構　委託出版物〉
本書の無断複製は著作権法上での例外を除き禁じられています．複製される場合は，そのつど事前に，出版者著作権管理機構（電話 03-3513-6969，FAX 03-3513-6979，info@jcopy.or.jp）の許諾を得てください．

執筆者一覧 (五十音順)

青井　典明	島根大学耳鼻咽喉科 講師
赤木　博文	国立病院機構南岡山医療センター耳鼻咽喉科 医長
五十嵐文雄	日本歯科大学新潟生命歯学部耳鼻咽喉科 教授
石川　和夫	秋田大学耳鼻咽喉科 教授
伊地知　圭	名古屋市立大学耳鼻咽喉・頭頸部外科 病院講師
市村　恵一	石橋総合病院 統括理事
井野千代徳	協仁会小松病院 副院長
猪原　秀典	大阪大学耳鼻咽喉科・頭頸部外科 教授
岩井　　大	関西医科大学附属滝井病院耳鼻咽喉科 部長
上田　征吾	旭川医科大学耳鼻咽喉科・頭頸部外科
太田　伸男	山形市立病院済生館耳鼻いんこう科 科長
大前由紀雄	尚寿会大生水野クリニック 院長
小河原　昇	神奈川県立こども医療センター耳鼻咽喉科 部長
岡本　美孝	千葉大学耳鼻咽喉科・頭頸部腫瘍学 教授
鬼塚　哲郎	静岡県立静岡がんセンター頭頸部外科 部長
折舘　伸彦	横浜市立大学耳鼻咽喉科・頭頸部外科 教授
加瀬　康弘	埼玉医科大学耳鼻咽喉科 教授
川内　秀之	島根大学耳鼻咽喉科 教授
河田　　了	大阪医科大学耳鼻咽喉科・頭頸部外科 教授
岸部　　幹	旭川医科大学耳鼻咽喉科・頭頸部外科 助教
工藤　典代	千葉県立保健医療大学健康科学部栄養学科 教授
熊井　良彦	熊本大学耳鼻咽喉科・頭頸部外科 助教
黒野　祐一	鹿児島大学耳鼻咽喉科・頭頸部外科 教授
阪上　雅史	兵庫医科大学耳鼻咽喉科・頭頸部外科 教授
坂田　義治	兵庫県立西宮病院耳鼻咽喉科 部長
崎谷　恵理	東京女子医科大学耳鼻咽喉科 助教
佐藤　公則	佐藤クリニック耳鼻咽喉科・頭頸部外科・睡眠呼吸障害センター 院長
鮫島　靖浩	熊本大学耳鼻咽喉科・頭頸部外科 講師
塩谷　彰浩	防衛医科大学校耳鼻咽喉科 教授
清水　　顕	東京医科大学耳鼻咽喉科 准教授
白崎　英明	札幌医科大学耳鼻咽喉科 臨床准教授
杉本　太郎	東京医科歯科大学頭頸部外科 講師
鈴木　恵子	北里大学医療衛生学部リハビリテーション学科言語聴覚療法学専攻 講師
鈴木　賢二	医療法人尚徳会ヨナハ総合病院 院長／藤田保健衛生大学 名誉教授
鈴木　正志	大分大学耳鼻咽喉科 教授
鈴木　幹男	琉球大学耳鼻咽喉・頭頸部外科 教授
鈴木　康司	国立障害者リハビリテーションセンター病院耳鼻咽喉科
高原　　幹	旭川医科大学耳鼻咽喉科・頭頸部外科 講師
楯谷　一郎	京都大学耳鼻咽喉科・頭頸部外科 講師
田邉　正博	協仁会小松病院 名誉院長
田山　二朗	国立国際医療研究センター耳鼻咽喉科・頭頸部外科 科長
千葉伸太郎	太田総合病院記念研究所太田睡眠科学センター・睡眠外科学センター 所長
辻　　裕之	金沢医科大学頭頸部外科 教授
友田　幸一	関西医科大学 学長
内藤　健晴	藤田保健衛生大学耳鼻咽喉科 教授
中溝　宗永	日本医科大学耳鼻咽喉科・頭頸部外科 准教授
任　　智美	兵庫医科大学耳鼻咽喉科・頭頸部外科 講師
野中　　学	東京女子医科大学耳鼻咽喉科 臨床教授
長谷川泰久	愛知県がんセンター中央病院頭頸部外科 部長
林　　達哉	旭川医科大学耳鼻咽喉科・頭頸部外科 准教授
原渕　保明	旭川医科大学耳鼻咽喉科・頭頸部外科 教授
氷見　徹夫	札幌医科大学耳鼻咽喉科 教授
兵頭　政光	高知大学耳鼻咽喉科 教授
平井　良治	東京都立広尾病院耳鼻咽喉科 医長
平川　　仁	琉球大学耳鼻咽喉科・頭頸部外科 助教
保富　宗城	和歌山県立医科大学耳鼻咽喉科・頭頸部外科 准教授
堀口　利之	北里大学医療衛生学部リハビリテーション学科言語聴覚療法学専攻 教授
本間　明宏	北海道大学耳鼻咽喉科・頭頸部外科 准教授
牧山　　清	日本大学病院耳鼻咽喉科 教授
増田佐和子	国立病院機構三重病院耳鼻咽喉科 医長
松延　　毅	新東京病院耳鼻咽喉科・頭頸部外科 部長
宮崎総一郎	滋賀医科大学睡眠学講座 教授
八木　正夫	関西医科大学耳鼻咽喉科・頭頸部外科 講師
山中　　昇	和歌山県立医科大学耳鼻咽喉科・頭頸部外科 教授
山村　幸江	東京女子医科大学耳鼻咽喉科 講師
湯本　英二	熊本大学耳鼻咽喉科・頭頸部外科 教授
吉崎　智一	金沢大学耳鼻咽喉科・頭頸部外科 教授
吉原　俊雄	東京女子医科大学耳鼻咽喉科 教授
余田　敬子	東京女子医科大学東医療センター耳鼻咽喉科 准教授
脇坂　尚宏	金沢大学附属病院耳鼻咽喉科・頭頸部外科 講師

第3版　序

　このたび，日本口腔・咽頭科学会より『口腔咽頭の臨床』第3版を発刊する運びとなりました．1987年に本学会が設立され，初版は故岡本 健元理事長の呼びかけで学会設立10周年の節目である1998年に発刊され，本邦における口腔咽頭領域のテキストとしてその重責を果たして参りました．当時としては，カラー写真も豊富に，わかりやすい解説をコンパクトにまとめたものであり，今改めて読み返してみても日本口腔・咽頭科学会の総力を挙げて作り上げた内容であることが伝わってきます．その後，2009年には岡本 健先生から学会理事長職を引き継がれた山下敏夫前理事長の企画で第2版が刊行されました．初版はB5判の大きさでしたが，第2版はA4判として，各疾患のより詳細な解説と写真，図も豊富な量に充実させ，本学会の発展と歩調を合わせるように，さらに充実した内容のテキストとして改訂されました．とくに，いびきと睡眠時無呼吸症候群，摂食嚥下障害，構音障害，腫瘍などを新たな章として加えています．

　本学会のテーマである口腔咽頭領域の疾患は耳鼻咽喉科医の扱う守備範囲のなかで他科との境界領域に位置し，さらに全身疾患との関連疾患も多く存在しています．したがって第3版では，口腔咽頭における炎症性ならびに良・悪性腫瘍性疾患，味覚障害，シェーグレン症候群を含む口腔乾燥症，アレルギー疾患，睡眠時無呼吸症候群，摂食嚥下障害および構音障害，唾液腺のさまざまな炎症および腫瘍性病変，扁桃および病巣感染症はもちろん，IgA腎症と扁桃摘出術に関する新しい知見やHIV関連唾液腺病変，IgG4関連疾患のような新しい概念，口腔咽頭の悪性腫瘍への新たな手術アプローチ法，sialendoscope（唾液腺内視鏡）を用いた唾石摘出術など新たな手術手技などが数多く紹介されています．

　第2版発刊の2009年から6年あまりが経過しましたが，学問の進歩はこれまでの5年，10年と比較にならないほど速くなっています．本学会役員の間で，これまで新しい知識や知見を包括した第3版発刊の必要性が議論されてきており，また学会会員の先生のみならず多くの耳鼻咽喉科の先生方からも改訂版の要望がありました．さらに本書は耳鼻咽喉科医のみならず歯科口腔外科，総合診療内科，膠原病内科などの他科の先生方の日常診療にとっても有用なものに仕上がっていると自負しております．

　本書の発刊に際して，各項目の分担執筆にかかわっていただいた多くの先生方，医学書院の担当の方々，編集担当理事および委員の先生方に心より感謝申し上げます．また，将来に向けて本領域の臨床，研究が益々発展していくことを祈念しております．

2015年7月

日本口腔・咽頭科学会理事長　吉原俊雄

第2版　序

　口腔・咽頭領域は古くから耳鼻咽喉科の重要な領域ですが，この領域を独立して研究する学会はありませんでした．しかし，高齢化が進むとともに口腔・咽頭領域の障害はますます増加することが予測され，また内科，皮膚科，小児科，歯科など各科との境界領域の問題もあり，1987年に日本耳鼻咽喉科学会の関連学会として日本口腔・咽頭科学会が発足しました．その発足10年目を機に同学会の編集による『口腔咽頭の臨床』の初版が1998年に発刊されました．

　その後10年がたちましたが，文字どおり医学は日進月歩で，この短い10年という間にも，私どもの口腔・咽頭領域の学問は着実に進歩し，また社会の私どもへのニーズも変わってまいりました．そこで本学会の企画委員会が中心となり『口腔咽頭の臨床』の改訂を企画し，このたび第2版を発行することとなりました．

　口腔・咽頭は生命維持の根源である「息をする」「食べる」に極めて深く関与し，また人間が人間らしく生きるためのコミュニケーションにも大切であるという認識が，この10年で強まってきています．さらに，高齢化により同領域の腫瘍性疾患も増加しています．そこで第2版では，それらの重要性を反映させ「いびきと睡眠時無呼吸症候群」，「摂食嚥下障害」，「構音障害」，「腫瘍」を新たに章として独立させました．

　編集に際しては，簡潔な解説と豊富なカラー写真・イラストによって臨床にすぐに役立つものとするという初版からの基本方針を踏襲しつつ，初版発行以降の新しい知見を盛り込むことを心がけました．幸い，各分野のエキスパートの方々に執筆をお願いしたところ快くお引き受けいただき，内容の充実した原稿をお寄せいただきました．ここに改めて深く御礼申し上げます．

　本書は耳鼻咽喉科医にとってはもちろんのこと，他科の医師や歯科医師にとっても有用なテキストとなることと思います．また，今後もさらにより良いテキストとしていくために，お気づきの点や不足している点についてご指摘をいただければ幸いです．

2009年2月

日本口腔・咽頭科学会理事長　山下　敏夫

初版　序

　これまで口腔，舌，咽頭領域の疾患は明視下にあるため，容易に観察し得ることから，一般の診療に際してルーチンにその状態を視診し，診断の助けにすることが行われてきました．一方額帯鏡に象徴される見難い部位の診察を得意とする耳鼻咽喉科専門医にとっては，むしろ容易に観察し得るために，全身疾患との関連から重要な情報が得られるにもかかわらず，ともするとこれらの領域に関しては重要視されない嫌いがありました．また内科，皮膚科，歯科等各科の境界領域でもあり，これらをまとめて論ずる機会が少なかったとも言えます．

　更に，これらの領域に関する研究発表の機会は，扁桃問題に関しては日本扁桃研究会において発表する機会があったものの，年1回開催される日本耳鼻咽喉科学会総会がその主な発表，討論の場でありました．しかし今後高齢化が進むとともに口腔，咽頭領域の障害はますます増加することが予測され，本領域に関する診療に対する関心が高まりつつあります．

　このような背景から，日本耳鼻咽喉科学会の関連学会として，1987年，日本口腔・咽頭科学会が発足し，口腔疾患，舌疾患，咽頭疾患，唾液腺疾患，およびこれらの機能障害に関する研究が続々と発表されるに至りました．

　学会設立10年を機会に，日本口腔・咽頭科学会は1997年『口腔咽頭疾患の検査法』をすでに編集，出版したところであります．今回は日本口腔・咽頭科学会の総力をあげ企画委員会が中心になり，これまでの教科書の殻を破って，カラー写真，イラスト等を中心とした，臨床にすぐに役立つテキストの出版を企画いたしました．第1章・口腔，第2章・唾液腺，第3章・咽頭，第4章・扁桃としてまとめられました．

　ご覧いただければお分りと思いますが，頁を開いて，見て一目で理解出来るように項目を整理し，また読みやすいように編集に際して努力いたしました．

　企画してより比較的短期間ではありましたが，各専門領域に関して，それぞれのエキスパートの方々に執筆をお願い致しましたところ快くお引き受けいただき，また期限までにご執筆いただき心より感謝いたしております．また出版に際して大変な努力をしていただいた企画，編集の委員の方々，および医学書院の担当の方々に深謝申し上げます．

　本書は耳鼻咽喉科を専門として日常診療される方々にとってはもちろん，臨床研修医，総合診療を志すもの，かかりつけ医，その他皮膚科，歯科口腔外科等の専門の方々にとっても有用な，これまでにない価値の高いテキストであると信じます．毎日の診療をされる上でご活用いただければ幸いです．もちろんまだまだ不備な点，不足している部分のあることは無いとはいえませんが，追々訂正加筆していく予定です．その点についても是非ご指摘いただければと思っています．

1998年　早春

日本口腔・咽頭科学会理事長　岡本　健

目次

基礎編

第1章　発生・解剖・機能
- Ⅰ　口腔 ……………………………………………………………… 任　智美・阪上 雅史　2
- Ⅱ　咽頭 ……………………………………………………………… 鈴木 正志　4
- Ⅲ　扁桃 ……………………………………………………………… 黒野 祐一　6
- Ⅳ　唾液腺 …………………………………………………………… 吉原 俊雄　8
- Ⅴ　周辺領域 ………………………………………………………… 市村 恵一　10

第2章　検査法
- Ⅰ　摂食嚥下 ………………………………………………………… 兵頭 政光　12
- Ⅱ　味覚 ……………………………………………………………… 任　智美・阪上 雅史　14
- Ⅲ　唾液 ……………………………………………………………… 友田 幸一　16
- Ⅳ　構音 ……………………………………………………………… 鈴木 康司　18
- Ⅴ　扁桃 ……………………………………………………………… 赤木 博文　20
- Ⅵ　睡眠時無呼吸症候群 …………………………………………… 千葉 伸太郎　22

臨床編

第3章　口腔疾患
- Ⅰ　舌小帯短縮症 …………………………………………………… 小河原 昇　26
- Ⅱ　口内炎 …………………………………………………………… 内藤 健晴　28
  アフタ性疾患：アフタ性口内炎・難治性口腔咽頭潰瘍／ウイルス性疾患：単純疱疹ウイルス感染症・帯状疱疹ウイルス感染症／自己免疫疾患，膠原病（類似）疾患：ベーチェット病・多発血管炎性肉芽腫症（ウェゲナー肉芽腫症）・クローン病・尋常性天疱瘡・類天疱瘡・多形滲出性紅斑・扁平苔癬・IgG4関連咽頭炎
- Ⅲ　舌炎 ……………………………………………………………… 上田 征吾・原渕 保明　34
  鉄欠乏性貧血／地図状舌／溝状舌（皺状舌）／正中菱形舌炎／毛舌／舌苔／扁平苔癬／毛状白板症／カンジダ症／放線菌症／静脈奇形／遺伝性出血性毛細血管拡張症（オスラー病）／特発性血小板減少性紫斑病

Ⅳ	口腔アレルギー症候群		白崎 英明	40
Ⅴ	口腔・咽頭の性感染症		余田 敬子	42
	梅毒／ヒト免疫不全ウイルス／単純ヘルペスウイルス／淋菌，クラミジア／ヒトパピローマウイルス			
Ⅵ	口腔底膿瘍		加瀬 康弘	44
Ⅶ	過長茎状突起症（Eagle 症候群）		熊井 良彦	46
Ⅷ	舌痛症		井野 千代徳・田邉 正博	48
Ⅸ	口臭症		鈴木 幹男	50
Ⅹ	口腔乾燥症		山村 幸江	52
Ⅺ	味覚障害		平井 良治	54
Ⅻ	舌・軟口蓋麻痺		湯本 英二	56
	舌麻痺／軟口蓋麻痺			
ⅩⅢ	歯に関連する歯肉・歯槽の疾患		五十嵐 文雄	58

第4章　咽頭疾患

Ⅰ	咽頭炎		余田 敬子	60
Ⅱ	副咽頭間隙膿瘍		川内 秀之	62
Ⅲ	咽後膿瘍		青井 典明	64
Ⅳ	口腔・咽頭の難治性潰瘍		内藤 健晴	66
Ⅴ	咽喉頭逆流症		折舘 伸彦	68
Ⅵ	咽喉頭異常感症		内藤 健晴	70
Ⅶ	舌咽神経痛		湯本 英二	72
Ⅷ	異物		佐藤 公則	74
Ⅸ	咽頭の狭窄・閉鎖症		鈴木 幹男	76

第5章　扁桃疾患

Ⅰ	アデノイド		林 達哉	78
Ⅱ	口蓋扁桃肥大		林 達哉	80
Ⅲ	急性扁桃炎		保富 宗城・山中 昇	82
Ⅳ	反復性扁桃炎，慢性扁桃炎		保富 宗城・山中 昇	84
	反復性扁桃炎／慢性扁桃炎			
Ⅴ	全身疾患と扁桃炎		氷見 徹夫	86
	ベーチェット病／リウマチ熱／PFAPA 症候群／顆粒細胞減少性アンギーナ／白血病			
Ⅵ	扁桃周囲炎，扁桃周囲膿瘍		鈴木 賢二	88
Ⅶ	扁桃病巣感染症		高原 幹	90

第6章　唾液腺疾患

Ⅰ	耳下腺炎		石川 和夫	94
	急性化膿性耳下腺炎／反復性耳下腺炎／特殊性炎：耳下腺結核・放線菌症／ウイルス性耳下腺炎：流行性耳下腺炎（おたふくかぜ，ムンプス）			

II	HIV 関連唾液腺疾患	吉原 俊雄	98
III	唾石症	岩井 大	100
IV	IgG4 関連疾患	氷見 徹夫	102
V	線維素性唾液管炎	吉原 俊雄	106
VI	シェーグレン症候群	友田 幸一	108
VII	木村病	崎谷 恵理・野中 学・吉原 俊雄	112
VIII	唾液腺症	吉原 俊雄	114
IX	ガマ腫（ラヌラ）	太田 伸男	116
	手術手技 1　唾液腺内視鏡	松延 毅	118

第 7 章　いびきと睡眠時無呼吸症候群

I	成人	宮崎 総一郎	120
II	小児	増田 佐和子	124

第 8 章　摂食嚥下障害

I	摂食嚥下の仕組み	田山 二朗	126
II	摂食嚥下障害の診断	鮫島 靖浩	128
III	摂食嚥下障害のリハビリテーション	大前 由紀雄	130
IV	嚥下障害の手術	兵頭 政光	132

第 9 章　構音障害

I	構音の仕組み	牧山 清	136
II	構音障害の診断	堀口 利之	138
III	構音障害のリハビリテーション	鈴木 恵子	140
IV	構音障害の手術	堀口 利之	142

第 10 章　腫瘍

I	口腔（口唇・口蓋・歯肉・臼後部）の腫瘍	辻 裕之	144
	口唇腫瘍／口蓋腫瘍／歯肉癌／臼後部癌／口腔癌と HPV		
II	舌良性腫瘍	中溝 宗永	148
III	舌・口腔底癌	岡本 美孝	150
IV	耳下腺腫瘍	八木 正夫	154
V	顎下腺・舌下腺腫瘍	河田 了	160
VI	副咽頭間隙の腫瘍	伊地知 圭	162
VII	上咽頭癌	脇坂 尚宏・吉崎 智一	164
VIII	中咽頭癌	猪原 秀典	168
IX	下咽頭癌	杉本 太郎	170
X	悪性リンパ腫	岸部 幹	174
	びまん性大細胞型 B 細胞リンパ腫／鼻性 NK/T 細胞リンパ腫／粘膜関連リンパ組織型低悪性度 B リンパ腫		
XI	口腔癌におけるセンチネルリンパ節生検	平川 仁・長谷川 泰久	176

| 手術手技 2 | 口腔・中咽頭の機能的再建外科 ……………………………… 鬼塚 哲郎 178
| 手術手技 3 | ELPS ……………………………………………………………… 楯谷 一郎 180
| 手術手技 4 | TOVS ……………………………………………………………… 塩谷 彰浩 182
| 手術手技 5 | 経口的ロボット支援手術 ……………………………………… 清水 顕 184

第11章　その他の疾患，周辺疾患

- I　唇裂，口蓋裂 …………………………………………………………… 工藤 典代 186
- II　顎関節症 ………………………………………………………………… 五十嵐 文雄 188
- III　頬骨・上顎骨骨折 ……………………………………………………… 加瀬 康弘 190
- IV　下顎骨骨折 ……………………………………………………………… 坂田 義治 192
- V　骨由来腫瘍類似疾患 …………………………………………………… 本間 明宏 194
  エナメル上皮腫／線維性骨異形成症と骨形成性線維腫：線維性骨異形成症・骨形成性線維腫

和文索引 ……………………………………………………………………………………… 197
欧文索引 ……………………………………………………………………………………… 202

基礎編

第 1 章　発生・解剖・機能　2

第 2 章　検査法　12

第1章 発生・解剖・機能

I 口腔

発生・解剖

口腔は口唇から口峡までの間を示し，上顎骨，下顎骨，口蓋骨で枠組みされている．重層扁平上皮である口腔粘膜によって覆われ，多数の小唾液腺が分布する．また大唾液腺管の開口部も存在するため，口内は常に唾液で潤っている．歯列の前方にあるのが口腔前庭であり，歯列より後方の領域は固有口腔と呼ばれる．軟口蓋，前口蓋弓，有郭乳頭で中咽頭と境界される(図1-1)．

口腔は鰓弓により作られる．胎生4〜5週にかけて頸部に有対の隆起(鰓弓)と溝(鰓溝)が出現する．胎生4週末に口窩(原始口腔)が外肺葉性の陥凹として発生し，口咽頭膜で一過性に閉鎖されている．その後，口咽頭膜が破れ，前腸と交通する．胎生6週に達すると口窩の上方(口側)に前頭鼻突起，外側部に上顎突起，下縁側方(尾側)より下顎突起が隆起する(図1-2)．

口唇(図1-1，2)

上口唇は上顎突起から，下口唇は下顎突起から形成される．口唇の外側は皮膚で覆われるが，口腔側は粘膜であり，その移行部を口唇紅部(赤唇)という．粘膜下には小唾液腺が存在する．

頬粘膜(図1-1，2)

各鰓弓は主に中胚葉性で，外側が外胚葉，内側が内胚葉で被覆されている．外胚葉からは口腔前部の粘膜，内胚葉からは口腔後部の粘膜が発生する．上顎第2大臼歯の対岸に左右対称の頬唾液腺乳頭があり，ステノン管の開口部となる．

硬口蓋(図1-1，2)

1次口蓋は1次口腔と1次鼻腔の境界部で口腔の前部に形成される．胎生6週に上顎突起より口蓋突起が出現し，左右から張り出して鼻中隔と癒合して2次口蓋が形成された後，1次口蓋と合して口蓋が完成する．

口蓋は硬口蓋と軟口蓋からなり，口腔上壁を形成する．正中に口蓋垂があり，口蓋舌弓とともに口峡を形成する．

舌(図1-1，2)

舌は胎生4週に第1鰓弓由来の正中舌結節と両側の外側舌結節が合することにより形成される．さらに後部は第2〜4鰓弓から隆起が生じて舌根部を形成し，両者の境界線は分界溝となる．舌の完成に伴い，口腔底より舌下面が離れ，正中に舌小帯が残る．

舌の筋肉は，外舌筋(オトガイ舌筋，舌骨舌筋，茎突舌筋，オトガイ舌骨筋)と内舌筋(浅・深縦舌筋，横舌筋，垂直舌筋)とに分けられる．前者は舌運動を，後者は舌の形を変形させ，いずれも舌下神経支配である(図1-3)．

舌表面には茸状乳頭(図1-4)，葉状乳頭，糸状乳頭，有郭乳頭が存在するが，糸状乳頭には味蕾は存在しない．

口腔底

下顎骨と舌骨の間に舌骨上筋群(顎舌骨筋，顎二腹筋，茎突舌骨筋，オトガイ舌骨筋)が頸部と口腔の境界となり，口腔底を形成する．ワルトン管が舌下小丘に開口する．舌下腺は顎舌骨筋上にあり，顎下腺と隔てられる．口腔底を走行する顎下腺管の付近に存在し，舌下小丘や舌下ひだに開口する．

機能

咀嚼

摂取した食物を粉砕し，唾液と混合させて嚥下・消化しやすくする．上下顎，顎関節，歯，歯周組織，舌，咀嚼筋，各組織の神経系が咀嚼器官として関与する．咀嚼筋は咬筋，側頭筋，外側翼突筋，内側翼突筋が挙げられ，三叉神経支配である．その他にも前頸筋，表情筋，舌筋も関係する．

嚥下

嚥下には認知期，捕食期，咀嚼期，口腔期，咽頭期，食道期がある．口腔内において食物の保持，咀嚼，食塊形成，咽頭への送り込みが行われる．

構音
　鼻孔，口唇から喉頭までの共鳴腔の形態を変化させることで，声帯の振動によって生じた音を調整する．軟口蓋挙上不全などでおこり得る鼻咽腔閉鎖不全では開鼻声となる．

味覚
　舌表面，軟口蓋，咽頭後壁，喉頭蓋に分布する味蕾が水溶性化学物質によって刺激されて受容する感覚である．基本味質として甘味，塩味，酸味，苦味，旨味が定着している．味蕾には味細胞が存在し，各味質の受容体が発現している．
　味覚は舌前2/3は鼓索神経，舌後1/3は舌咽神経，軟口蓋は大錐体神経が支配している．

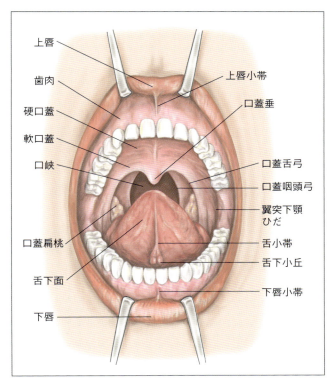

図 1-1　口腔の解剖

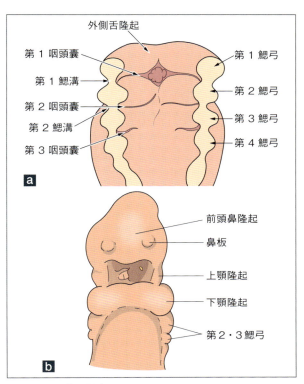

図 1-2　口腔の発生
a：鰓弓の前額断，b：胚子の前面．

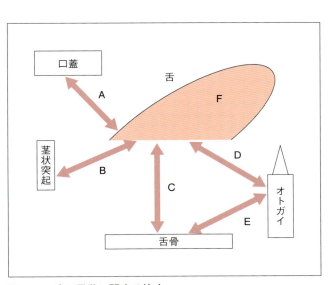

図 1-3　舌の運動に関する筋肉
A〜E：外舌筋（A．口蓋舌筋，B．茎突舌筋，C．舌骨舌筋，D．オトガイ舌筋，E．オトガイ舌骨筋），F：内舌筋．

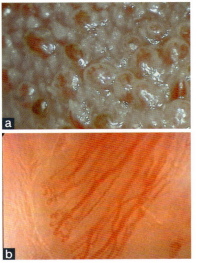

図 1-4　茸状乳頭の形態と血管流入
正常の茸状乳頭は境界鮮明な円形を描き，血管流入も末梢まで行き届いている．
a：マクロスコープ5倍率，b：コンタクトエンドスコープ60倍率．

II 咽頭

咽頭は鼻腔・口腔を喉頭・食道と連絡させる管腔で，気道であると同時に消化管の一部でもある．上・中・下の3部に分けられる．周囲の筋膜間には副咽頭間隙，咽頭後間隙が隣接して存在する．

発生（表1-1）

胎生4～7週に鰓弓，鰓溝，咽頭嚢からなる鰓性器官が出現する．咽頭の器官は主に第2～4鰓弓に由来する．

解剖

部位（図1-1）

上咽頭（鼻咽頭）：上方は頭蓋底，下方は軟口蓋上面までで，後上壁，側壁，下壁の3亜部位に細分される．後上壁は硬口蓋と軟口蓋の接合部から頭蓋底までで，咽頭扁桃が存在する．側壁は耳管咽頭口，それを取り囲む耳管隆起，耳管隆起と後上壁との間の陥凹部であるローゼンミュラー窩からなる．下壁は軟口蓋上面からなる．

軟口蓋の高さには嚥下運動の際にパッサーバン隆起が現れ，食物の上咽頭，鼻腔への侵入を阻止する．耳管隆起の下端は中・下咽頭で咽頭側索となる．粘膜上皮の大部分は線毛上皮である．

中咽頭（口部咽頭）：上方は硬口蓋・軟口蓋の移行部，下方は喉頭蓋谷底部までで，前壁，側壁，後壁，上壁の4亜部位に細分される．前壁は舌根（有郭乳頭より後方），喉頭蓋谷からなり，舌根部には舌扁桃がある．側壁には前・後口蓋弓があり，その間に口蓋扁桃がある．上壁は軟口蓋下面と口蓋垂からなる．喉頭蓋前（舌）面は喉頭に分類される．粘膜上皮は重層扁平上皮である．

下咽頭（喉頭部咽頭）：上方は喉頭蓋谷底部，下方は食道入口部までで，梨状陥凹，咽頭後壁，輪状後部の3亜部位に細分される．梨状陥凹は喉頭の両側に位置する陥凹部で，輪状軟骨板側縁で輪状後部と，披裂喉頭蓋ヒダの稜線で喉頭と境界される．咽頭後壁は喉頭蓋谷底部から輪状披裂関節の高さまでで，甲状軟骨外側縁で梨状陥凹と境界される．輪状後部は輪状披裂関節の高さから輪状軟骨下縁までの範囲である．披裂部は喉頭に分類される．粘膜上皮は重層扁平上皮である．

咽頭筋（図1-2）

咽頭筋は内外2層からなる．内層筋は茎突咽頭筋，口蓋咽頭筋，耳管咽頭筋の縦走筋で咽頭挙上作用を担う．外層筋は上・中・下咽頭収縮筋で輪状筋で咽頭収縮作用を担う．軟口蓋は主に口蓋帆挙筋，口蓋帆張筋で形成され，口蓋舌筋，口蓋咽頭筋，口蓋垂筋も寄与する．主に口蓋帆挙筋が軟口蓋挙上を担う．茎突咽頭筋（舌咽神経），口蓋帆張筋（三叉神経）を除き迷走神経支配である．

機能

咽頭の機能としては①呼吸作用，②嚥下作用，③共鳴作用，④気道防御作用が挙げられる．②，④については他項にゆずる．

呼吸作用：咽頭は鼻腔と同じく吸気の加温，加湿，除塵に役立っているが，気道であると同時に食物の通過路である．気道として機能する際には咽頭腔は広く開大しなければならず，食物道として機能する際には，嚥下運動に伴い閉塞しながら押し出すように食物塊を食道に運搬する．このように相反する機能を満たすため，咽頭は非常に虚脱しやすい構造となっている．そのため咽頭部ではある程度以上に狭窄すると，吸気時の陰圧が増大し，容易に気道虚脱（閉塞）を生じることになる．

上咽頭には耳管咽頭口が存在する．耳管は通常閉鎖しているが，嚥下時に口蓋帆張筋，口蓋帆挙筋の収縮に伴い，開大して中耳腔の換気が行われる（図1-3）．

共鳴作用：咽頭腔の広狭は音声の共鳴に影響を与える．アデノイド増殖症や上咽頭腫瘍は閉鼻声の原因となりうる．軟口蓋は挙上時には非鼻音，下降時は鼻音の構音に作用する．軟口蓋麻痺は開鼻声の原因となる．

表 1-1 咽頭の発生

第 1 鰓弓	口蓋帆張筋, 耳管
第 2 鰓弓	茎突舌骨靱帯, 舌骨小角と体上部, 咽頭の上皮
第 3 鰓弓	舌骨大角と体下部, 茎突咽頭筋, 舌根・咽頭の上皮
第 4 鰓弓	口蓋帆挙筋, 咽頭収縮筋群, 下咽頭・喉頭蓋の上皮

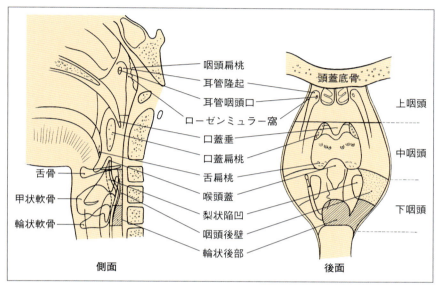

図 1-1　咽頭の解剖
〔茂木五郎, 他：咽頭の解剖. 日本口腔・咽頭科学会(編)：口腔咽頭の臨床, pp112-113, 医学書院, 1998 より〕

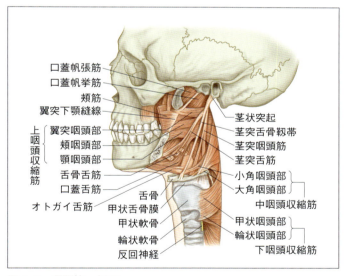

図 1-2　咽頭筋〜側面

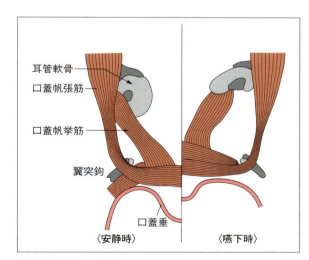

図 1-3　耳管の開閉
嚥下に伴い口蓋帆張筋, 口蓋帆挙筋が収縮し, 軟口蓋挙上とともに耳管が開放される.

III 扁桃

扁桃は口蓋扁桃，咽頭扁桃，舌扁桃，耳管扁桃からなり，咽頭側索と咽頭後壁の孤立リンパ濾胞を含めてワルダイエル咽頭輪を形成する(図1-1)．本項ではとくに口蓋扁桃を中心に述べる．

発生

胎生3週で1次口腔が形成され，その内側壁に生じる4つの鰓弓のうち第2鰓弓が内胚葉性の上皮で覆われて口蓋扁桃の原基(扁桃腔)となる．胎生14週頃に扁桃腔の上皮下にリンパ球や単球などの単核細胞が集簇し，16週頃に陰窩ならびに1次リンパ濾胞が形成され，20週頃に扁桃被膜が完成し，扁桃としての形態ができ上がる．出生直後の口蓋扁桃は極めて小さく，陰窩の発育が乏しく，2次リンパ濾胞もほとんど認められない．成人の口蓋扁桃と同様の形態学的特徴を整えるのは，生後半年〜1年くらいである．

解剖

存在部位

口蓋扁桃は前口蓋弓と後口蓋弓で囲まれた扁桃洞に存在する．咽頭扁桃は上咽頭の咽頭円蓋に位置し，上咽頭の後上壁から側壁に及ぶ．耳管扁桃は上咽頭側壁にある耳管咽頭口の後唇付近に位置する．舌扁桃は舌根部にあり，その左右は正中舌喉頭蓋襞により分かれる．

組織学的構造

扁桃は粘膜上皮とその直下にある暗殻(mantle zone)と胚中心(germinal center)からなるリンパ濾胞とで構成され，暗殻は上皮側に存在する(図1-2)．また，口蓋扁桃には陰窩と呼ばれる小洞が多数存在し，これが第5次陰窩まで分岐することでその表面積を広げ，外界からの刺激を効率よく認識できるように構築されている．その縦割断面をみると，表面の表層上皮と陰窩上皮，その下層のリンパ濾胞組織，そして最外層の被膜からなり，被膜から実質内に中隔が形成されている(図1-3)．また，被膜の外側にWeber腺という粘液腺があり，導管は陰窩と咽頭に開口する．

血管・神経支配

口蓋扁桃の血管は外頸動・静脈の分枝で支配される(図1-4)．舌動脈舌背枝と顔面動脈扁桃枝が下部，上行口蓋動脈扁桃枝は中部，上行咽頭動脈扁桃枝と下行口蓋動脈分枝は上部に入る．これらは被膜を通るときに小血管となって実質に入るので，扁桃摘出術時に被膜の外側で剝離すれば大きな血管損傷は避けられる．静脈は被膜周囲の静脈叢から舌静脈を経て咽頭静脈叢に入る．

神経は舌咽神経，迷走神経および頸部交感神経などの咽頭枝からなる咽頭神経叢によって支配される．知覚神経終末の多くは口蓋弓部の被膜に分布し，舌咽神経舌枝も被膜直下を広範囲に走行する．これらの知識は，口蓋扁桃摘出術時の局所麻酔や術後味覚障害の発症予防に重要である．また，扁桃摘出術後の耳痛は，舌咽神経の鼓室神経分枝によって生じる．

機能

扁桃は2次リンパ器官であり，侵入してきた抗原や病原微生物に対する免疫反応を起こす．しかし，扁桃には輸入リンパ管がなく，陰窩がこれに代わり，傍濾胞域から毛細リンパ管が発生し，濾胞周囲に網目を作りながら輸出リンパ管となる．また，陰窩上皮にはM細胞をもつ上皮とリンパ球が混在するリンパ上皮共生と呼ばれる部位があり，粘膜関連リンパ組織としての機能も備えている．

リンパ濾胞の暗殻にはIgM$^+$細胞やIgD$^+$細胞とヘルパーT細胞が分布し，胚中心には成熟B細胞が多く存在する．これらのことから，リンパ上皮共生部で処理された抗原の情報が暗殻へ伝えられ，ここでクラススイッチが行われT細胞依存性の免疫応答が誘導されていると推測される．また，TLRファミリーを介したT細胞非依存性の自然免疫系によるB細胞活性化機構も存在し，扁桃における感染早期の生体防御に関与していると考えられる(図1-5)．

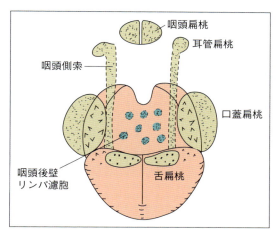

図 1-1　ワルダイエル咽頭輪
〔菊池恭三：扁桃炎の病態からみた臨床，形浦昭克(編)：耳鼻咽喉科・頭頸部外科MOOK 3 扁桃炎，pp50-56，金原出版，1986 より改変〕

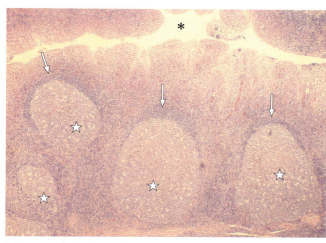

図 1-2　口蓋扁桃の組織所見
陰窩(*)，リンパ濾胞(☆)，暗殻(⇨).

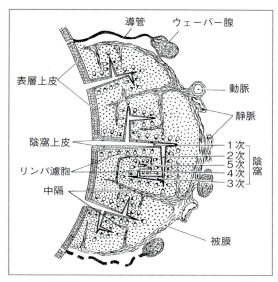

図 1-3　口蓋扁桃の縦割断面
〔Falk VP, et al：Entwicklungen gesichte, Miβbildungen, Anatomie, Physiologie und Pathophysiologie des Rachens. In：Berendes J, et al(eds)：Hals-Nasen-Ohren-Heilkunde in Praxis und Klinik. Band 3, pp1-55, Georg Thieme Verlag, Stuttgart, 1978 より〕

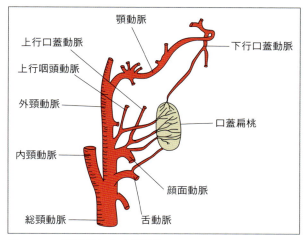

図 1-4　口蓋扁桃に入る動脈枝
〔斎藤英雄，他：肉眼解剖，野坂保次，他(監)：扁桃(基礎編)，pp33-45，日本医事新報社，1985 より〕

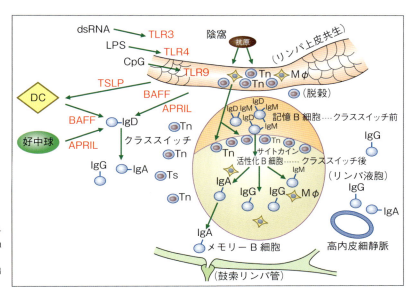

図 1-5　扁桃の機能
BAFF：B-cell-activation factor, APRIL：A proliferation-inducing ligand, TSPL：Thymic stroma lymphopoietin
〔朝倉光司：扁桃の生理機能と粘膜免疫，形浦昭克(編)：今日の扁桃学，pp15-23，金原出版，1999 より改変〕

IV 唾液腺

発生

腺原基は口腔上皮から間葉組織に向けて陥入する細胞集塊として認められる．耳下腺は胎生4週頃，顎下腺は6週頃，舌下腺は8週頃，小唾液腺は12週頃に形成される．細胞集塊は細胞索の形をとりながら分枝し，導管と終末端に膨大部を示す構造をとり，後に膨大部から腺房細胞，介在部の細胞に分化する（図1-1）．

耳下腺は原基の発現が早いが，腺の構造を形成し，被膜に覆われるのは顎下腺，舌下腺のほうが早い．耳下腺では腺実質内にリンパ組織が存在するが，顎下腺，舌下腺には少ない．筋上皮細胞は平滑筋細胞に類似しており，腺房，介在部の細胞周囲に存在する．

解剖

唾液腺は大唾液腺と小唾液腺に分類される．大唾液腺には耳下腺，顎下腺，舌下腺があり，排出管によって唾液は口腔に送られる（図1-2）．小唾液腺のほとんどは粘液腺で口腔粘膜に広く分布し，口唇腺，頰腺，舌腺，口蓋腺などが挙げられる．

耳下腺 漿液腺で耳下腺窩に存在し，前方に下顎骨の上行枝と咬筋，上方は外耳道と下顎骨の関節窩，後方は乳様突起，内方は顎二腹筋，茎突舌骨筋，茎突咽頭筋，内頸動・静脈がある．茎乳突孔から出た顔面神経は腺の被膜を貫き側頭顔面枝と頸顔面枝に分かれ，側頭枝，頰骨枝，頰筋枝，下顎縁枝に分枝し顔面神経叢を形成する（図1-3）．この神経叢より深部を深葉とし，外側を浅葉と呼ぶ．

唾液の排出管はステノン管と呼ばれ，耳下腺を出た後，頰骨弓の下約2 cmのところを水平に走行して咬筋の前縁を回り，頰筋を貫き，上顎第2大臼歯の対側口腔粘膜に開口する．咬筋上ステノン管にはしばしば副耳下腺が存在して分枝管を1〜2本出している．

顎下腺 顎下三角に存在し，混合腺であるが，ヒトでは漿液腺優位で粘液腺は少ない．下顎骨下顎枝と内下方で接し，下方は顎二腹筋の前後腹，内面は舌骨舌筋，舌下神経，舌神経に接し，上前方は顎舌骨筋，上面は口腔底粘膜に接する．

唾液の排出管はワルトン管と呼ばれ，舌神経の上を走行し，腺を出た後は顎舌骨筋の後縁を回り，舌下ヒダの下を通り，舌小帯の左右の舌下小丘に開口する（図1-2）．

舌下腺 最小の大唾液腺で混合腺であるが，粘液腺優位である．口腔底前方の粘膜直下でワルトン管と舌神経の間にある．

排出管は耳下腺や顎下腺のように1つの主管ではなく，ワルトン管に開口する場合と，直接口腔底に開口する場合とがある．栄養動脈は舌動脈とオトガイ下動脈である．

組織

大唾液腺は複合管状胞状腺で，基本的構造は終末部の腺房細胞，介在部導管，腺房と介在部に主に存在する筋上皮細胞，線条部導管，小葉内導管，小葉間導管，排出管からなる（図1-4）．腺房細胞には粘液細胞と漿液細胞がある．筋上皮細胞は形態的にも機能的にも平滑筋細胞に類似しており，ミオシンとアクチンが証明されている．腺房部や介在部導管の基底部に主に存在している．線条部導管は耳下腺，顎下腺によく発達しているが，舌下腺，小唾液腺ではほとんどみられない．線条部の細胞にはNa^+，K^+-ATPaseが存在し，イオン能動輸送が活発である．

機能

唾液腺の主たる機能は唾液を分泌することであり，唾液自体の役割はアミラーゼを含むことから消化作用を有し，その他殺菌・抗菌作用，緩衝作用，自浄作用，水分代謝の調節，湿潤作用，排泄作用などが挙げられる（表1-1）．99％以上は水分であるが，成分はアルブミン，さまざまな酵素，IgA，IgG，IgM，尿酸，グルコース，ムチンなどの40種類の有機成分，アンモニア，カルシウム，ヨウ素，リン酸塩，ナトリウムなど10種類の無機成分が含まれている．

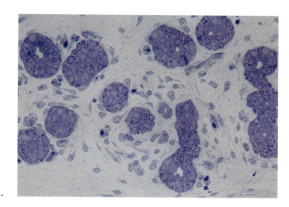

図 1-1　耳下腺組織
胎生 20 週．終末細胞塊から腺房，導管形成がみられる．

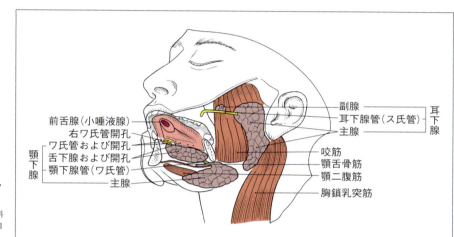

図 1-2　唾液腺の解剖
（注：ワ氏管はワルトン管，ス氏管はステノン管の略）
〔北村　武：唾液腺疾患．後藤敏郎（監）：耳鼻咽喉科学 下巻．第 2 版，pp1310-1360，医学書院，1971 より〕

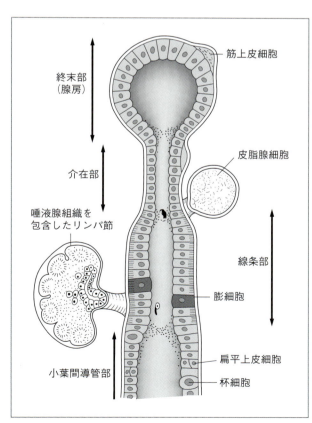

図 1-4　耳下腺の組織構造
〔Conley J: Salivary Glands and the Facial Nerve, Georg Thieme, Stuttgart, 1975 より〕

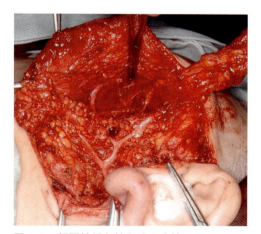

図 1-3　顔面神経主幹とその分枝
耳下腺腫瘍切除後，顔面神経主幹とその分枝が観察される．

表 1-1　唾液の役割

湿潤作用	口腔の湿潤を保ち咀嚼・嚥下を容易にする
消化作用	アミラーゼによるでんぷんの分解
殺菌・抗菌作用	リゾチームなどによる殺菌効果
緩衝作用	口腔内を中性に保つ
保護作用	粘膜を機械的刺激から保護
味覚の補助	味物質を溶解し味刺激を補助
排泄作用	体内不要物を唾液中に排泄

# V 周辺領域

頭頸部の間隙

　皮下や筋，骨，血管，神経，器官の周囲に存在する線維性結合織の層である筋膜は可動性構造物同士を分離する役を担っている．筋膜は実質臓器が形成されていく過程でその周囲の結合織が他と比べて密度が濃くなったものであり，この筋膜間の潜在性間隙を「間隙」と呼ぶ．臨床的意義は，深頸部膿瘍の存在部位および炎症の進展路としてのものであり，加えてリンパ節転移の部位にもなる．

　口腔咽頭領域に関連する間隙には以下のものがある．

頭蓋底から頸部全体あるいはその下に続く間隙

　頸動脈間隙（図 1-1）：頸動脈鞘により囲まれた部分に交感神経幹などを加えた領域である．内深頸リンパ節が存在する．舌骨上では傍咽頭間隙の後区ともみなす．

　咽頭後間隙（図 1-2）：深頸筋膜深葉は疎性層と椎前層に分かれるが，両者間が危険間隙，その前で深頸筋膜中葉との間が咽頭後間隙である．疎性筋膜は平均して Th 2 の高さで終わり，中葉と癒合するため咽頭後間隙はこの高さで消失するが，危険間隙は横隔膜レベルにまで達する．

　上部で外側咽頭後リンパ節が見られるが，他は脂肪が存在するのみである．

　頸動脈間隙および咽頭後間隙は頭頸部炎症の縦隔波及への主経路となり，臨床上重要である（図 1-3）．

　椎前間隙：深頸筋膜深葉に囲まれた領域で，頭蓋底から尾骨に及ぶ．このうち椎体後方の筋群を除いた部分を固有椎前間隙と呼ぶ．

舌骨下の間隙

　内臓間隙：深頸筋膜中葉で覆われる．舌骨上では咽頭粘膜間隙が対応する．

舌骨上の間隙

　傍咽頭間隙：内側は頬咽頭筋膜，外側は耳下腺筋膜と翼突筋膜，後方は頸動脈鞘，上方は頭蓋底で囲まれる．前は翼突下顎靱帯に伸び，そこから咀嚼筋間隙や頬筋間隙に交通する（図 1-4）．下方は舌骨までで，そこでは介在する筋膜なしに顎下間隙と交通するので，傍咽頭間隙の腫瘍は最初に顎下部腫脹として出現する．本間隙の構成要素は脂肪，三叉神経第 3 枝，顎動脈と上行咽頭動脈の分枝，咽頭静脈叢である．

　咀嚼筋間隙：深頸筋膜浅葉が下顎に達し，そこで分かれて咬筋筋膜と翼突筋膜となるが，その間に囲まれる領域をいう．外側の咬筋筋膜は上方で頬骨弓を介して側頭筋膜となり，その終点まで達する内側の翼突筋膜は頭蓋底に達する．下顎骨，咀嚼筋，三叉神経第 3 枝を含む．

　耳下腺間隙：耳下腺筋膜で包まれた間隙で，耳下腺，顔面神経，外頸動脈，下顎後静脈が含まれる．

　顎下間隙（図 1-5）：口腔底から舌骨までの高さにあり，顎舌骨筋より上の舌下間隙と下の顎下間隙（狭義）に分けられるが，同筋の後方で両者は交通する．

　その他：内側の頬咽頭筋膜と後外側の咬筋との間にできる間隙を頬筋間隙，頬咽頭筋膜と咽頭収縮筋の間の間隙を咽頭粘膜間隙と呼ぶ．また咽頭収縮筋と口蓋扁桃との間の疎性結合織層は扁桃周囲間隙と呼ばれ，扁桃周囲膿瘍の形成部位である．

耳管

　耳管は咽頭と鼓室を結ぶ細い管で，管腔断面は位置により変化し，耳管咽頭口から約 2/3 の位置で最も狭く，耳管峡部と呼ばれる．上咽頭側壁の耳管咽頭口（図 1-6）の周囲は 4 方向とも隆起し，耳管軟骨部終末が存在する関係で後方が大きく，耳管隆起と呼ばれる．耳管咽頭口から入った耳管軟骨部では下外側は軟骨を欠き，線維性結合織の膜性板で被われる．耳管内腔は軟骨部中央から峡部までは平常では閉鎖しており，嚥下の際に口蓋帆張筋により能動的に開く．

V 周辺領域

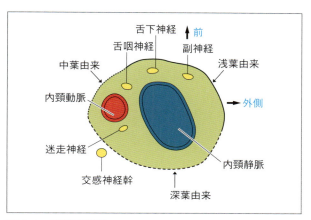

図 1-1 頸動脈間隙

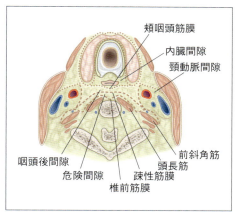

図 1-2 咽頭後間隙

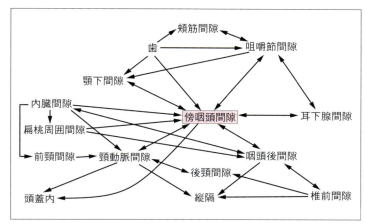

図 1-3 炎症の進展路（間隙間交通）

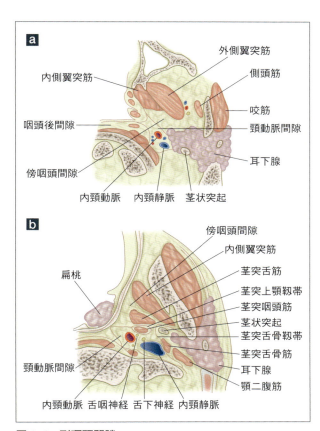

図 1-4 副咽頭間隙
a：上咽頭レベル，b：中咽頭レベル．

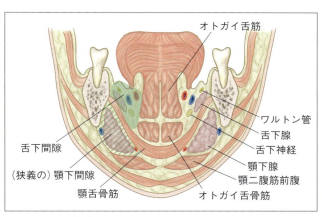

図 1-5 顎下間隙

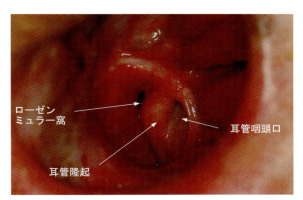

図 1-6 上咽頭側壁構造

第2章　検査法

I 摂食嚥下

摂食嚥下機能検査の目的は，嚥下障害の原因診断とともに障害の様式や程度を評価する病態診断を行うことにある．簡易検査・嚥下内視鏡検査・嚥下造影検査・嚥下圧検査などがある．患者の状態や検査の目的に応じてこれらを選択し実施することが必要となる．

簡易検査

嚥下機能の概要を簡便に評価する方法でスクリーニング検査と位置づけられるが，嚥下障害の原因や病態を診断することはできない．

反復唾液飲みテスト（repetitive saliva swallowing test；RSST）　主に嚥下運動の惹起性をみる検査であり，口腔内をごく少量の水または氷水で湿らせた後，30秒間に空嚥下をできるだけ多く反復させ，その回数を数える．2回/30秒以下であれば嚥下運動の惹起障害があると判定する．

水飲みテスト　少量の水を飲ませて，むせの有無や飲み方の異常などを判定する．冷水を1 mlから段階的に増やして嚥下させ，咽頭期嚥下の遅延，残留感，声質変化，むせなどを観察する段階的水飲み検査や，冷水3 mlを用いて嚥下運動やむせの有無などをみる改訂水飲みテストなどがある．

嚥下内視鏡検査

嚥下器官である咽頭および喉頭を軟性内視鏡で観察することで，器質的疾患の有無やそれらの機能をみる検査であり，嚥下障害においては必須の検査である．非嚥下時には，鼻咽腔閉鎖，咽頭や声帯の運動性，喉頭蓋谷や梨状陥凹の唾液や食物の残留，声門閉鎖反射や咳反射の惹起性，器質的疾患の有無などを観察する（表2-1，図2-1）．この際に左右差の有無を観察することも重要である．声門閉鎖反射や咳反射の惹起性をみることは，咽喉頭の感覚機能評価の意味をもつ．それらの誘発には内視鏡を通した注水刺激などの方法もあるが，簡便には内視鏡の先端を喉頭蓋や披裂部に軽く接触させることでもよい．器質的疾患としては頸椎骨棘の前方への突出（Forestier病）や下咽頭癌などに留意する．

次いで少量の着色水などの検査食を実際に嚥下させて，早期咽頭流入の有無，嚥下反射の惹起性，嚥下後の咽頭残留の程度（咽頭クリアランス），誤嚥の有無と程度などを判定する（図2-2）．咽頭期には咽頭収縮により一時的に内視鏡の視野が遮られて白くなる．これをホワイトアウトと呼び，嚥下反射の惹起のタイミングや咽頭収縮の指標となる．嚥下後には，梨状陥凹などの検査食の残留や気管内への流入の有無を観察する．また，誤嚥がある場合には咳反射や随意的な咳により誤嚥物を喀出できるかどうかも確認する．

嚥下造影検査

造影剤を嚥下させて，口腔・咽頭・食道などの形態および機能をX線透視により観察する．口腔準備期から食道期までのすべての期の嚥下運動を評価することができる（表2-2）．このため，嚥下機能検査としては最も信頼性が高い．口腔準備期では食物の咀嚼や舌の運動性，口腔期では造影剤の口腔保持や口腔から咽頭への送り込みを観察する．咽頭期では軟口蓋運動や鼻咽腔逆流の有無，舌根運動や咽頭収縮，喉頭挙上のタイミングと挙上度，食道入口部の開大性，喉頭蓋谷や梨状陥凹の造影剤残留，誤嚥の有無と程度および誤嚥物の喀出の可否などを観察する（図2-3）．食道期では食塊の通過性や蠕動運動の状態，食道内腔の狭窄や粘膜不整の有無を観察する．また，頸椎など食道外の器質的病変の有無にも留意が必要である．

嚥下圧検査，その他

嚥下時の咽頭や食道の内圧を経時的に計測する嚥下圧検査は，咽頭や食道の機能を定量的に評価することができる．とくに咽頭収縮や食道入口部の開大性の評価など，嚥下障害の病態評価法としての有用性は高い．近年は鼻咽腔から食道まで，連続的に嚥下圧を計測できる高解像度マノメトリー（図2-4）も普及しつつあり，嚥下機能についての多くの情報を得ることができる．その他として，喉頭挙上や口腔器官の動きを観察する超音波検査，嚥下運動に関与する筋の活動様式を観察するための筋電図検査などがあるが，誤嚥の程度や食塊の咽頭残留などの評価は困難である．

表2-1 嚥下内視鏡検査における観察点

1. 非嚥下時の観察
    (1) 鼻咽腔閉鎖　　　　　　空嚥下や発声時の鼻咽腔の閉鎖状況
    (2) 咽頭・喉頭の運動　　　咽頭麻痺や声帯麻痺の有無，不随意運動の有無
    (3) 唾液や食物の残留　　　喉頭蓋谷や梨状陥凹における残留
    (4) 咽頭・喉頭の感覚　　　声門閉鎖反射や咳反射の惹起性
    (5) 器質的異常　　　　　　咽頭，喉頭での形態異常や器質的病変の有無
2. 着色水などの検査食嚥下時の観察
    (1) 早期咽頭流入　　　　　嚥下を指示する前の咽頭への流入の有無
    (2) 嚥下反射の惹起性　　　ホワイトアウトのタイミング
    (3) 咽頭残留　　　　　　　嚥下運動終了後の検査食残留の程度
    (4) 喉頭流入・誤嚥　　　　喉頭あるいは気管内への検査食流入の有無

表2-2 嚥下造影検査における観察点

1. 準備期（口腔準備期）
    (1) 咀嚼運動
    (2) 食塊形成
2. 口腔期
    (1) 造影剤の口腔内保持
    (2) 造影剤の口腔から咽頭への送り込み
    (3) 舌の運動性
3. 咽頭期
    (1) 軟口蓋運動，鼻腔内逆流の有無
    (2) 舌根運動と咽頭収縮
    (3) 喉頭挙上のタイミングと挙上度
    (4) 食道入口部の開大性
    (5) 喉頭蓋谷や梨状陥凹の造影剤残留
    (6) 誤嚥の有無と程度および造影剤の排出の可否
    (7) 喉頭閉鎖の状態
4. 食道期
    (1) 造影剤の通過状態および蠕動運動
    (2) 食道内外の器質的疾患の有無
    (3) 造影剤の逆流の有無

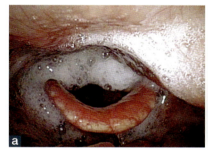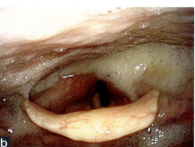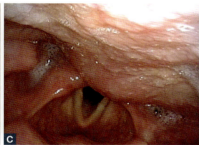

図2-1 嚥下内視鏡検査の異常所見例（非嚥下時）
a：高度の唾液残留，b：唾液残留の左右差（左咽頭・喉頭麻痺），c：頸椎骨棘突出．

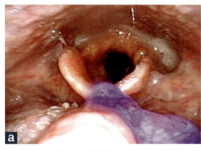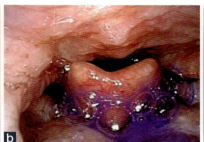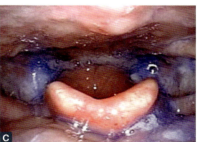

図2-2 嚥下内視鏡検査の異常所見例
a：咽頭流入（嚥下前），b：嚥下反射惹起遅延（嚥下時），c：着色水残留（嚥下後）．

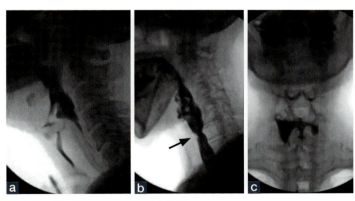

図2-3 嚥下造影検査の異常所見例
a：造影剤残留および誤嚥，b：食道入口部開大障害，c：造影剤残留の左右差．

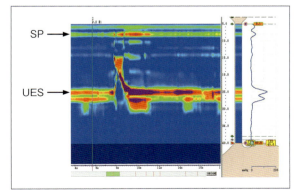

図2-4 高解像度マノメトリー検査所見（正常例）
軟口蓋（SP）から食道までの圧を同時に計測できる．食道入口部（UES）は安静時に持続陽圧を示し，嚥下時に平圧化する．

第2章 検査法

II 味覚

　本邦で保険適用をもつものは電気味覚検査と濾紙ディスク法である．両検査とも左右神経領域別に行うことができ，部位別診断にも有用である．味覚機能測定の際には，神経支配の左右前後の交差範囲も考慮して評価する必要がある．鼓索神経領域は舌尖中央から2 cm，大錐体神経は口蓋垂の1 cm側方で測定を行う．舌咽神経は舌縁部の有郭乳頭直上で測定する(図2-1)．

電気味覚検査(図2-2)

　単一の味質で「スプーンなどの金属をなめたような味」や「酸味」，「塩味」と表現され，定量的な評価ができる．顔面神経麻痺や中耳手術後の鼓索神経障害など障害程度を評価するのにも役立つ．電気味覚計には刺激電極，不感電極，応答スイッチがつながっている．不感電極は電流が心臓を通らないように頸部に付ける．ペースメーカ，人工内耳使用者には原則行わない．あらかじめ，測定前に20 dBくらいの刺激で経験してもらう．5 mm円盤型プローブで鼓索神経，舌咽神経，大錐体神経の3領域を両側刺激して2 dBずつステップアップさせていく．刺激はμAをdBに換算して−6〜34 dBまで検知できた刺激を閾値とするが，34 dBでも検知できない場合は36 dBとして記録する．

　正常値は鼓索神経領域が0±8 dB，舌咽神経領域が4±14 dB，大錐体神経領域が10±22 dBである．左右差は6 dB以内が正常範囲である．

　電気刺激において味覚と痛覚とでは閾値が異なる．20 dB以上の刺激では三叉神経舌枝の知覚反応である可能性があり，時に患者は同領域および同側頸部に放散する痺れ，痛みを訴える．味覚の応答と間違わないように，刺激に対する感覚を患者に確認する．

　電気味覚の閾値は加齢とともに上昇する．

濾紙ディスク法(図2-3)

　甘味(ショ糖)，塩味(食塩)，酸味(酒石酸)，苦味(塩酸キニーネ)の基本4味を5段階で評価することによって定性的な評価が可能となる．現段階では旨味溶液は作られていない．濾紙ディスク法は神経障害より受容器障害を評価するのに適している．

　味質溶液を5 mm円形濾紙に含ませ，濃度は低いものから順に上げていく上昇法で行う．舌は出したままにしてもらい，唾液はガーゼで受けてもらう．1〜2秒間濾紙を置いたあと，味質指示表で感じた味質を指差しして答えてもらう．味質を変えるときはピンセットを交換し，水で含嗽してもらい，1分以上の間隔をあける．味が残りやすく，他の味質の閾値が高くなるため，苦味は最後にする．

　若年者の中央値は2で正常値上限は3以下とされているが，60歳以上では濃度系列4が正常上限となる．味覚障害診療の手引きに記載されている濾紙ディスク法による味覚障害の重症度を表2-1に示す．軟口蓋領域では正常値は1段階上昇し，加齢性変化が著明なため，高齢者では多くの例で測定不能となる．

　電気味覚検査と濾紙ディスク法は良好な相関を示すとされているが，認知力の低下，中枢性，心因性，早期の受容器障害例などでは乖離を示すことがある．

taste strips(図2-4)

　欧州では2 cm×1 cmのスプーン型濾紙を使用したtaste stripsが広く用いられている．濃度4段階が設定された基本4味の味質溶液に浸し，乾燥させた濾紙を鼓索神経領域にのせる．濾紙ディスク法より大きい濾紙のため鼓索神経領域は認知しやすいが，大錐体神経，舌咽神経領域だけに刺激を提示するのが難しい．

全口腔法

　全国で統一された手法はないが，全口腔法は部位別診断に不向きである反面，日常の味覚機能をよく反映する．簡便で施行時間も短縮できる．また濾紙ディスク法，電気味覚検査の理解が困難な患者，高齢者，認知症患者に対しても有用である．

ベッドサイドで施行可能な持ち運びに便利なタブレットやウェハース，フイルムを用いたものも開発され，臨床応用されることが期待される．

全口腔法は電気味覚検査，濾紙ディスク法との相関が認められている．初診時に左右差を認めない例では，全口腔法と電気味覚検査で治療経過を追跡すると検査時間短縮につながる．

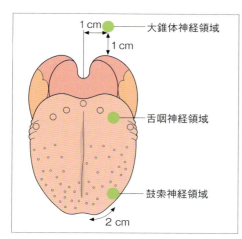

図 2-1 味覚検査における神経別の測定部位
〔永田博史：口腔．日本口腔・咽頭科学会（編）：口腔咽頭の臨床，第 2 版，pp14-15，医学書院，2009 より改変〕

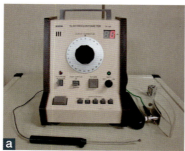 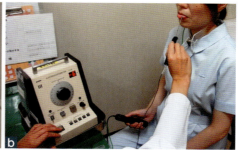

図 2-2 電気味覚検査
a：電気味覚計（RION TR-06®），b：検査風景．刺激電極を図 2-1 に示す部位にあて，測定する．

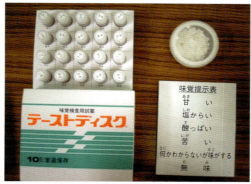 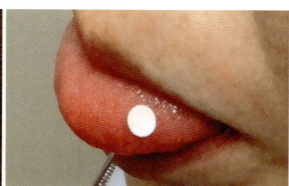

図 2-3 濾紙ディスク法（テーストディスク®）

表 2-1 濾紙ディスク法による味覚障害の重症度

正常範囲	総平均値 3.5 未満
軽症	総平均値 3.5 以上 4.5 未満
中等症	総平均値 4.5 以上 5.5 未満
重症	総平均値 5.5 以上

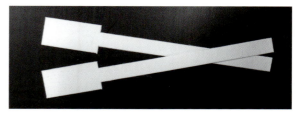

図 2-4 taste strips の濾紙

第2章　検査法

III　唾液

検査の目的

　唾液の検査には，口腔乾燥症の診断のための分泌機能検査，腫瘍性疾患の診断のための画像検査，その他シェーグレン症候群のグレード分類のための生検や顔面神経麻痺の予後判定のための流量動態検査などがある．画像検査は第10章IV項「耳下腺腫瘍」(154頁)，V項「顎下腺・舌下腺腫瘍」(160頁)の各項にゆずる．

唾液分泌検査の方法

安静時唾液量

　吐唾法：唾液を10分間自然に流出させ，チューブに採取し量を測定する．正常は2〜10 ml/10分，唾液分泌低下は1.0 ml/10分以下．検査環境，精神状態によって変動しやすい．

　カテーテル法：細いチューブを唾液管に挿入し，15分間の唾液量を測定する．正常は0.3〜2.5 ml/15分，これ以下は分泌低下．各唾液腺の機能を個々に測定でき，患側，健側の判定ができる．また唾液の組成も分析できる．

　試験紙法：舌下腺，口唇小唾液腺の分泌機能を測定する．ヨードとでんぷんを塗布した試験紙を作製し，舌下腺開口部，下口唇部に貼付し，30秒後に変色したスポットの数と量を測定する(**図 2-1**)．唾液分泌低下は5スポット以下，5 μl 以下．

刺激時唾液量

　ガムテスト：シュガーレスガムを10分間噛み，その間の唾液量を測定する．唾液分泌低下は10 ml/10分以下．

　Saxon テスト：口腔内にガーゼを含み，毎秒1回の速度で2分間噛み吸収された唾液の重さを測定する．唾液分泌低下は2 g/2分間以下．唾液分泌が極端に少ない場合や義歯のためガムテストが困難な場合でも測定可能．

　酒石酸刺激：1/4 M の酒石酸(1 ml)を舌背に均等に塗布し，10分間の唾液量を測定する．唾液分泌低下は5 ml/10分以下．

RI による唾液腺流量動態検査

　^{99m}Tc-pertechnetate を静注し，シンチカメラにて集積状態とレモン刺激による排泄状態を経時的に観察し，機能状態を判定する(**図 2-2**)．シェーグレン症候群の診断や顔面神経麻痺の予後判定に使われている．

唾液腺造影検査(シアログラフィー：sialography)

　耳下腺管および顎下腺管の開口部から造影剤(0.8〜1.5 ml)を注入しX線撮影し，管の陰影欠損，断絶，屈曲，拡張の他，造影剤の漏洩の有無を調べる．最近は超音波やMRI(sialo MRI)を用いてより詳細な画像検査が行われる．慢性炎症やシェーグレン症候群などでは唾液管の拡張，腺の点状，顆粒状陰影(apple tree appearance 像)(**図 2-3**)が，悪性腫瘍の浸潤では破壊像がみられる．

口唇小唾液腺生検

　下口唇部より2×2 mm 大の組織片(少なくとも4個以上の口唇腺を含む)を採取し，病理組織学的に小葉内導管周囲の単核細胞の浸潤，腺構造の破壊の程度からシェーグレン症候群のグレード分類が行われる．そのためには focus score：導管周囲の50個以上の単核細胞浸潤を1 focus とみなす Greenspan らの基準(**表 2-1**)が用いられる(**図 2-4**)．

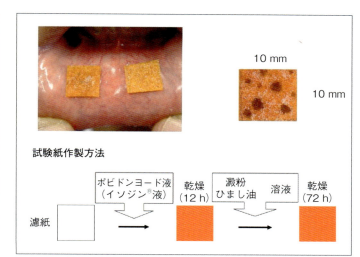

図 2-1 試験紙による小唾液腺機能検査（村田法）
定性試験：下口唇粘膜正中部の左右に対称的に試験紙を貼付し，30 秒後にヨード澱粉反応により出現した試験紙のスポット数をカウントする．
定量試験：変色部分の面積を測定し，単位面積あたりの滴下量と掛け合わせることで試験紙上での総分泌量を計算する．
試験紙作製法：定性濾紙 No.1，0.2 mm 厚（東洋濾紙）に 3％ポビドンヨード液を均一に浸透させ 12 時間乾燥させた後，25％澱粉溶液を浸透させ再び 72 時間乾燥させる．試験紙は 10×10 mm 大に切断する．
〔村田英之：小唾液腺分泌機能測定のための試験紙の開発とその臨床応用に関する研究．金沢医大誌 29：235-242, 2004 より改変〕

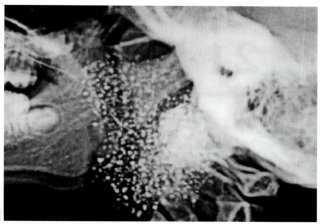

stage	唾影像	所見
0		normal
I		点状陰影 punctate 直径 1 mm 未満
II		顆粒状陰影 globular 1〜2 mm
III		囊胞状拡張 cavitary
IV		破壊像 destructive 漏洩と貯留

図 2-3 唾液腺造影検査と stage 分類（Rubin & Holt）
a：stage III（apple tree appearance 像），b：stage 分類．

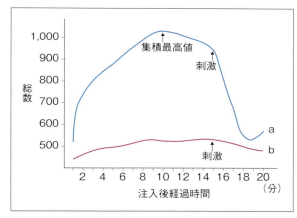

図 2-2 RI による唾液腺流量動態検査
判定基準
正常型：10 分後に集積最高値に達し，レモン刺激で急速に排泄（図の a）
A 型：患側機能低下（健側の集積最高値の 50％以内）
B 型：患側機能低下（健側の集積最高値の 50％以上）⇒刺激に反応する
C 型：患側機能低下（健側の集積最高値の 50％以上）⇒刺激に反応しない
D 型：無反応（図の b）

表 2-1 grading of labial salivary gland biopsies (Greenspan scale)

grade	lymphocytes and plasma cells per 4 mm²
0	absent
1	slight infiltrate
2	moderate infiltrate or less than one focus* per 4 mm²
3	one focus per 4 mm²
4	more than one focus per 4 mm²

*50 個以上のリンパ球，組織球や形質細胞の集合を 1 フォーカスとする．

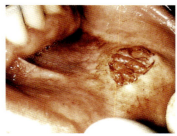 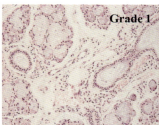 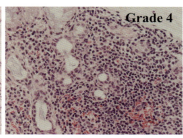

図 2-4 下口唇部からの小唾液腺生検
〔村田英之：小唾液腺分泌機能測定のための試験紙の開発とその臨床応用に関する研究．金沢医大誌 29：235-242, 2004 より〕

第2章　検査法

IV 構音

構音障害とは

構音障害とは「正常な発音がうまくできない」状態が固定化された障害であり，その成因によって**表2-1**のように3つに分類される．

構音の発達

小児の構音障害を診るときには，健常児の構音の発達を考慮しなければならない．**表2-2**は90％の小児が単語レベルで正しく構音できる時期を示している．小児では音に何らかの誤りがある場合には，他の音の誤りの有無や，構音発達の経過に注意し，さらに内在する言語発達遅滞の可能性を忘れてはならない．

構音機能の評価と検査

もし当初より構音障害が疑われれば，会話の中で音の誤りの特徴を大雑把でもよいので捉えるようにしたい．可能であれば言語聴覚士の協力を得てより詳細な次の検査・評価に進むのが妥当である．

一般的に構音の異常は音の誤り方を聴覚的に分類し表現することが簡便であり，「置換(substitution)」，「省略(omission)」，「歪み(distortion)」に分類される(**表2-3**)．置換はある音が他の正しい日本語の音に置き換わった状態で，省略は子音成分が欠落し母音成分のみになる状態である．この両者は正常な構音発達の過程でもしばしば見受けられる．一方，歪みは日本語の語音には含まれない音に変化している状態である．歪みの中には鼻咽腔閉鎖不全による鼻音化や弱音化，構音操作が正常と異なるために生じるいわゆる異常構音が含まれる．**表2-4**に日本語の子音の構音点・構音様式を示す．

構音検査法

特に小児の構音技能獲得の系統的評価診断法として構音検査法がある．2010年に構音臨床研究会によって改訂が行われ，現在は「新版構音検査」となっている．これは①会話の観察，②単語検査，③音節検査，④音検査，⑤文章検査，⑥構音類似運動検査，⑦単語検査まとめ1, 2，⑧構音検査の結果とまとめ，以上の8シートから構成されている．

単語検査は50語の単語からなり，日本語のすべての音素が含まれている．これらを呼称，あるいは復唱させてサンプリングを得る．単語検査の一部を**図2-1a**に示す．文章検査にも日本語のほとんどの音素が含まれる(**図2-1b**)．復唱させることが多いが，平易な日記文調で書かれており親しみやすいように配慮されている．構音類似運動検査は構音に誤りがあるときに，その構音の基本となる器官の運動や類似の運動の可否を診る検査である．これらの発話サンプルを直接あるいは録音から聴いて，構音の誤りの数や種類のみならず誤り方の一貫性やタイプなどを判定する．検査時に構音の誤りに気付いたときに，呼気の状態や口唇・舌の動きから誤った構音点や構音様式が視覚的に判断できれば，判定の一助になるであろう．

鼻咽腔閉鎖機能検査

鼻咽腔閉鎖が不完全であるとき，呼気が鼻腔に流出し十分な口腔内圧が保たれず，弱音化や鼻音化が観察される．鼻腔内への呼気流出は鼻息鏡を用いて確認するのが簡便である(**図2-2**)．

その他の検査

以下項目のみ列記する．前述の「新版構音検査」では検査語や検査文が小児向けであるため，成人に対しては以下の「標準失語症検査補助テスト」が用いられることも多い．「発話明瞭度検査」は発話全体の実用性の重症度の評価法であり，生活支援の判断などにはきわめて有効である．

①標準失語症検査補助テスト(発声発語器官および構音の検査)，②発話明瞭度検査，③発話特徴抽出検査，④標準ディサースリア検査．

構音機能の評価では，その評価・判定の一貫性かつ客観性を保つためにわれわれ個々の耳のトレーニングが不可欠であり，問診段階であっても音の誤り自体に気付くことが第一歩である．

表2-1 構音障害の分類

- 器質性構音障害　dysglossia
  構音器官の器質的な疾患や形態学的異常に起因する
  口蓋裂，先天性鼻咽腔閉鎖不全症，頭頸部腫瘍術後や外傷による形態異常
- 運動障害性構音障害　dysarthria
  構音器官の異常運動に起因する
  各種神経筋疾患，脳血管障害
- 機能性構音障害　dyslalia
  上記に明らかな異常を認めない

表2-2 構音発達（90％の児童が正しく構音できる時期）

4歳0か月〜4歳5か月	w, j, h, ç, p, b, m, t, d, n, k, g, tʃ, dʒ
4歳6か月〜4歳11か月	ʃ
5歳0か月〜5歳5か月	s, ts
5歳6か月〜5歳11か月	dz, r
6歳0か月〜	

〔中西靖子，他：構音検査とその結果に関する考察．東京学芸大学特殊教育研究施設報告 1：1-21, 1972 より〕

表2-3 音の誤り

- 置換：substitution
  他の正しい日本語の音に置き換わった誤り
  /sakana/ → /takana/　　/suika/ → /suita/
- 省略：omission
  子音成分が欠落し母音成分のみになった誤り
  /sakana/ → /akana/　　/terebi/ → /teebi/
- 歪み：distortion
  日本語の語音には含まれない音に変化した誤り
  /sakana/ → /thakana/

表2-4 日本語の子音

構音方法		両唇音	歯列・歯茎音	硬口蓋音	軟口蓋音	声門音
破裂音	無声	p	t		k	
	有声	b	d		g	
破擦音	無声		ts　tʃ			
	有声		dz　dʒ			
摩擦音	無声	Φ	s　ʃ	ç		h
通鼻音	有声	m	n	ɲ	ŋ	
弾音	有声		r			

〔阿部雅子：構音障害．構音障害の臨床，第2版，pp1-5，金原出版，2008 より改変〕

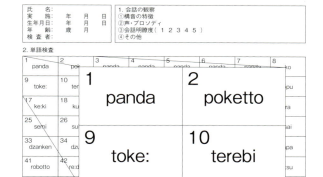

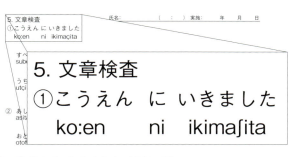

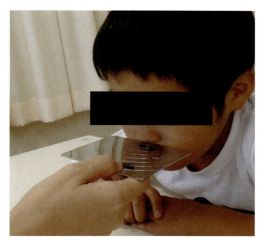

図2-2　鼻息鏡検査

図2-1　新版構音検査
a：単語検査，b：文章検査．
〔千葉テストセンターより改変〕

第2章 検査法

V 扁桃

扁桃は免疫臓器であるが，常に外界にさらされ生理的炎症状態にある．口蓋扁桃は視診や触診が容易な器官である．扁桃の検査法としては，画像検査や細菌検査などの一般的検査法の他に，病巣扁桃診断のための検査などの特殊検査法がある．

検査法

視診・触診 口腔に光を十分に入れて舌圧子を用いれば，口蓋扁桃の視診は容易である．扁桃の大きさ（肥大度），色調，表面の性状，周囲組織との関係などを観察する．触診は領域リンパ節の診察が主体となる．アデノイドの触診法としては，右示指を指甲で保護し，手指を口腔から挿入して大きさや性状を確認する方法がある（図2-1，2）．

画像検査 単純X線検査側面像は，アデノイドなどの上咽頭の診断に有用である．CT検査は，口腔や咽頭では歯の充填物などのアーチファクトがおこりやすく，呼吸・嚥下運動のために画像が不鮮明になりやすい．MRI検査（図2-3）は，正常組織と病巣部のコントラストを十分に得ることができる．造影剤を使用しなくても血管を周囲組織から識別でき，アーチファクトも少ない．

細菌検査 口腔内を含嗽後，滅菌綿棒を挿入して口蓋扁桃より標本を採取する．採取方法には，扁桃表面から擦過する方法と陰窩のできるだけ深部から採取する方法があるが，可能ならば陰窩深部からの採取が好ましい．採取後はただちに綿棒を滅菌試験管培地に入れて培養を開始し，細菌の同定と薬剤感受性検査を行う．健常者の口蓋扁桃常在細菌としては，α連鎖球菌，ナイセリアなどが挙げられる．ウイルス以外の細菌感染による扁桃炎の起炎菌としては，化膿連鎖球菌，肺炎球菌，黄色ブドウ球菌，インフルエンザ菌，*Moraxella catarrhalis*などが挙げられる．**表2-1**に，本邦における主な報告からの，急性扁桃炎での主要検出菌頻度を示す．A群β溶連菌（GABHS）による扁桃炎が重要である．

病巣扁桃診断のための検査 扁桃病巣疾患に対する扁桃の局所病巣性診断には，病歴（咽頭・扁桃炎時の二次疾患増悪の有無，反復性咽頭・扁桃炎の既往の有無，二次疾患発症時の咽頭・扁桃炎先行の有無などの聴取），扁桃局所所見，末梢血液検査，免疫血清学的検査，尿検査などの他に，局所診断法が重要である．以下の検査法があるが，検査法が確立した後に疾患概念が定まる二次疾患にも一様に適用されているためか，検査結果と口蓋扁桃摘出術の手術効果が一致しないなどの問題点が，扁桃病巣感染症診断基準の標準化に関する委員会によって指摘されている．

扁桃誘発試験：扁桃マッサージ法（手動式，電動式），ヒアルロニダーゼ試験，超短波誘発法（直接法，間接法）などがある．超短波誘発直接法（図2-4，5）が信頼性が高いといわれている．扁桃病巣疾患の1つであるIgA腎症の陽性率を**表2-2**に示す．

扁桃打ち消し試験：インプレトール試験，扁桃陰窩洗浄法，扁桃吸引法（レーダー法）などがある．

複合試験：扁桃誘発試験によって誘発された変化が，打ち消し試験によって軽快するか否かを観察する方法で，誘発試験または打ち消し試験単独に施行するよりも信頼性は向上する．

表2-2は，信頼性が高いといわれている超短波誘発法による岡山大学での扁桃誘発試験結果で，対象は腎生検後10年以上の長期間観察できたIgA腎症例である．実際には，口蓋扁桃摘出術施行例において，扁桃誘発試験陽性群と陰性群の術後の長期予後に統計学的有意差は認めなかった．扁桃誘発試験も扁桃打ち消し試験も優れた検査法と考えるが，誘発・打ち消し方法，誘発・打ち消し時間，陽性判定基準，判定時間などの再検討や，二次疾患により関連のある判定項目の選択などの必要性が指摘されている．

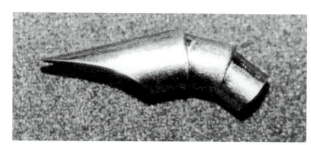

図 2-1　ランゲンベック指甲

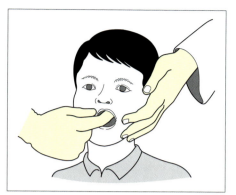

図 2-2　上咽頭の手指検査法
〔八木沢幹夫：扁桃およびアデノイドの視診および触診．日本口腔・咽頭科学会（編）：口腔咽頭疾患の検査法，p44，金原出版，1997 より改変〕

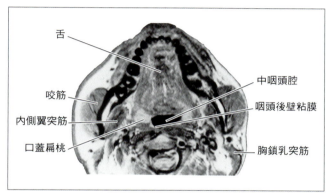

図 2-3　口腔・中咽頭の MRI 像（水平断，プロトン強調画像）

表 2-1　急性扁桃炎の主要検出菌頻度（%）

報告者 検出菌	馬場 (1987)	岸本ら (1995)	志藤 (1999)	原渕 (2002)	鈴木ら (2008)	鈴木ら* (2015)
化膿連鎖球菌（GABHS）	23.4	32.4	15.9	12.8	9.5	29.8
肺炎球菌	8.9	21.6	1.1	2.6	1.2	4.1
黄色ブドウ球菌	22.1	21.6	17.0	6.0	11.9	2.5
インフルエンザ菌	6.2	29.7	14.8	7.7	2.9	1.7
Moraxella catarrhalis	8.8	5.4	—	—	—	—

本邦における主な報告による（*の出典は以下のとおり）．
〔鈴木賢二，他：第5回耳鼻咽喉科領域感染症臨床分離菌全国サーベイランス結果報告．耳鼻感染症・エアロゾル 3：5-19，2015〕

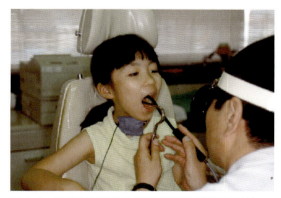

図 2-4　扁桃誘発試験の実際（超短波誘発直接法）

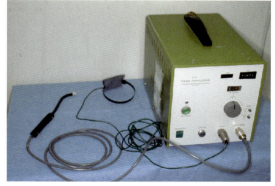

図 2-5　超短波誘発直接法の扁桃誘発機器（永島製超短波誘発装置 TS-60）

表 2-2　IgA 腎症例における扁桃誘発試験の陽性率

項目	体温	赤沈値	白血球数	尿蛋白	尿潜血	1項目以上
陽性数	4/27	5/28	9/31	4/31	2/8	19/32
陽性率（%）	14.8	17.9	29.0	12.9	25.0	59.4

対象は腎生検後 10 年以上観察できた症例である．

第2章 検査法

VI 睡眠時無呼吸症候群

診断のための睡眠検査

成人，小児とも診断には臨床症状＋客観指標となる重症度評価が必要である．2014年の睡眠障害国際分類第3版(ICSD-3)では，成人OSA診断のための睡眠検査は終夜睡眠ポリグラフ検査(polysomnography；PSG)とともに簡易診断装置(out of center sleep testing；OCST)が標準法とされた(**表2-1**)．

簡易診断装置

本邦ではさまざまな理由からPSGが普及しにくく，安価，小型で在宅で検査可能な簡易装置が普及しており，スクリーニングから確定診断まで頼っている現状がある．本邦の保険診療では，簡易診断装置で呼吸障害指数(respiratory disturbance index；RDI)が40以上の場合，PSGをせずにただちに持続的気道内陽圧(continuous positive airway pressure；CPAP)治療が可能である．一方，小児において簡易検査による精度は50～70%程度と信頼できるものではなく，臨床症状を重視し，さらに成人では通常使用しないODI 2%(oxygen desaturation index；ODI，2%の動脈圧酸素飽和度低下指数)や動脈血酸素飽和度95%以下を占める割合の時間なども考慮することが重要である．

終夜睡眠ポリグラフ検査(図2-1)

PSGは専門の技師，医師による終夜の監視のもと，脳波，眼球運動，オトガイ筋電図，鼻呼吸気流，胸・腹部呼吸運動，いびき音，心電図，酸素飽和度，前脛骨筋電図，体位などを記録し，睡眠経過，睡眠深度，呼吸・循環動態を正確に把握することができる．

呼吸イベントの基準

成人の場合，無呼吸は睡眠中，気流停止が10秒以上(90%以上の振幅減少)みられる場合，低呼吸は30%以上の振幅の減衰に，3%の動脈血酸素飽和度低下，あるいは脳波上の覚醒反応を伴う場合と定義されている．小児では，2呼吸周期以上の呼吸異常(無呼吸，低呼吸)と定義される．成人OSAの重症度は無呼吸低呼吸指数(apnea hypopnea index；AHI)あるいはRDIにより，5～14を軽症，15～29を中等症，30以上を重症と分類し，本邦ではAHI 20以上の場合CPAPの保険適用とされる．

補助的睡眠検査

食道内圧測定(esophageal pressure；PES)(図2-1)

食道内圧測定はアメリカ睡眠医学会(American Academy of Sleep Medicine；AASM)のScoring Manual ver2.1において呼吸努力測定法に推奨され，呼吸努力の存在，強さ，長さ，頻度，漸増や漸減などのパターンを明らかにし，呼吸異常の分類を行うことが可能で，上気道抵抗症候群(upper airway resistance syndrome；UARS)や中枢性無呼吸・低呼吸，チェーン・ストークス様呼吸，小児の努力性呼吸の診断に有用である．また，多点PES測定により，Shy-Drager syndromeなど声帯開大障害による閉塞部位診断にも応用できる．ただしPESは侵襲があり，睡眠への影響も考慮しなくてはならない．

睡眠内視鏡検査(図2-1)

睡眠中の上気道の閉塞部位や閉塞様式，経時的な上気道の動きを把握することができる．薬物睡眠下内視鏡検査(drug induced sleep endoscopy；DISE)の注意点は，気道確保できる環境下で呼吸状態やバイタルサインをモニタリングしながら慎重に行うことである．薬物を使用せず自然睡眠下でPSGと同時に行うことで，睡眠深度や睡眠呼吸障害時の上気道評価を直接観察でき，より多くの情報を得ることができる．

薬物睡眠下 dynamic MRI(図2-2)

3次元に任意の断面で上気道の動的診断，とくに閉塞・狭窄部位の定性的診断が可能である．

閉塞部位診断推定のための覚醒時の検査

視診，内視鏡検査

上気道検索として，視診・内視鏡検査による鼻腔，口腔，咽喉頭所見を観察する．口蓋扁桃(Brodsky分類)，軟口蓋，舌の評価により閉塞部位・重症度がある程度予測可能である．とくに上気道閉塞をきたす腫瘍には注意が必要である．

画像診断(セファロメトリー：側方頭部 X 線規格写真検査，CT，MRI)(図2-3)

画像診断では上気道形態に影響を与える上気道周囲の軟組織と骨格組織について評価ができ，本邦の非肥満患者におけるリスクが推定できる．また，マルチスキャン CT と専用ソフトを用いることにより骨格組織と軟部組織を同時に 3 次元で評価することが可能で，より詳細な病態把握に役立つ．さらに，MRI は舌や周囲の軟部組織の評価が可能である．OSA では舌の脂肪が優位に増大すると報告されている．

鼻腔通気度測定法(rhinomanometry)

鼻呼吸障害は OSA の発症に影響するだけでなく，CPAP 使用率低下・脱落にも関与し，小児においては重症度との相関も報告されている．主観的な鼻閉と鼻腔抵抗値には乖離があり，客観的に評価する必要がある．2006 年 4 月より SDB 患者の鼻呼吸障害評価として鼻腔通気度測定法が保険適用となった．

表 2-1　閉塞性睡眠時無呼吸の診断基準

成人の閉塞性睡眠時無呼吸の診断基準：A and B または C	小児の閉塞性睡眠時無呼吸の診断基準：A と B
A．以下が 1 つ以上： 　1．患者が，眠け，疲労回復しない睡眠，だるさまたは不眠を訴える． 　2．患者が，息こらえ，喘ぎまたは，窒息で覚醒する． 　3．ベッド・パートナーまたは他の観察者が，睡眠中の習慣性いびきや呼吸の中断，あるいは両者を報告する． 　4．患者が，高血圧，気分障害，認識機能不全，冠動脈疾患，脳卒中，うっ血心不全，心房細動または 2 型糖尿病と診断される． B．polysomnography(PSG)または out center of sleep test(OCST)において 　PSG か OCST 中に，睡眠中 1 時間当たり 5 回以上の閉塞性無呼吸(閉塞性，混合性無呼吸，低呼吸　or　呼吸関連覚醒)を認める． あるいは C．PSG か OCST 中に，睡眠中 1 時間当たり 15 回以上の閉塞性無呼吸(閉塞性，混合性無呼吸，低呼吸　or　呼吸関連覚醒)を認める．	A．以下の 1 つ以上： 　1．いびき 　2．睡眠中の呼吸努力，奇異呼吸，または閉塞性呼吸 　3．眠気，多動，行動問題または学習問題 B．PSG において以下の一方または両方を示す： 　1 時間に 1 回以上の閉塞性無呼吸，混合性無呼吸または呼吸低下　or　睡眠時間中，少なくとも 25% 以上に，炭酸ガス過剰($PaCO_2 > 50$ mmHg)を伴う閉塞性換気低下があり，以下の 1 つ以上を認める． 　1．いびき 　2．吸気時の鼻圧波形の平坦化 　3．胸部腹部の奇異呼吸

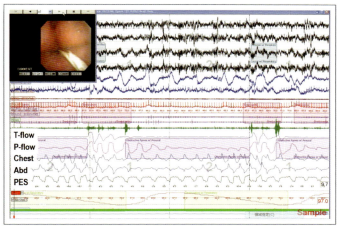

図 2-1　睡眠内視鏡検査，PES 測定を伴った終夜ポリグラフ検査(PSG)

PSG 所見として，換気停止(無呼吸)後の覚醒反応と，その後，動脈血酸素飽和度の低下を認める．PES(食道内圧測定)では無呼吸中の漸増する呼吸努力(陰圧の漸増)を認め，閉塞性無呼吸と診断され，内視鏡所見から閉塞部位は軟口蓋後部における閉塞と診断された．

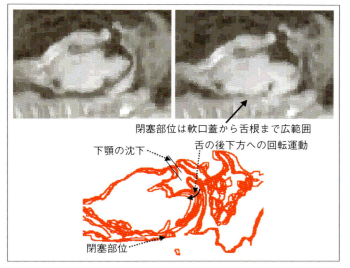

図 2-2　dynamic MRI 所見と気道の軌跡の加算図

舌の後方回転と下顎の沈下を伴う軟口蓋後部から舌根にわたる広範囲の閉塞が認められる．

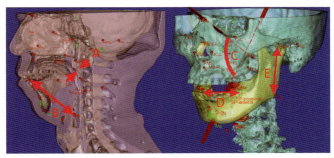

図 2-3　CT による顎顔面形態計測と軟部組織計測
A：軟口蓋の幅，B：舌尖から舌根までの長さ，C：下顎の成長方向，D：下顎の幅，E：下顎肢の長さ．
筆者らの CT を用いた重症度予測の検討($n=64$)では，肥満度＋上記 5 計測値が予測要因であった．

臨床編

第 3 章　口腔疾患　26

第 4 章　咽頭疾患　60

第 5 章　扁桃疾患　78

第 6 章　唾液腺疾患　94

第 7 章　いびきと睡眠時無呼吸症候群　120

第 8 章　摂食嚥下障害　126

第 9 章　構音障害　136

第10章　腫瘍　144

第11章　その他の疾患，周辺疾患　186

第 3 章　口腔疾患

I 舌小帯短縮症

ankyloglossia

疾患の定義

舌小帯とは舌の下面正中から矢状方向に下顎の歯肉部舌側正中につながる索状あるいは膜状のヒダである．舌小帯が舌の先端近くまで付着し，さらに異常に短く，舌が下顎歯槽や門歯を越えて外に出ないもの，出そうとすると舌の先端がくびれてハート型になるものを舌小帯短縮症という．

症状と所見

舌小帯の短縮の程度は，舌小帯が舌尖近くまで付着し開口時に舌尖を挙上しても口蓋に接触しない軽度のものから，舌先端が口腔底に癒合し舌尖の挙上がほとんど不可能な高度のものまでさまざまである．

短縮の程度分類として望月の分類（図 3-1）がよく用いられる．

舌の随意運動機能の検査には舌尖の到達範囲に関して，前方への動き，舌尖挙上，口角接触，口唇トレースの 4 項目を評価するものがある（表 3-1）．軽度症例では随意運動は保たれるが，中等度では左右の随意運動が，重度では上方・左右の随意運動が不良となる．舌小帯自体の硬さや付着部位が運動制限に関係するとの意見もある．

障害として哺乳障害，摂食障害，構音障害などがあるとされている．哺乳障害は最も早く気付かれる症状である．舌小帯短縮により生じる乳頭保持の不安定，哺乳力低下による哺乳時間の延長や哺乳回数の増加が生じ，哺乳時に母親は乳頭の痛みを感じる．哺乳時間の延長や乳頭の痛みは近年推奨されている直接授乳を継続することの妨げとなる．構音障害はラ行，タ行，ダ行，サ行，ナ行などが影響を受けやすいとされているが，多くの症例は発音訓練を受けることで矯正可能である．呼吸障害の原因としては否定的な意見が多い．

診断

診断は視診で舌小帯の状況および舌の運動機能を観察することでなされる．

新生児の舌小帯は短く，舌尖部付近に付着していることが多いが，舌の成長とともに舌尖部から徐々に後退し細長くなっていく．そのため新生児や乳児では舌圧子を用いて舌下面を観察し，舌尖と口腔底が遊離していれば正常と考える．

鑑別診断

舌下面と口腔底との広範な癒着や小舌症などとの鑑別が必要である．

哺乳障害や構音障害などの訴えに対して，舌小帯が原因になっているかの判断は，その他の原因検索を十分に行ってから慎重に行う．哺乳障害の場合は乳児のみならず，母親の乳房の状態（乳首の硬さ，大きさ，伸展性や乳汁の分泌量など）も検査する．構音障害では中枢性の原因の有無，年齢に応じた発音状態かを検査する．

治療

各障害に対して舌小帯短縮症が原因になっていると考えられれば手術適応となる．しかし，手術適応は障害の種類・程度を医学的立場から評価するだけでなく，患者の苦痛の程度や QOL の障害の程度を考慮して柔軟に決めるべきとの意見もある．手術時期は哺乳障害に関するものは早期に，構音障害に関する例は舌可動部の成長が期待できる 3〜4 歳頃まで経過観察し，それ以降に行われることが多い．筆者の施設における 113 例の手術時年齢を図 3-2 に示す．手術効果は症例ごとに異なるので，過度の期待を家族に抱かせないようにする．

手術は全身麻酔下に行う．舌尖を引き上げ，舌小帯の中央部を横切開する．これにて舌尖が口唇を越えて引き出せなければ，粘膜下の筋層を横切開し，延長を図ることがある．十分に止血を行い，創部を生理食塩水にて洗浄し，再癒着を防止するため吸収糸にて舌小帯の長軸に沿って粘膜を縫合する（図 3-3）．縫合時，顎下腺のワルトン管を結紮しないように注意する．十分な延長を得るために Z 形成術がなされることもある（図 3-4, 5）．感染予防のため，抗菌薬を投与する．

予後

治療後の予後は良好な例が大部分である．合併症は少ないが，術後の出血には注意が必要で，注意深い術後の観察を要する．筋層を含めて大きく手術操作を加えるほど術後の舌の腫脹が大きくなり，乳児では呼吸障害が生じることもある．粘膜縫合を確実に行わないと再癒着が生じることがある．まれにケロイド瘢痕が生じ，術前より運動障害が強くなることがある．

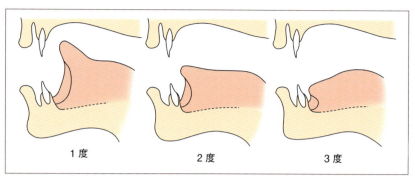

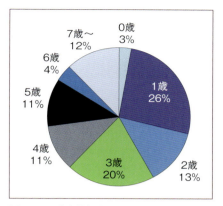

図3-1 舌小帯短縮の分類（望月の分類）
1度：開口時に舌尖を挙上しても口蓋に届かず，また舌尖がくびれているもの．
2度：舌尖を挙上しても咬合平面よりわずかしか上がらないもの．
3度：舌尖がほとんど挙上できないもの．

図3-2 舌小帯短縮症の手術時年齢

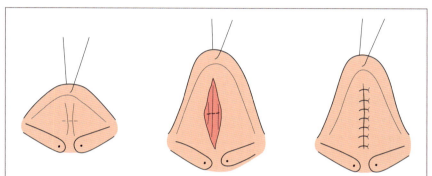

図3-3 手術法1
舌小帯の中央部を水平に切開する．舌の延長が少ない場合には粘膜下の筋肉に切開を加える．raw surface がなくなるよう吸収糸にて縦方向に粘膜を縫合する．

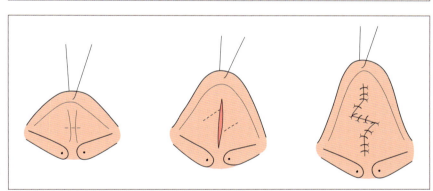

図3-4 手術法2
舌小帯を水平に切開する．十分な延長を得るため粘膜下を剝離し，Z形成術を行う．

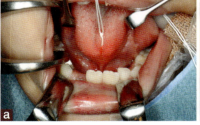
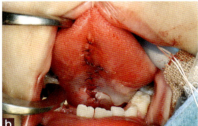

図3-5 手術例
a：舌尖まで索状の舌小帯がみられる．b：水平切開の後，Z形成術がなされている．

表3-1 舌の随意運動の評価

評価点	舌の前方への動き	舌尖挙上	口角接触	口唇トレース
0	下顎前歯まで不可能	口蓋方向に挙上不可能	口角接触不可能	口唇をなめることが不可能
1	下顎前歯まで可能	口蓋方向に挙上可能	片側口角接触可能	下唇をなめることが可能
2	下顎赤唇まで可能	上顎前歯に接触可能	両側口角接触可能	上唇をなめることが可能
3	下顎赤唇以上可能	切歯乳頭に接触可能	片側口角に水平接触可能	下唇を正確になめることが可能
4	水平に突出可能	舌打ち可能	両側口角に水平接触可能	上唇を正確になめることが可能

（石野由美子，他：舌小帯短縮症の重症度と機能障害について─舌の随意運動機能，構音機能，摂食機能についての定量的評価の試み─．口科誌 50：26-34, 2001 より改変）

第3章 口腔疾患

II 口内炎
stomatitis

疾患の概要　口内炎はアフタ性口内炎が圧倒的に多いが，表3-1に示したごとく感染症，自己免疫疾患，原因不明など多くの原因疾患が存在し，鑑別が困難な場合もある．病変が口腔内だけでなく皮膚病変，眼病変，外陰部病変，腎病変などを伴うものもあるので，口腔以外の所見にも注意を向けるとよい．代表的な疾患を以下に示す．鑑別診断に関しては一括してここで示すが，口腔内の所見だけでは上記の疾患を容易に鑑別できないことも多いので，この項で示された疾患すべてを念頭に置いて診察する必要がある．難治性の場合，時に悪性疾患を想定できない所見であっても鑑別を怠ると予後不良のものもあるので（扁平苔癬，白板症，リンパ腫），病理組織検査を含めて慎重に診断しなければならない．さらに，単回の病理組織検査では判明しないこともあるため，経過によっては複数回の検査が要求されることもある．これらの疾患の診断フローチャートは第4章IV項の「口腔・咽頭の難治性潰瘍」(67頁)に示されているので参考にされたい．種々の検査を適切に行っても最終診断に至らない原因不明のものを狭義の難治性口腔咽頭潰瘍と呼ぶ趨勢にある．

■ アフタ性疾患

アフタ性口内炎 aphthous stomatitis

疾患の定義　明確な原因は不明であるが，アフタ性〔楕円形の偽膜性小潰瘍で周辺に炎症性発赤（紅暈）・浮腫を認める〕病変を伴う口腔内に限局した炎症である．

症状と所見　疼痛を伴う孤立性または多発性に境界明瞭な類円形の粘膜病変（図3-1）で，潰瘍の周囲に紅暈を伴うことがある．

診断　よく遭遇する疾患なので肉眼所見でおおむね診断がつくが，治療抵抗性で経過が長くなれば本項に示されている他の疾患を考慮し，前述のフローチャートに沿って適切に検査を行わなければならない．

治療　硝酸銀（5％あるいは10％）による化学焼灼．副腎皮質ステロイドホルモン（ステロイド）軟膏塗布，あるいはステロイド貼付薬の貼付．

予後　1週間程度で治癒する．

難治性口腔咽頭潰瘍 intractable recurrent ulcer of the oral cavity and pharynx

疾患の定義　適切な治療を行わないと1か月以上治癒しない再発性の口腔咽頭の潰瘍で，本項で示したいずれの疾患にも該当しない原因不明のもの．

症状と所見　口腔内潰瘍の大きさや形状はさまざまである（図3-2）．成人男性に多い．

診断　病理組織像から診断を下すのは困難．最終的にいずれの原因にも該当しなかったもの．血清免疫グロブリン，補体の異常が指摘されている．

治療　ステロイド軟膏塗布，ステロイド内服．

予後　難治性で長期の治療経過となる．

■ ウイルス性疾患

単純疱疹ウイルス感染症 herpes simplex virus infection

疾患の定義　単純ヘルペス性歯肉口内炎は2型があり，1型は口腔に，2型は性器に生ずるが，性感染症として2型でも口腔咽頭に症状を呈することがある．口唇ヘルペスは単純ヘルペスウイルス潜伏感染の再活性化で生ずる口腔内病変である．成人以降に多い．

症状と所見　口唇ヘルペスでは，水疱を形成することのあるびらんを伴う病変を呈する（図3-3）．再発を特徴とする．

診断　病変が正中を越えて存在することが帯状疱疹との鑑別につながる．

治療　アシクロビル軟膏塗布．まれに重症時にはアシクロビル内服，点滴．

予後　4～8日で治癒する．

表 3-1　口内炎の原因

1．感染症
　1）ウイルス性：単純ヘルペス性歯肉口内炎（1型，2型），口唇ヘルペス，帯状疱疹，水痘，麻疹，ヘルパンギーナ，手足口病，慢性活動性EBウイルス感染症
　2）細菌性：結核，梅毒，放線菌
　3）真菌性：カンジダ，ムコール
2．自己免疫疾患・膠原病（類似）疾患
　　ベーチェット病，多発血管炎性肉芽腫症（ウェゲナー肉芽腫症），クローン病，全身性エリテマトーデス（SLE），尋常性天疱瘡，類天疱瘡，扁平苔癬，多形滲出性紅斑，IgG4関連咽頭炎
3．原因不明
　　再発性アフタ性口内炎，狭義の難治性口腔咽頭潰瘍

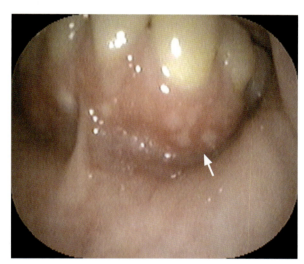

図 3-1　アフタ性口内炎

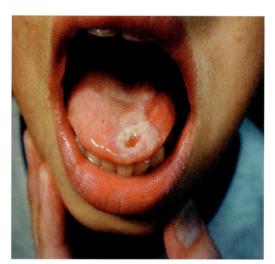

図 3-2　難治性口腔咽頭潰瘍

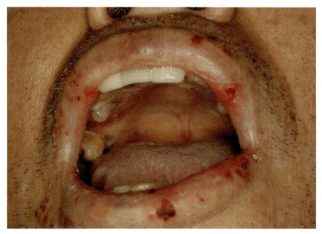

図 3-3　口唇単純ヘルペス

帯状疱疹ウイルス感染症 herpes zoster virus infection

疾患の定義 帯状疱疹ウイルスによる感染症で，身体の片側に生ずる病変．

症状と所見 神経痛性の痛みを伴う口腔，口唇，顔面の片側にみられる水疱，びらん，潰瘍病変(図3-4)．病変が広範な感染の場合，顔面神経麻痺，めまいを伴うことがある．

診断 病変が正中を越えないことと，血液検査でVZV-IgG抗体，VZV-IgM抗体の測定で診断される．

治療 アシクロビル軟膏塗布．アシクロビル内服，点滴．

予後 3週間程度で治癒することが多いが，まれに神経痛が遷延する．

■ 自己免疫疾患，膠原病(類似)疾患

ベーチェット病 Behçet's disease

疾患の定義 口腔内再発性アフタ潰瘍，皮膚症状(結節性紅斑様皮疹，血栓性静脈炎，毛嚢炎様皮疹)，眼症状(網膜ぶどう膜炎，虹彩毛様体炎)，外陰部潰瘍の4主症状をきたす全身性非特異炎症性疾患．1937年，Behçetによって提唱された多臓器侵襲性の難治性炎症性疾患．その他の副症状として関節炎，副睾丸炎，消化器症状，血管病変，中枢神経病変などを発症する．遺伝性素因(HLA-B51陽性)，*Streptococcus sanguinis* の熱ショック蛋白60による免疫異常の関与が指摘されている．

症状と所見 口腔内再発性アフタがみられる(図3-5)．本邦に多い疾患で，20～40歳代に多い．

診断 口腔内アフタの病変の他に皮膚針反応陽性(無菌の針であっても皮膚に刺すと同部位に発赤が生じ，時に膿が貯留する反応)という特殊な所見を認める．

治療 ステロイド軟膏塗布，ステロイド内服，コルヒチン内服，免疫抑制薬内服．

予後 難治性で長期の治療経過となる．

多発血管炎性肉芽腫症(ウェゲナー肉芽腫症) granulomatosis with polyangiitis(Wegener's granulomatosis)

疾患の定義 気道壊死性肉芽腫病変，全身の中小血管炎，糸球体腎炎を呈し，発症に抗好中球細胞質抗体(ANCA)が関連する血管炎症候群の1つで，従来，ウェゲナー肉芽腫症と呼ばれていたが，最近では多発血管炎性肉芽腫症の呼称のほうが一般的となってきた．

症状と所見 口腔咽頭(図3-6)，上気道(図3-7)に肉芽形成性病変を認める．上記以外の病変として関節炎，神経炎，視力障害，中耳炎，消化管出血，虚血性心疾患がみられる．

診断 鼻症状，肺病変，腎病変を伴うので併せて診察する．血清PR3-ANCA上昇，CRP上昇と病理組織で中小型血管炎がみられる．上気道，肺，腎病変が揃うものを全身型，腎病変を欠くものを限局型といい，タイプで治療法に差がでるので注意を要する．鼻性NK/T細胞リンパ腫と類似するのでその鑑別が重要である．

治療 ステロイド(プレドニゾロン)内服と免疫抑制薬(シクロホスファミド)内服の併用が推奨されている．

予後 再燃することが多いのでCRP，PR3-ANCAでの経過観察が重要である．

クローン病 Crohn's disease

疾患の定義 口腔から肛門までの全消化管に非連続性の慢性肉芽腫性炎症を生じる原因不明の炎症性疾患．

症状と所見 口腔内アフタ病変がみられる．赤沈，CRPが活動期に上昇する．

診断 病理組織検査で非乾酪性類肉芽腫を認める．主として消化管の非連続性病変，敷石像，縦走潰瘍を認める．

治療 ステロイド内服，免疫抑制薬内服，サラゾピリン(サリチル酸製剤)内服，消化器領域では分子標的治療薬〔インフリキシマブ(レミケード®)，アダリムマブ(ヒュミラ®)〕の全身投与も行われている．

予後 難治性で長期の治療経過となり，根治することは困難とされている．

尋常性天疱瘡 pemphigus vulgaris

疾患の定義 抗上皮細胞間抗体(デスモグレイン抗体)により上皮細胞膜が融解(棘融解)し，上皮内に水疱を生ずる．

症状と所見 口腔粘膜の難治性びらん・潰瘍で始まり(図3-8)，後に皮膚に弛緩性水疱，びらんを呈する(図3-9)．皮膚ではニコルスキー現象(一見，正常な部位に圧力をかけると皮膚が剥がれてびらんを生ずる)がみられる．中年以降に発症する．

診断 病理組織検査で基底層直上での棘融解，表皮細胞にIgGの沈着を認める．血液検査でIgG抗表皮細胞膜抗体の証明．類天疱瘡，多形滲出性紅斑との鑑別を要する．

治療 ステロイド塗布，ステロイド内服，免疫抑制薬内服．

予後 難治性で長期の治療経過となる．

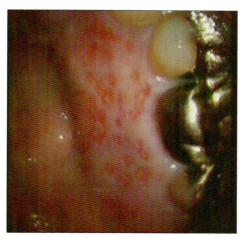

図 3-4　口腔内帯状疱疹ヘルペス

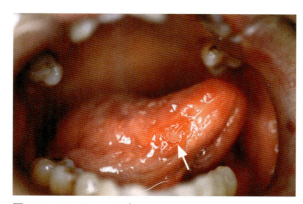

図 3-5　ベーチェット病
〔内藤健晴：口内炎のエビデンスに基づいた治療法は？　池田勝久，他（編）：EBM 耳鼻咽喉科・頭頸部外科の治療 2015-2016，pp298-300，中外医学社，2015 より〕

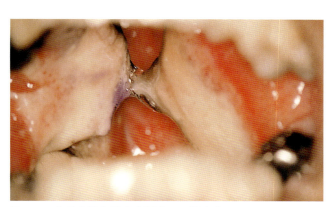

図 3-6　多発血管炎性肉芽腫症の口腔病変
軟口蓋から硬口蓋にかけて壊死により正中部に大きな組織欠損がみられる．

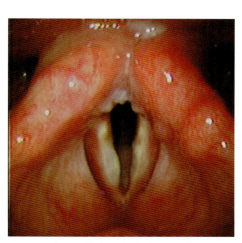

図 3-7　多発血管炎性肉芽腫症の上気道所見
喉頭を中心とした上気道に肉芽腫性病変を認める．

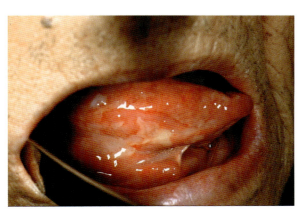

図 3-8　尋常性天疱瘡

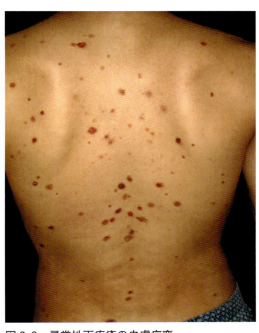

図 3-9　尋常性天疱瘡の皮膚病変

類天疱瘡 pemphigoid

疾患の定義	抗基底膜抗体が上皮基底膜抗原と反応し，大型の緊満性の水疱が多発する疾患．
症状と所見	口腔粘膜の難治性びらん・潰瘍で始まり(図3-10)，後に皮膚に弛緩性水疱，びらんを呈する(図3-11)．皮膚ではニコルスキー現象(一見，正常な部位に圧力をかけると皮膚が剥がれてびらんを生ずる)がみられる．高齢者に多い．
診断	病理組織検査で好酸球の浸潤を伴う棘融解を認めない表皮下水疱を呈し，表皮側に結合するIgG抗基底膜抗体を検出する．血液検査でIgGあるいはIgG/IgA両方の抗表皮基底膜抗体の証明．天疱瘡，多形滲出性紅斑との鑑別を要する．
治療	ステロイド塗布，ステロイド内服，免疫抑制薬内服．
予後	慢性のことが多い．難治性の場合は内臓悪性腫瘍の合併に注意．

多形滲出性紅斑 erythema exudativum multiforme

疾患の定義	四肢の皮膚，口唇口腔粘膜に境界明瞭な円形の紅斑を呈し，ウイルス，細菌，真菌の感染症，薬物による一種のアレルギー反応と考えられるが，原因不明のことも多い．
症状と所見	境界明瞭で円形で左右対称の水疱を伴う粘膜疹を認める(図3-12)．びらんとなることもある．皮膚にも滲出性紅斑，丘疹，水疱などがみられる(図3-13)．
診断	口腔内，皮膚に病変がみられることから，天疱瘡，類天疱瘡との鑑別を要する．
治療	原因が判明していればその疾患に対する治療が必要．ステロイド塗布．重症時にステロイド内服．
予後	通常は2～3週間で消退する．原因が悪性腫瘍の場合もあるので注意を要する．

扁平苔癬 lichen planus

疾患の定義	慢性のT細胞を中心とする細胞障害性反応で，表皮細胞のアポトーシスの誘因でおきる病変．皮膚病変を伴う．
症状と所見	口腔では頬粘膜に好発し，丘疹，白斑，びらん，萎縮，レース状の病変を呈する(図3-14)．類似する所見に前癌病変とも考えられている口腔内白板症(図3-15)があり，それとの鑑別が重要となる．中高年の女性に多い．
診断	臨床所見と病理組織検査．
治療	ステロイド塗布，ステロイド内服，免疫抑制薬内服．
予後	扁平苔癬自体の予後は比較的良好であるが，まれに悪性化することが指摘されているので注意を要する．

IgG4関連咽頭炎 IgG4-related pharyngolaryngitis

疾患の定義	IgG4陽性形質細胞浸潤と線維化により全身臓器の腫大と結節を伴う炎症性疾患で，まれに咽頭に粘膜肥厚，白苔を認める．その他のIgG4関連疾患の合併(唾液腺，中枢神経，肝臓，消化管，甲状腺，肺，皮膚など)に注意を要する．
症状と所見	咽頭粘膜肥厚を伴う地図状白苔．
診断	血清IgG4，IgG高値，病理組織所見で形質細胞(IgG4陽性)を中心とした炎症性細胞浸潤と血管増生を認める．
治療	ステロイド内服．
予後	他の自己免疫疾患・膠原病(類似)疾患と同様，治療で消退しても再燃を繰り返す．

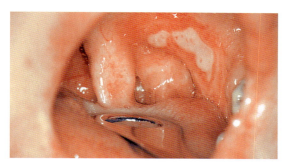

図 3-10　粘膜類天疱瘡症例（45 歳，女性）
左軟口蓋に再発した潰瘍性病変．

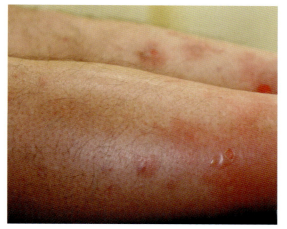

図 3-11　類天疱瘡の水疱を伴う皮膚病変

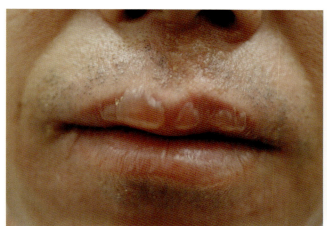

図 3-12　多形滲出性紅斑の水疱を伴う口唇所見

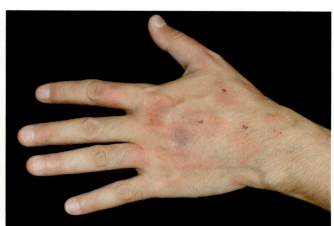

図 3-13　多形滲出性紅斑の皮膚所見

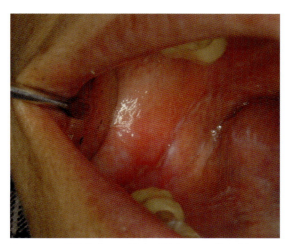

図 3-14　扁平苔癬の口腔内所見（レース状白斑）

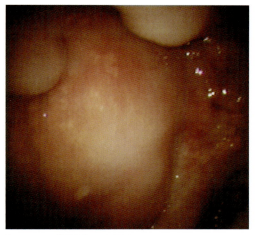

図 3-15　頬粘膜の白板症

第3章 口腔疾患

III 舌炎
glossitis

疾患の概要　舌炎とは，口腔粘膜の炎症性疾患のなかでその病変が主に舌に生じ，限局している疾患をいう．舌局所の機械的，温度的，化学的刺激により生じる場合のみならず，全身疾患の部分症状として出現する場合がある．また舌は味覚，構音，咀嚼，嚥下などの重要な機能を担うため，炎症の程度によっては日常生活に支障をきたす．そのため舌炎の診断，治療は患者のQOL改善に重要であり，全身疾患の発見にもつながることがある．以下に舌炎および舌炎に類似した舌病変を解説し，診断のためのフローチャートを図3-1に示す．

■ 鉄欠乏性貧血 iron deficiency anemia

疾患の定義　鉄摂取不足，消化器疾患などによる鉄吸収不全，出血による鉄喪失などの鉄欠乏状態が高度かつ長期に及ぶと，代謝に関与する組織鉄の減少もきたすことで生じる．舌乳頭が萎縮，消失し，舌背が赤く平滑にみえる状態となる．

症状と所見　舌背，とくに舌尖部が赤く平滑となり光る(図3-2)．刺激物がしみるが，発赤が強まるにつれ疼痛が生じる．低酸素状態のため全身倦怠感，動悸，息切れ，頭痛や，匙状爪，異食症などが認められることもある．鉄欠乏性貧血と舌炎に嚥下困難や嚥下痛を伴うものを Plummer-Vinson 症候群という．

診断　末梢血液検査で小球性低色素性貧血となり，血清鉄，血清フェリチン，鉄飽和率が低下する．

鑑別診断　悪性貧血(pernicious anemia)による Hunter 舌炎と鑑別を要する．悪性貧血は胃内因子の分泌障害に基づくビタミン B_{12} 吸収障害により発症する．末梢血液検査で大球性貧血を示し，血清ビタミン B_{12} 値の低下を認める．舌炎は比較的早期に認め，摂食時の疼痛をきたす．舌乳頭は萎縮し平滑となり，白色斑も認められ，舌尖から舌縁にわたり発赤腫脹を認める．治療はビタミン B_{12} の筋注である．シェーグレン症候群による口内乾燥も赤く平滑な舌を呈し(図3-3)，鑑別が必要である．

治療　鉄剤の経口投与を行う．鉄剤投与中止の目安としては，貯蔵鉄量をよく反映するとされる赤血球フェリチン，血清フェリチンの正常化を指標とする．

予後　口腔内病変の予後は良好であり，鉄剤の投与で急速に回復する．

■ 地図状舌 geographic tongue

疾患の定義　舌背に境界明瞭な赤色斑とその周囲の白色隆起が不定形，地図状を呈する(図3-4)．赤色斑は舌乳頭の萎縮，脱落により生じ，精神的ストレスに関係があるといわれるが，原因は不明である．小児や若年女性に好発する．

症状と所見　自覚症状に乏しく，上記の地図状病変が数日で消失したり，新たに生じたり，移動する．舌背に好発する．

診断　所見から診断は容易であるが，病理組織学的には乾癬類似のパターンをとる．

鑑別診断　扁平苔癬やカンジダ症，HIV感染症でみられる毛状白板症と鑑別を要する．

治療　とくに治療を要しない．

予後　良好であるが，数か月～数年にわたり存続する．

■ 溝状舌(皺状舌) fissured tongue (scrotal tongue)

疾患の定義　炎症ではなく形態異常であり，舌背に多数の深い溝が認められるものをいう．先天性によるものが多い．

症状と所見　舌背に深い溝を多数認める(図3-5)．自覚症状に乏しいが，溝が食物残渣や感染により慢性炎症をおこしやすく，軽度の疼痛を訴えることもある．Melkersson-Rosenthal 症候群やダウン症候群の一症状でもあり，シェーグレン症候群でも認める(図3-3)．

診断　所見から診断は容易である．

鑑別診断　溝状舌，反復する顔面神経麻痺，肉芽腫性口唇炎を3主徴とする Melkersson-Rosenthal 症候群との鑑別を要する．

治療　慢性炎症を伴うもの以外，とくに治療を要しないが，感染予防のため口腔の清掃を指導する．

予後　慢性炎症が継続する．

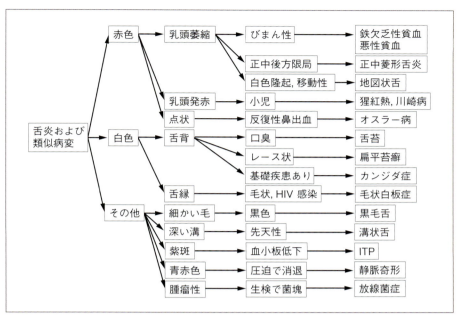

図 3-1　舌炎診断のためのフローチャート

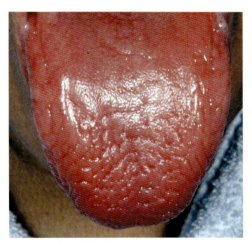

図 3-2　鉄欠乏性貧血

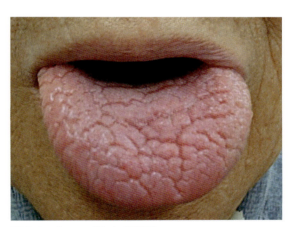

図 3-3　シェーグレン症候群

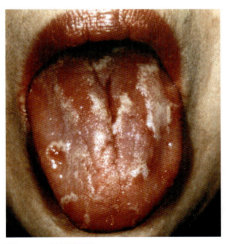

図 3-4　地図状舌

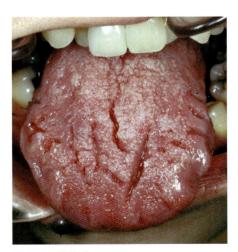

図 3-5　溝状舌

■ 正中菱形舌炎 median rhomboid glossitis

疾患の定義　舌表面の解剖学的構造異常による先天性病変である．胎児期における無対舌結節の退縮不全が原因と考えられているが，カンジダ(*Candida albicans*)による舌炎とする見方もある．

症状と所見　菱形あるいは楕円形で舌乳頭が消失し，発赤のある隆起あるいは陥凹が認められる(図3-6)．舌背中央部で分界溝前方に好発する．自覚症状はみられない．

診断　所見から診断は容易であるが，病理組織学的には慢性炎症と上皮細胞の増殖を認める．

鑑別診断　静脈奇形(後述)，リンパ管腫との鑑別を要する．

治療　カンジダにより炎症を生じている場合を除けば，治療は基本的に不要である．

予後　長期にわたり存続するが，悪性化はしない．

■ 毛舌 hairy tongue

疾患の定義　舌背の糸状乳頭が角化増生したもので，しばしば黒色あるいは茶褐色を呈し黒毛舌と称される．この色素は食物や細菌由来のものと考えられている．抗菌薬，ステロイド，抗癌薬の使用による菌交代症が原因であり，しばしば口腔内の衛生状態が悪く，喫煙とも関連がある．

症状と所見　糸状乳頭の著しい延長のため，舌背に毛の生えたような病変を呈する(図3-7)．一般的に無症状だが，味覚障害，口臭，灼熱感を訴える例もある．

診断　所見から診断は容易である．

鑑別診断　カンジダ症や毛状白板症との鑑別を要する．

治療　口腔の清掃，誘因の除去ならびにカンジダが検出される場合は抗真菌薬を使用する．

予後　誘因が除去されれば消退することが多い．

■ 舌苔 tongue coating

疾患の定義　舌背の糸状乳頭が増殖，肥厚し，そこに上皮の脱落細胞，細菌，食物残渣などの沈着物が付着した状態である．口腔衛生や唾液分泌状態，食習慣などと関連がある．

症状と所見　舌背表面が白色・灰白色を呈し(図3-8)，舌の違和感や口臭を生じる．

診断　症状所見から診断する．

鑑別診断　カンジダ症や白板症と鑑別する．

治療　症状があれば，歯周病治療を含めた口腔の清掃，唾液分泌の改善，また口臭の訴えには舌のブラッシングがすすめられる．

予後　治療により改善する．

■ 扁平苔癬 lichen planus

疾患の定義　角化異常を伴う炎症性疾患で皮膚や口腔粘膜に発症する．口腔粘膜では頬粘膜に好発するが，舌にも生じ，網目状，レース状の白色病変を認める．原因は不明である．

症状と所見　自覚症状は少なく，線状，網目状，レース状の白色病変を認める(図3-9)．浅い潰瘍性病変やびらんを呈することもある．カンジダの感染を認めることもある．

診断　病理組織学的診断が診断の一助となる．

鑑別診断　地図状舌やカンジダ症と鑑別する．

治療　無症状であれば無治療でよいが，潰瘍性病変を認める場合はステロイドの局所投与を行う．

予後　長期にわたり存続する．潰瘍性病変は少ないながらも悪性化のリスクがあり，定期的な経過観察を要する．

■ 毛状白板症 oral hairy leukoplakia

疾患の定義　舌縁に一側または両側に毛状，白色病変を生じる．HIV感染などの免疫不全状態に伴うEpstein-Barr virus(EBV)感染と関連がある．

症状と所見　通常無症状であり，剝離しにくい毛状，白色病変が舌縁の一側または両側に認める(図3-10)．

診断　生検による病理組織学的診断を要する．その際 *in situ* hybridization によるEBV DNA の証明が診断の一助となる．なお，HIV感染が明らかな症例では臨床所見から診断される．逆に本疾患が疑われ既知の免疫不全状態が明らかではない場合は，HIV感染の有無や他の免疫不全をきたす病態を評価することがすすめられる．

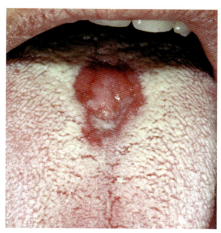
図3-6 正中菱形舌炎

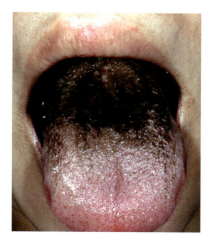
図3-7 黒毛舌

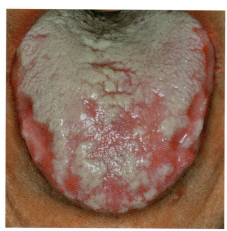
図3-8 舌苔

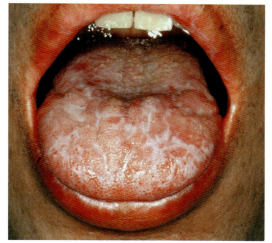
図3-9 扁平苔癬

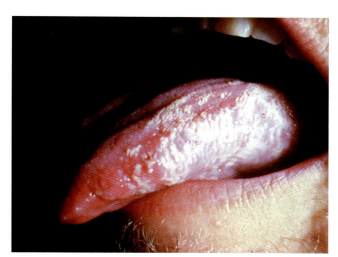
図3-10 毛状白板症

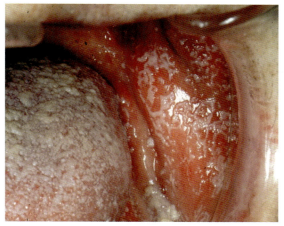
図3-11 急性偽膜性カンジダ症

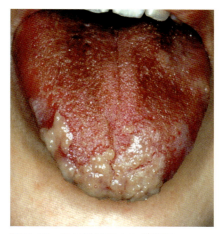
図3-12 慢性肥厚性カンジダ症

鑑別診断	毛舌やカンジダ症と鑑別する．
治療	とくに治療を要さないが，抗ウイルス薬が用いられることもある．また原因となる疾患の治療を行う．
予後	良性の病変であるが，再発しやすい．

カンジダ症 candidiasis

疾患の定義	主に口腔内常在菌のカンジダ（*Candida albicans*）が原因で発症する口腔粘膜感染症である．糖尿病，膠原病，悪性腫瘍，HIV感染などによる免疫低下状態の存在，免疫抑制剤，ステロイドの吸入薬や内服薬の使用，抗菌薬使用による菌交代症などにより発症する．病型は一般的に急性偽膜性，急性萎縮性，慢性肥厚性，慢性萎縮性に分類される．
症状と所見	臨床的に最も多い病型は急性偽膜性カンジダ症であり，軟らかく剝離可能な白色隆起性病変を舌や口腔粘膜に認める（図3-11）．通常疼痛を伴うが，早期の場合は症状を伴わないこともある．この偽膜性カンジダ症が慢性に進行すると，偽膜は硬く白板を形成して剝離は困難となる．この病型は慢性肥厚性カンジダ症と呼ばれる（図3-12）．
診断	臨床症状ならびに培養によりカンジダを証明する．慢性肥厚性カンジダ症では生検を要する．
鑑別診断	扁平苔癬，白板症，毛状白板症，悪性腫瘍などと鑑別を要する．
治療	基礎疾患の治療を行う．また舌カンジダ症は通常，非浸潤型であるため，アムホテリシンBの含嗽やミコナゾールの塗布など抗真菌薬の局所投与を行う．難治例ではフルコナゾールやイトラコナゾールなどの内服が考慮される．
予後	基礎疾患の状態によるが，抗真菌薬の局所投与で十分な治療効果が得られる．

放線菌症 actinomycosis

疾患の定義	嫌気性グラム陽性菌である *Actinomyces israelii*（*A. israelii*）による慢性の化膿性ないし肉芽腫性疾患である．*A. israelii* は健常人のう歯，歯垢，扁桃に常在細菌叢として生息し，本疾患は糖尿病など易感染状態に外傷や抜歯などが誘因となって発症する．顎顔面，頸部領域に好発し，舌にも発症する．
症状と所見	舌に有痛性の隆起性病変を認め，表面に白苔を伴うこともある（図3-13）．
診断	膿汁や組織中の菌塊（ドルーゼ）を病理組織学的に同定することによる．培養による診断は嫌気性菌であるため困難である．
鑑別診断	悪性腫瘍との鑑別を要する．
治療	ペニシリン系抗菌薬の経口投与が第1選択であるが，長期間の高用量投与を要する．
予後	治療に反応し良好である．

静脈奇形 venous malformation

疾患の定義	近年 The International Society for the Study of Vascular Anomalies（ISSVA）によって提唱された疾患概念で，耳鼻咽喉科領域で多くみられる血管腫のほとんどはこの静脈奇形に分類される．本疾患は病歴上，生下時より存在し，年齢とともに徐々に増大し，消退することはない．
症状と所見	通常無症状であり，圧迫により消退する青赤色，青紫色の隆起性病変を認める．巨大病変を呈することもある（図3-14）．
診断	肉眼的，触診上容易であるが，確定診断には直接穿刺で静脈血の逆流と造影剤が貯留する造影所見でなされる．
鑑別診断	動静脈奇形との鑑別を要する．
治療	外科的摘出，KTPレーザーなどによる光凝固療法，オレイン酸モノエタノールアミンによる硬化療法（図3-15）などがある．
予後	良好である．

遺伝性出血性毛細血管拡張症（オスラー病） Rendu-Osler-Weber disease

| 疾患の定義 | 遺伝的発生，皮膚・粘膜および内臓の多発性末梢血管拡張，それらの部位からの反復する出血を3主徴とする疾患である．遺伝形式は常染色体優性遺伝をとり，小血管形成異常をきたす． |
| 症状と所見 | ほとんどの症例に繰り返す鼻出血を認め，皮膚や粘膜の毛細血管拡張も認める（図3-16）．脳や肺の動静脈瘻を合併することもあり，それらが破裂すれば時に致死的となる． |

診断	Curaçao 基準あるいは原因遺伝子により診断される．
鑑別診断	特発性血小板減少性紫斑病などの出血性疾患と鑑別を要する．
治療	舌粘膜などの毛細血管拡張に対しては治療を要さないが，鼻出血に対しては電気凝固，レーザー手術，ホルモン療法，植皮などがある．
予後	脳や肺の動静脈瘻を合併する例では致死的な経過をとることもある．

■ 特発性血小板減少性紫斑病 idiopathic thrombocytopenic purpura(ITP)

疾患の定義	血小板に対する自己抗体の出現する自己免疫疾患と考えられている．
症状と所見	口腔粘膜下に紫色の出血斑を認める（図3-17）．
診断	血小板数の低下や血小板抗体陽性など，診断基準に基づいて行われる．
鑑別診断	オスラー病，白血病や血友病などの出血性疾患と鑑別を要する．
治療	ピロリ菌陽性ではピロリ菌の除菌を行い，除菌効果がない場合やピロリ菌陰性例ではステロイドの投与を行う．ステロイド無効例では脾臓摘出術を行う．舌局所の病変に対しての治療は要しない．
予後	5〜20％は治療抵抗性であり，出血に対する厳重な管理が必要である．

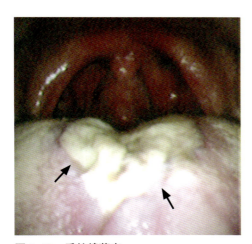

図 3-13 舌放線菌症
舌正中から舌根にかけて厚い白苔を認める（矢印）．

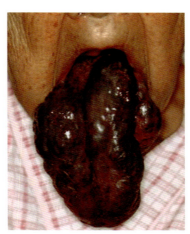

図 3-14 舌巨大静脈奇形

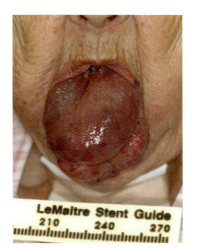

図 3-15 舌巨大静脈奇形の硬化療法後
図 3-14 症例のオレイン酸モノエタノールアミンによる硬化療法後．静脈奇形の著明縮小を認める．

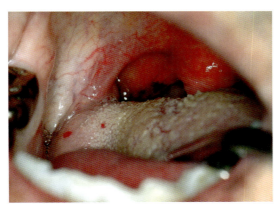

図 3-16 オスラー病
舌の毛細血管拡張を認める．

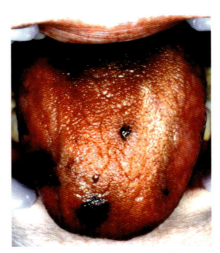

図 3-17 特発性血小板減少性紫斑病

第3章 口腔疾患

IV 口腔アレルギー症候群
oral allergy syndrome

疾患の定義

　口腔アレルギー症候群(OAS)は，特定の食物摂取後30分以内に口腔内の痒みや異常感や腫れが出現する病態の総称である．食物本来の感作により発症する場合(クラス1アレルギー)と共通する交差抗原によって発症する場合(クラス2アレルギー)がある(表3-1)．北海道や北欧に多いシラカバ花粉症では高率に合併し，花粉抗原と果物抗原に共通した部分があることに起因する(図3-1)．経皮的に感作されたラテックスアレルギーにおいても高率に口腔アレルギー症候群を併発し，ラテックス・フルーツ症候群(latex-fruit syndrome；LFS)と呼ばれることもある．

症状と所見

　OASの局所症状は，原因食物摂取30分以内に始まる口腔咽頭粘膜や口唇の異常感(瘙痒感，ピリピリ感など)と浮腫状腫脹が多いが，鼻炎症状や結膜炎症状，喉頭浮腫による呼吸困難感を伴うこともある．全身症状としては，アナフィラキシーショック，喘息症状，全身皮膚の発赤腫脹がおこりうる．

花粉症に伴うOAS

　シラカバ花粉症にみられるOASは，全身症状を伴わない軽症例が多く，原因食物については，リンゴ，サクランボ，モモなどのいずれもバラ科の果物が多い．ヨモギ，牧草類(カモガヤなど)やブタクサ花粉症においてもOASを合併することが多いが，表3-2に示すようにシラカバ花粉症の場合とは対照的にバラ科以外の果物に対してOASを呈する場合が多いのが特徴である．

ラテックスアレルギーに伴うOAS

　天然ゴムの原料となるラテックスに経皮的に感作されたアレルギーであるが，食物との抗原性の交差反応により患者の半数はキウイ，アボカド，バナナなどの果物などにOAS症状を併発する．LFSではアナフィラキシーショックや全身の蕁麻疹をしばしば伴う．

診断

　図3-2に診断のフローチャートを示す．また表3-3に示すように，一般的に診断は問診と血清中の抗原特異的IgE検査，皮膚反応や食物の負荷試験によってなされるが，後二者はアナフィラキシーショックなどの重篤なアレルギー反応が引きおこす可能性があるために抗原特異的IgE検索が一般的に用いられる．

問診

　診断には問診が最も重要である．原因食物の種類以外に，花粉症の有無と鼻症状出現時期，ラテックスアレルギー皮膚症状の有無と前述したハイリスクグループかどうかなどを詳しく聴取する．

通常の血清抗原特異的IgE

　問診から推定されるOASの病態に関連する血清IgE検索を行うが，現行の保険診療の範囲内では，検査試薬には粗抽出抗原が用いられる．

コンポーネント検索について

　粗抽出アレルゲンを構成する蛋白分子のことをアレルゲンコンポーネントと呼ぶ．目的とするアレルゲンコンポーネントへの純粋なIgE反応をみることにより診断効率が向上されるが，保険適用外である．

鑑別診断

　血管性浮腫が挙げられるが，食物摂取に関連しないため，問診により容易に鑑別される．

治療

　治療の基本は，他の食物アレルギーと同様に抗原の回避となる．経口の抗アレルギー薬や抗ヒスタミン薬は，OAS症状を抑制するため原因食物の大量摂取につながる危険性がある．交差抗原を標的とする免疫療法については，シラカバ抗原を用いた減感作療法に関する報告があるが，花粉症に関する症状には有効であるがOASに対する有用性には結論が出ていない．ラテックスアレルギーについては，減感作療法の皮膚症状に対する有用性が確認されているが，OAS症状に対する有効性は明確にされていない．

予後

　長期予後に関するまとまった報告はないが，交差抗原によるOASの場合は原疾患が改善すれば，OAS症状も軽快する可能性は大である．シラカバ花粉症に伴うOASの場合は花粉非飛散地への転居により，職業性のラテックスアレルギーの場合は職場環境を変えることにより，OAS症状が軽快する場合もしばしば経験される．

表3-1 感作様式からみた口腔アレルギー症候群の分類

1. 食物そのものに対する経口感作(クラス1アレルギー)
2. 交差抗原によるもの(クラス2アレルギー)
   1) 経鼻感作によるもの
      カバノキ科(シラカバ,ハンノキ)花粉症
      ヨモギ花粉症
      ブタクサ花粉症
   2) 経皮感作によるもの
      ラテックス・フルーツ症候群(LFS)

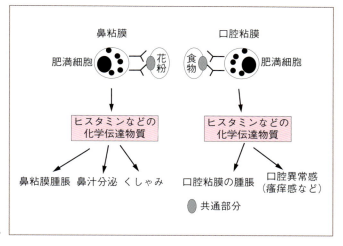

図3-1 交差抗原が関与する口腔アレルギー症候群のメカニズム

表3-2 口腔アレルギー症候群をおこしやすい花粉抗原と果物抗原

花粉症の原因植物(科)	原因となる植物	口腔アレルギー症候群をおこしやすい原因食物
カバノキ科	シラカバ,ハンノキ,ヤシャブシ	リンゴ,サクランボ,モモ,西洋ナシ,アンズ,プラム,ビワ,ヘーゼルナッツ,アーモンド,セロリ,ニンジン
キク科	ヨモギ	セロリ,ニンジン,香辛料,ヒマワリの種,ハチミツ
	ブタクサ	スイカ,メロン,バナナ,ズッキーニ,キュウリ
イネ科	カモガヤ,チモシー	メロン,スイカ,オレンジ,トマト,ポテト,ピーナッツ

(太字はバラ科果物)

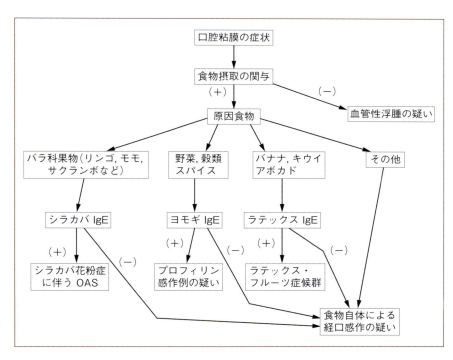

図3-2 口腔アレルギー症候群診断のフローチャート

表3-3 口腔アレルギー症候群の診断

1. 問診:OASの原因食物,花粉症の有無,ラテックスアレルギーの有無
2. 血清学的検査
   1) 抗原特異的IgEの検索:問診の情報から項目を選択する
   2) アレルゲンコンポーネント検索:最も有用だが,保険適用外
3. 負荷試験:安全性の問題から行われることは少ない
   1) スキンプリックテスト:抗原液を作製する必要あり
   2) 経口負荷試験:リスクがあるので入院が望ましい

第3章　口腔疾患

V 口腔・咽頭の性感染症
sexually transmitted infection (STI) of oral cavity and pharynx

疾患の定義　口腔咽頭病変の原因，または口腔咽頭が感染源となる性感染症．病因は，梅毒トレポネーマ，ヒト免疫不全ウイルス，単純ヘルペスウイルス，淋菌，クラミジア，ヒトパピローマウイルスの感染による．

■ 梅毒 syphilis

疾患の概要　感染から約3週後の第1期に初期硬結・硬性下疳，約3か月後の第2期の粘膜斑・口角炎が生じる．

症状と所見　初期硬結は，トレポネーマ侵入部に生じる大豆大で軟骨様に硬い暗赤色の結節で，数日で潰瘍化し硬性下疳（図3-1）になる．無痛性で，性器に次いで下口唇，舌，扁桃に好発する．同側の頸部リンパ節腫脹も無痛性で硬い．数週間で自然消退する．粘膜斑（図3-2）や口角炎（図3-3）は軽い痛みや違和感を訴える．

診断　病変のスワブの検鏡（抗菌薬投与前に行う）または梅毒血清反応による．梅毒血清反応は第2期に陽転．

鑑別診断　口腔咽頭カンジダ症，カンジダ性口角炎．

治療・予後　ベンジルペニシリンベンザチンが最も有効で1回400万単位（代用：アモキシシリン1回500 mg）を1日3回，第1期で2〜4週間，第2期で4〜8週間，感染後1年以上の例と感染時期不明例は8〜12週間投与する．予後は一般に良好．HIV合併者では遷延例や再感染例がある．

■ ヒト免疫不全ウイルス human immunodeficiency virus；HIV

疾患の概要　口腔咽頭病変はHIV感染の初発症状として生じ，診断の契機となりやすい．

症状と所見　カンジダ症（図3-4）が最も多く，他に毛様白板症，HIV関連歯肉炎・歯周炎（図3-5），カポジ肉腫，非ホジキンリンパ腫，ドライマウスなどがある．

診断　血清抗体検査を行い，陽性例では抗体確認検査またはHIV-RNA定量検査で確定する．

治療・予後　抗HIV薬の多剤併用療法により，AIDS死亡例は激減している．

■ 単純ヘルペスウイルス herpes simplex virus；HSV

疾患の概要　HSV-1または2の初感染時に歯肉口内炎，咽頭炎，扁桃炎が生じる．30歳代までに多い．

症状と所見　39℃前後の弛張熱と著明な咽頭痛，嚥下痛，上頸部リンパ節腫脹を生じる．扁桃・咽頭リンパ濾胞の白苔・発赤腫脹と，複数のアフタがみられる（図3-6）．

診断　病変のスワブから抗HSV-1・2モノクローナル抗体を用いて感染細胞を同定する（保険適用外）．血清抗体価は，急性期と回復期で4倍以上の変動をもって診断する．

鑑別診断　溶連菌感染症，伝染性単核球症，アデノウイルス感染症．

治療・予後　バラシクロビル1回500 mgを1日2回5日間，またはアシクロビル注5 mg/kg/回を1日3回8時間ごと7日間投与する．予後は一般に良好．

■ 淋菌 Neisseria gonorrhoeae，クラミジア Chlamydia trachomatis

疾患の概要　性器感染者の10〜50％に咽頭感染があり，性器感染がなく咽頭感染のみの場合もある．

症状と所見　無症候性感染が多いが，淋菌は咽頭炎や扁桃炎（図3-7），クラミジアでは上咽頭炎の原因となる．

診断　スワブを採取するSDAかTMA，うがい液のPCRのいずれかの核酸増幅法で診断する．鑑別が難しく同時感染もあることから，淋菌とクラミジアは同時に検査する．

治療・予後　淋菌はセフトリアキソン2g1回/日を1〜3日間，クラミジアはクラリスロマイシン200 mgを1日2回14日間投与し，淋菌は7日，クラミジアは14日後以降に核酸増幅法で消失を確認する．

■ ヒトパピローマウイルス human papillomavirus；HPV

疾患の概要　中咽頭癌の半数から高リスク型HPV16が検出され，低年齢者で増加している．

症状と所見　無症候性感染で，頸部リンパ節腫脹や腫瘍の増大によって発見されやすい．

診断　生検組織からHPVを検出する．

治療・予後　感染への治療はない．HPV陽性癌は化学放射線療法が奏効し，陰性癌に比して予後良好である．

Ⅴ 口腔・咽頭の性感染症

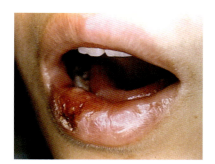

図3-1 梅毒第1期 硬性下疳（16歳，女性）
無痛性で硬い硬結を伴う潰瘍．初期硬結が数日後に潰瘍化したもの．潰瘍部滲出液には梅毒トレポネーマが多く存在し，感染性が高い．
〔荒牧 元，他：鼻・口腔・咽頭梅毒．JOHNS 9：929-934, 1993 より〕

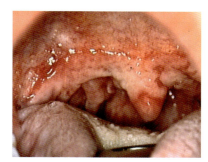

図3-2 梅毒第2期 梅毒性粘膜斑（butterfly appearance）
口蓋垂から口蓋粘膜に拡大した粘膜斑．粘膜斑は扁平で若干の隆起があり，周囲は薄い赤色の紅暈で囲まれ青みがかった白灰色で「乳白斑」とも呼ばれる．粘膜斑が口峡部に沿って弧状に拡大融合して，蝶が羽を広げたような"butterfly appearance"を呈している．
〔荒牧 元，他：鼻・口腔・咽頭梅毒．JOHNS 9：929-934, 1993 より〕

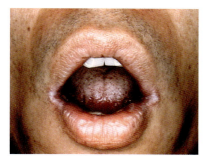

図3-3 梅毒第2期 梅毒性口角炎（34歳，男性）
口角と口角付近の口唇粘膜の白色調のびらん．カンジダ症と異なり，口角の白斑は擦過にて剝離されない．
〔荒牧 元：口腔咽頭粘膜疾患アトラス，p49，医学書院，2001 より〕

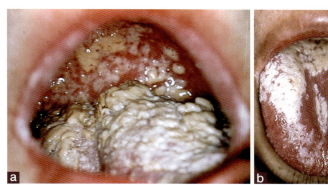
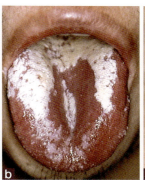
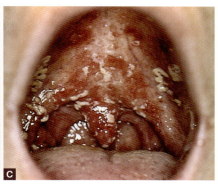

図3-4 AIDS患者の口腔・咽頭カンジダ症
カンジダ病変の程度は診断に至るまでのそれぞれの症例の経過の長さや免疫能の状態によって異なる．
a：（28歳，男性）口腔・咽頭から下咽頭，喉頭まで，一部は結節状に肥厚した白苔の付着を認める．上部消化管内視鏡にて食道にもカンジダ性の偽膜が認められた．
b：（28歳，男性）舌にカンジダによる白苔と，白苔の少ない前方では舌乳頭の発赤を認める．
c：（32歳，男性）口蓋，口蓋垂に部分的な発赤と隆起した白色の偽膜の付着を認める．
〔a：宮野良隆，他：典型的カンジダ症を呈したAIDS症例．日耳鼻感染症研会誌11：77-81, 1993 より／b：荒牧 元：口腔咽頭粘膜疾患アトラス，p61，医学書院，2001 より／c：荒牧 元：口腔咽頭粘膜疾患アトラス，p63，医学書院，2001 より〕

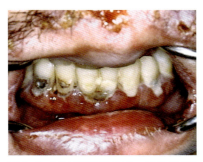

図3-5 HIV関連歯肉炎・歯周炎（29歳，男性）
歯肉の高度発赤，腫脹，プラーク形成を認める．男性同性愛者であった．
〔余田敬子：性感染症を疑う口腔粘膜疾患の診療．MB ENT 178：62-72, 2015 より〕

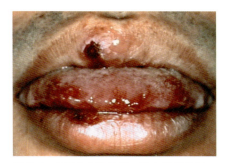

図3-6 HSV-1扁桃炎・口内炎（25歳，男性）
口唇に痂皮化したヘルペス疹と舌のびらんを認めるこの症例は，厚い白苔を伴う扁桃炎も併発していた．
〔余田敬子：口腔咽頭疾患でのウイルス感染．MB ENT 99：31-39, 2009 より〕

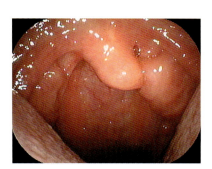

図3-7 淋菌が検出された扁桃炎（20歳，女性）
左扁桃の腫脹がみられる．
〔余田敬子：性感染症に対する抗菌療法．MB ENT 164：49-57, 2014 より〕

Ⅵ 口腔底膿瘍
abscess of the oral floor

疾患の定義

口腔底の炎症は口腔底蜂巣炎と，蜂巣炎から発展した口腔底膿瘍に分類できる．前者は口腔底に炎症が波及した際の初期段階であるが，病原菌-宿主との関係で，急激に炎症が口腔底間隙に波及し，さらに口腔底を越えて頸部の広範に病変が拡大する場合があり，この状態を Ludwig angina と呼ぶ．抗菌薬が十分に発達してない時代，気道狭窄による高い死亡率のため恐れられていた．

症状と所見

口腔底を構成する2つの筋膜間隙(舌下間隙，顎下間隙)のいずれかへの炎症波及に端を発するが，両間隙は解剖学的に後方の副咽頭間隙を介して交通しており(図3-1)，両口腔底間隙は互いに容易に炎症が波及しやすい．したがって，初期段階では原因疾患に起因する症状のみであるが，引き続き発熱，悪寒などの全身症状を伴い，各間隙波及に起因する症状を生じる．以下に間隙ごとにまとめる．

舌下間隙
激しい咽頭痛，嚥下時痛，流涎，構音障害(hot potato voice)．口腔底はびまん性に腫脹し，増悪に伴い片側から両側(二重舌)へ拡大する．

顎下間隙
顎下部の疼痛，発赤，腫脹．両側顎下部に波及すれば，いわゆる二重顎の状態となるが，腫脹は舌骨より上方のレベルに留まる．

副咽頭間隙
咀嚼筋波及による開口制限，嚥下障害，気道周囲への波及による気道狭窄を生じ，呼吸障害をきたす．さらに連続して下方の間隙に波及すれば，縦隔炎などに発展し重篤化の恐れがある．

診断

上記，臨床症状・所見より診断は容易であるが，冒頭に述べた本疾患の急激な自然経過を考慮すると，病変の重症度や進展範囲を迅速に診断し，的確な治療に結び付けることがきわめて重要である．診断手順を表3-1に示す．

また原因疾患については，主な感染源は歯牙，唾液腺，リンパ節であり，歯牙からの波及が最も多い．歯根の位置と顎舌骨筋の下顎骨付着部の解剖学的関係から(図3-2)，前方歯牙では舌下間隙，後方歯牙では顎下間隙に波及しやすい(図3-3)．唾液腺は顎下腺が舌下間隙と顎下間隙にわたって存在し，舌下腺は舌下間隙に位置するため，これら唾液腺の炎症は原因となりやすく，唾石症に続発するものが多い(図3-4)．

鑑別診断

表3-2のとおりである．

治療

気道の確保
呼吸困難に加え，高度の気道狭窄を認める場合，ただちに気道確保する必要がある．緊急に施行できる点からは気管内挿管が第1選択であるが，開口制限，口腔底腫脹など患者の状態や，医師の手技の習熟度，一定期間のカニューレ留置の観点からは，気管切開が適切である．

抗菌薬の投与
口腔疾患や歯牙による場合，嫌気性菌が関与する割合が高い．細菌感受性検査結果が明らかとなるまで，嫌気性菌を含む広域をカバーする抗菌薬の可及的最大量を点滴静注する．蜂巣炎の初期段階なら治癒が期待できる．少なくとも病勢抑制には有効である．

外科的処置
穿刺：緊急の対処として重要．また切開に先立ち膿瘍部位の確認のため施行する．
切開：確実な排膿と洗浄など，病巣への直接的な処置が可能となる．
病巣開放：ガス産生を認める場合，好気的環境にする目的で，切開創を閉創せずに病巣を開放したままにする．

切開部位は，原則として舌下間隙は口腔から，顎下間隙は顎下部外切開で，比較的容易に到達できる．両側に波及した場合は正中には損傷を避けるべき臓器がないので，正中を切開する．

基礎疾患のコントロール：糖尿病などは炎症を増悪させるので，局所病変の治療と並行して行う．

予後

速やかに適切な処置がなされれば，予後は良好である．

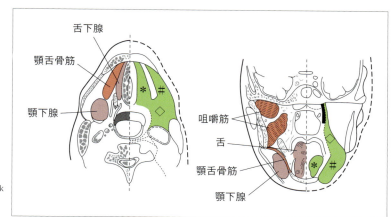

図 3-1 口腔底間隙
＊：舌下間隙　＃：顎下間隙　◇：副咽頭間隙
〔左図は Harnsberger HR：Handbook of head and neck imaging. 2nd ed, p123, Mosby, St Louis, 1995 より改変．右図は同 p15 より改変〕

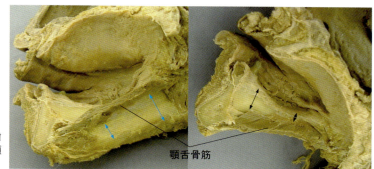

図 3-2　顎舌骨筋の下顎骨付着部位と歯根の関係
顎舌骨筋は下顎骨後方ほど上方に付着する．したがって，歯根からの炎症は前方歯牙は舌下間隙(黒矢印)，後方歯牙は顎下間隙(青矢印)に波及しやすい．

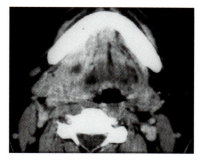

図 3-3　歯原性顎下部蜂巣炎(CT像)
60歳，男性．右下顎第2大臼歯治療後より発症．右顎下間隙に一部膿瘍を形成する蜂巣炎を認める．

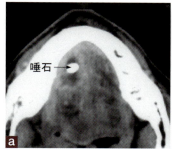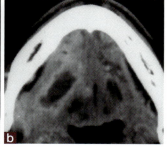

図 3-4　唾石による顎下腺炎に起因した口腔底膿瘍(CT像)
57歳，男性．右ワルトン管内唾石による顎下腺炎(a)で舌下間隙から顎下間隙に及ぶ膿瘍を形成している(b)．

表 3-1　口腔底膿瘍診断の手順

1. 全身状態の把握	バイタルサイン，とくに呼吸状態，血液検査(炎症反応，白血球分画など)糖尿病など基礎疾患の有無を確認
2. 口腔の視診・触診	罹患間隙の推定
3. 咽喉頭の視診	内視鏡などにより気道を評価
4. 画像診断	造影CT，MRIにより病変の進展範囲，病変の性状(膿瘍形成，ガス産生などの有無・部位)を評価
5. 穿刺	貯留液の有無，性状の確認，細菌培養・感受性検査用の検体採取

表 3-2　鑑別疾患

ガマ腫	著明な口腔底腫脹をみる．炎症所見に乏しい．感染を伴うと，容易に口腔底蜂巣炎に発展する．
類皮嚢胞，甲状舌管嚢胞	オトガイを中心とした舌骨上方の腫瘤である．通常は炎症所見を欠く．限局性した境界明瞭な腫瘤である．画像診断にて明確となる．
脂肪腫	オトガイ，顎下部のびまん性腫脹として認める．炎症所見を欠く．

第3章　口腔疾患

VII 過長茎状突起症（Eagle 症候群）

elongated styloid process, Eagle syndrome

疾患の定義

原因は不明であるが，茎突舌骨靱帯の化骨あるいはそれと茎状突起との癒合に伴い，茎状突起が過長となり，頸動脈分岐部周囲の交感神経叢や舌咽神経が圧迫されることで生じる疾患である．米国の Eagle が 1949 年に報告したことから別名 Eagle 症候群とも呼ばれる．

症状と所見

40～60 歳代に多く，性差はない．一側性の咽頭痛や嚥下痛あるいは耳および耳下部への嚥下時放散痛が特徴的で，頸部の患側への回旋時に増悪することもある．その他，咽喉頭異常感や側頭部痛を呈することもある．

触診

患側口蓋扁桃上極外側付近に硬い索状物としての茎状突起を触れる．さらに，同部位の用手的圧迫により痛みの増強があれば診断的根拠となる．ただし触れない場合でも本疾患を否定できない．また頸下部のびまん性の鈍痛や全体的な患側の持続する痛みは典型的でない．いずれにしても術前に本疾患の確定診断を行うことは不可能であり，手術的加療を行う場合は，診断的治療になることを患者に十分説明する必要がある．

診断

従来は茎状突起撮影法を用いていたが，最近は単純 CT（図 3-1）と可能であれば 3D-CT 撮像（図 3-2）を行うと，茎状突起の正確な長さのみならず，偏位の程度，周囲大血管，頸椎，下顎骨との相対的な位置関係を正確に把握することができる．一般に 25 mm 以上を過長とする報告が多い．

鑑別診断

舌咽神経痛，咽喉頭異常感症，コステン症候群（側頭下顎関節症候群），中咽頭悪性腫瘍，扁桃炎．

とくに舌咽神経痛とは症状が似ており，鑑別困難なことが多い．手術決定にあっては脳神経外科と連携し，MRI にて少なくとも後下小脳動脈と舌咽神経の走行と位置関係を把握しておくのが望ましい．動脈と神経が明らかに接しており，かつ茎状突起の長さが 25 mm 以下であれば舌咽神経痛の可能性が高く，脳外科にて血管減圧術の適応を検討する必要がある．一方で接している所見が認められても，茎状突起が 25 mm 以上の長さがあれば，両者の鑑別は極めて困難であり，患者への侵襲の程度を考慮し，診断的治療の意味において茎状突起切除術を優先的に行い，効果が不十分な場合は血管減圧術の適応を検討する．

治療

茎状突起を切除する．口内法によるアプローチが安全で侵襲が少ない．茎突舌骨靱帯が舌骨小角と癒合する場合は，頸部外切開術（顎下腺もしくは耳下腺摘出に準じた皮膚切開でアプローチ）を選択せざるを得ない場合もある．

口内法については，まず口蓋扁桃を摘出し，扁桃窩上極付近の咽頭収縮筋（口蓋咽頭筋および上咽頭収縮筋）の裏に索状物として触れる茎状突起を確認する．次に剝離子を用いて索状物の周囲の咽頭収縮筋および周囲の結合織を鈍的に丁寧に除去していくと，茎状突起下方部分（最低 15 mm 程度）を露出できる．あとは周囲の頸動脈や舌咽神経を損傷しないように可及的に用手的かつ丁寧に茎状突起基部方向に剝離露出を進める（図 3-3, 4）．とくに女性の場合は骨折させる際には用手的に骨折可能であり，男性の場合は骨鉗子などで把持しながら骨折させ，茎状突起を摘出する（図 3-5）．骨折させる前に顕微鏡下に茎状突起の周囲の剝離状況と大血管との位置関係を確認するとより安全である．摘出後は止血を確認したうえで深頸部感染症を予防するために筋層を 1～2 針吸収糸で縫合し，翌日から経口摂取を開始する．

予後

症状の改善は，早い場合は術直後から，また遅くとも手術操作に伴う痛みが消失する 1 か月以内に認められることが多い．丁寧な手術操作を心がければ，舌咽神経麻痺を含めた嚥下機能障害などの合併症はおこらない．また術後も症状の持続があれば，舌咽神経痛（極めて頻度は少ないとされる）の可能性も考慮に入れて脳神経外科紹介とする．

Ⅶ 過長茎状突起症（Eagle 症候群） 47

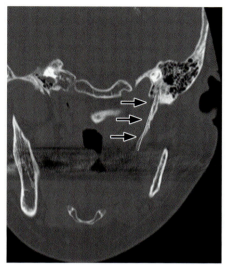

図 3-1 単純 CT 像
矢印は茎状突起を示す．

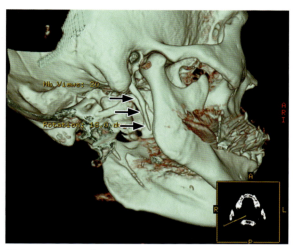

図 3-2 3D-CT 像
矢印は茎状突起を示す．

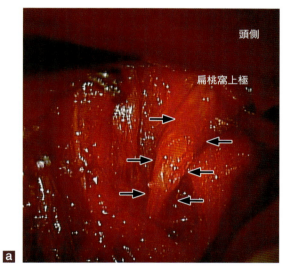

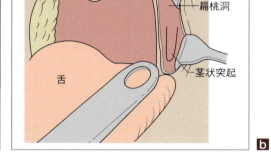

図 3-4 茎状突起の剥離・露出
a：矢印は茎状突起を示す，b：口内法による茎状突起切除術．
〔黒野祐一，他：茎状突起過長症の手術　1）経口法．村上　泰(監)：イラスト手術手技のコツ 耳鼻咽喉科・頭頸部外科—咽喉頭頸部編，pp114-116，東京医学社，2005 より改変〕

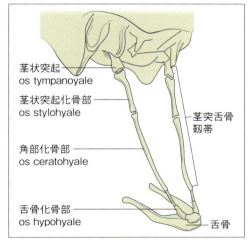

図 3-3 茎状舌骨靱帯の化骨状態
〔黒野祐一，他：茎状突起過長症の手術　1）経口法．村上　泰(監)：イラスト手術手技のコツ，耳鼻咽喉科・頭頸部外科—咽喉頭頸部編，pp114-116，東京医学社，2005 より改変〕

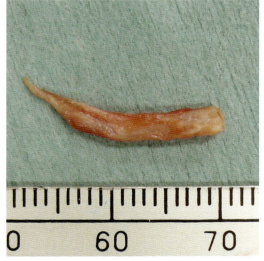

図 3-5 摘出された茎状突起

VIII 舌痛症

glossodynia

疾患の定義

　舌痛症の定義は「舌にヒリヒリ感などの痛み，痺れを自覚するも局所に症状を裏付ける所見がないかごく軽微な変化を診るのみで，その発症に心理的な要因が関与する疾患」とされる．筆者の施設で経験した舌痛症患者の年齢と性差，そして病悩期間をそれぞれ**表3-1，2**に示す．高齢者女性に多く，病悩期間は二峰性を示すことが特徴である．

症状と所見

　訴える舌痛は舌尖部が60％，舌縁が17％，全体が15％で舌尖部が多い．痛みは食事中には自覚されない例（Type I）と食事中には軽減する例（Type II）が全体の約90％に達する（**表3-3**）．患者は痛みの他にいくつかの口内不快感を訴える．その多くは，苦味・渋味に代表される自発性異常味覚，味覚低下（味が変も含む），口腔乾燥感，口内ネバネバ感である．自発性異常味覚は53.5％に認められ，その多くは苦みで（79.8％），次いで渋味が15.4％であった．味覚低下は43.4％，口腔乾燥感は82.8％，口内ネバネバ感は60.1％であった．舌痛のみの症例は2.2％とわずかであった（**表3-4**）．最も頻度の高かった口腔乾燥感を自覚した症例の唾液量を測定したところ，安静時唾液量，刺激時唾液量がともに正常であった症例は34.2％で最も多く，ともに低下していた症例は28.1％であった（**表3-5**）．舌痛と自発性異常味覚とはほとんど同義と捉えているが，胃食道逆流症の部分症状であることも経験している．味覚低下は重要で嗅覚障害を同時に訴える例もある．外部との心の交流が閉ざされている状態と理解され，このような症例は重症であることが多い．口腔以外の症状として咽喉頭異常感，腹痛，不眠を自覚する．その比率は43％，46％，64％である．腹痛の多くは胃には異常のないfunctional dyspepsia（FD）とされる．局所に異常のないことが本症の特徴であるが，舌に歯列圧痕を認めたり線維腫様の所見が確認されることがある（**図3-1**）．病的意義のない舌の形態を舌痛の原因と訴えることがある．筆者の経験では，最も多いのは溝状舌で，次いで地図状舌，舌苔そして葉状乳頭（舌扁桃）であった．

診断

　患者の話を傾聴した後に口腔内を顕微鏡，触診を駆使して十分に観察する．その後に患者の訴えに沿って検査をすすめる．筆者の施設で行っている検査を**表3-6**に示したが，心理検査を除いて他の検査は必要最小限としている．診断は上記特徴を理解すれば比較的に容易である．

鑑別診断

　重要なことは悪性腫瘍を見落とさないことである．今日まで舌痛症と診断されていた症例の中で2例の悪性腫瘍を経験している．1例は舌下腺の小さな腺様嚢胞癌で，1例は口腔底奥の舌癌である．前者は粘膜正常であったが触診で発見され，後者は舌を強く圧排することで発見されている．病悩期間の短い症例，痛みと食事との関係でType IIIとIVの症例では小さな口内炎などの可能性があるので，とくに慎重に観察する．逆に，あまり病的意義をもたない地図状舌，溝状舌，正中菱形舌炎などを舌痛の原因としない．細菌検査で真菌が確認されたことで真菌が原因であると短絡してはいけない．菌量が多くなければ常在菌と判断できる．その他，三叉神経痛，舌咽神経痛の一症状として舌痛を訴えることがある．神経痛の痛みは舌痛症のそれに比して激烈であり，発症様式も異なることにより鑑別は容易である．

治療

　治療開始にあたって「治療は貴方（貴女）と筆者との共同作業で行われる」と伝えている．治療はカウンセリングを含めた傾聴と薬剤の2本立てで行う．筆者らが頻回に使用している薬剤はエチゾラム，ジアゼパムなどの精神安定薬とデュロキセチン塩酸塩，ミルタザピンなどの抗うつ薬である．とくに後者は催眠作用も併せもつことから，不眠を訴えることの多い本症には用いやすい．筆者らは1/2錠より開始し，必要があれば徐々に増量していくことにしている．他にスルピリドを加えることも多い．漢方も投与頻度が高い．とくに，他施設ですでに種々の薬剤が投薬されている場合などでは漢方が中心となる．補中益気湯，加味逍遙散，半夏厚朴湯などの使用頻度が高い．

予後

　経過を追えた舌痛症患者470例の結果から，治療が有効であった症例はおよそ90％であり，難治例は10％であった．しかし，有効であった症例の約40％が再発・再燃しているが，多くは比較的に短時間で安定化する．薬剤との関係では，抗うつ薬を併用薬とした場合は比較的に再発・再燃が少ない傾向にある．この事実は治療開始前に伝えるようにしている．

　症状は舌という局所であるが，舌痛症は局所治療でよくなることはない．秘めた苦しみ，悩みが舌痛として身体化したものと捉えることが大切である．症状を学問的に理解することは大切ではあるが，患者にその知識でもって声高に迫るのではなく，寄り添い慈しみの態度で接することが重要と考えている．

表3-1 舌痛症患者(566例)の年齢分布と性差

	女性	男性
～29歳	3人	2人
30～39歳	15人	7人
40～49歳	24人	4人
50～59歳	38人	13人
60～69歳	148人	21人
70～79歳	185人	22人
80歳～	77人	7人
計	490人	76人

表3-2 舌痛症患者の病悩期間と他疾患との比較

病悩期間	舌痛症：152例(%)	咽喉頭異常感症：166例(%)	SD：62例(%)
～1か月	22.4	42.8	0
1～6か月	38.9	28.3	6.7
6か月～1年	6.6	15.7	6.7
1～2年	2.6	6.6	16.7
2年以上	29.6	6.6	70.0

＊SD：痙攣性発声障害

表3-3 舌痛と食事との関係

Type Ⅰ：食事中は痛みなし	69.1%
Type Ⅱ：食事中も痛みあるが軽減する	20.4%
Type Ⅲ：食事中に痛みが増強する	6.8%
Type Ⅳ：食事中のみ痛みがある	3.7%

表3-4 舌痛症患者の周辺症状

	自覚する	%
味覚低下(味が変, 低下)($n=435$)	189例	43.4%
口腔乾燥感($n=331$)	274例	82.8%
口内ネバネバ感($n=198$)	119例	60.1%
自発性異常味覚($n=389$)	208例	53.5%
異常味覚の種類 ($n=208$)	苦み 166例79.8%	渋み 32例15.4%	塩辛い 6例2.9%

＊舌痛のみ：409例中9例, 2.2%

表3-5 口内乾燥を訴えた舌痛症患者の唾液量

安静時唾液量	刺激時唾液量	人数	%
正常	正常	78人	34.2%
低下	低下	64人	28.1%
正常	低下	20人	8.8%
低下	正常	66人	28.9%

表3-6 舌痛症患者に行っている検査

1．心理検査(CMI, SDSなど)
2．血液検査(血清亜鉛, 血清鉄, フェリチン)
3．唾液量検査(安静時, 刺激時)
4．味覚検査(電気味覚機能検査, 濾紙ディスク味覚検査)
5．嗅覚検査, 聴力検査
6．喉頭内視鏡
7．食道内視鏡検査, 食道・咽頭pH検査

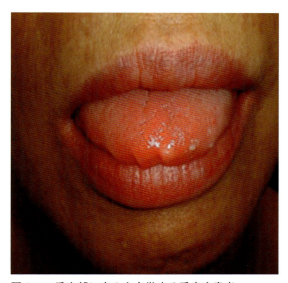

図3-1 舌尖部に痛みを自覚する舌痛症患者
歯列圧痕に一部線維腫様の変化も確認できる．

第3章 口腔疾患

IX 口臭症
halitosis

疾患の定義

口臭症は真性口臭症，仮性口臭症，口臭恐怖症に分類される（**表3-1**）．

真性口臭症 genuine halitosis

生理的口臭と病的口臭に分けられる．

生理的口臭 physiologic halitosis：全身および口腔に器質的変化や原因疾患がない場合で，主として口腔清掃指導を必要とする口臭症と定義される．体質，食物由来，嗜好品由来などがあり，一部の口腔内の不潔に由来するものが含まれる．口臭の強さは日内変動しており，睡眠中は唾液分泌量が減少するために早朝に最も口臭が強い．日常では口臭を認めないものでも起床時，空腹時，疲労時などに生理的口臭がみられる．

病的口臭 pathologic halitosis：口腔由来の病的口臭と全身由来の病的口臭に分類される．口腔由来が90％以上を占める．口腔由来の病的口臭では歯・歯周疾患と口腔疾患が原因となる．具体的には，う蝕や歯周病，プラーク付着，歯肉炎など歯科的疾患，義歯の清掃不足，舌苔，唾液分泌低下などにより口臭が生じる．全身由来の病的口臭では鼻・副鼻腔疾患，咽・喉頭疾患，唾液腺疾患，全身性疾患（糖尿病によるアセトン臭，腎疾患によるアンモニア臭，肝疾患によるアミン臭など），悪性腫瘍によるものがある．鼻・副鼻腔疾患では，鼻呼吸の障害により口呼吸になりやすいことや膿性鼻汁などが原因となる（**表3-2**）．

仮性口臭症 pseudo-halitosis

他覚的に口臭がなく器質的な疾患も認められないが，患者自身は強い口臭があると訴える．疾患に対する説明で改善する場合もあるが，心因性の背景が強く治療に抵抗する口臭症は口臭恐怖症に分類される．

口臭恐怖症 halitophobia

自己の口の臭いにあまりにも強いこだわりをもち，口臭があると思い込んでいるもので，心性口臭（自臭症）とも記載される．口臭神経症，口臭心身症に大別される．

症状と所見

真性口臭症では自覚症状に乏しく，第3者が口臭を指摘して受診することが多い．逆に仮性口臭症では患者自身の強い訴えが特徴である．口腔乾燥症状を訴えることが多いが，口臭関連物質の多くが唾液に可溶性であるが口腔内の水分減少により濃度が高まり，揮発しやすい状態となり，口臭が強化されるためである．口臭の主成分である揮発性硫化物（volatile sulfur compounds；VSCs）は，プロテアーゼ活性の強い口腔内細菌が剥離上皮細胞や白血球に含まれているシステインやメチオニンなど硫黄を有するアミノ酸を含む蛋白質を分解することで生じる．

局所所見として①口腔・咽頭の乾燥状態の有無，②粘膜の状態，とくに舌所見として舌苔の付着，溝状舌，黒毛舌，カンジダの付着の有無などを観察する．③歯牙では，う歯・歯周病の有無，義歯の状態などを観察する．さらに，④咽頭・喉頭では扁桃の状態や潰瘍，腫瘍などの疾患の有無，⑤鼻・副鼻腔疾患の有無を観察する．小児では鼻閉，アデノイド，下顎の発育不良などにより口呼吸となりやすい．口呼吸による口内乾燥は舌苔を増加させ，また扁桃炎を生じやすくする．

診断

治療に先立ち口臭の原因を突き止める必要がある．口臭を訴える患者の約40％が病的口臭であり，むしろ生理的口臭や仮性口臭症，口臭恐怖症のほうが多い．診断と治療のフローチャートを**図3-1**に示す．口臭有無のチェック，局所所見を把握した後に，真性口臭か仮性口臭か判断する．喫煙やストレス，口呼吸などの生活習慣，糖尿病，シェーグレン症候群，薬剤内服などは口腔乾燥をもたらすため，これらの問診も必要である．

口臭の評価法として官能検査やガスクロマトグラフ・ガスセンサーを用いたVSCs濃度測定が行われる．官能検査とは検者の嗅覚による口臭強度の評価である．0～5の6段階で判定し，スコア2（かろうじて悪臭と認識できる）以上であれば口臭ありと診断する．

治療

診察所見の説明と口腔衛生の指導（歯牙や舌の清潔維持，洗口剤の使用など）を行う．原因疾患のある場合はその治療を行う．生理的口臭では生活習慣の改善やストレス改善などの指導が必要となる．口臭恐怖症では心療内科，精神神経科などでの医学的なアプローチが必要である．

予後

原疾患による．

表 3-1　口臭症の分類

Ⅰ．真性口臭症：社会的許容限度を超える明らかな口臭が認められるもの
　a．生理的口臭
　　　早朝時口臭，空腹時口臭，ストレスによる口臭，疲労時口臭など
　b．病的口臭
　　1．口腔由来の病的口臭
　　　歯・歯周疾患：歯周病，う蝕，歯垢，歯肉炎，智歯周囲炎など
　　　口腔疾患：舌苔，口腔乾燥症，口内炎，歯肉炎，悪性腫瘍など
　　2．全身由来の病的口臭
　　　鼻・副鼻腔疾患：副鼻腔炎，萎縮性鼻炎，悪性腫瘍など
　　　咽・喉頭疾患：扁桃炎，扁桃周囲膿瘍，悪性腫瘍など
　　　唾液腺疾患：唾液腺炎，放射線治療，シェーグレン症候群，薬剤性唾液分泌障害など
　　　その他：糖尿病，腎不全，肝障害，消化器疾患など
Ⅱ．仮性口臭症：患者は口臭を訴えるが，社会的容認限度を超える口臭は認められず，検査結果などの説明により訴えの改善が期待できるもの
Ⅲ．口臭恐怖症：真性口臭症，仮性口臭症に対する治療では訴えの改善が期待できないもの

表 3-2　病的口臭（口腔・耳鼻咽喉科疾患）

歯牙疾患	う歯，歯周疾患，歯垢，歯石，不潔な義歯・充填物
口腔疾患	舌苔，舌癌，口内炎，口腔底疾患，潰瘍を伴う腫瘍
鼻・副鼻腔疾患	慢性副鼻腔炎，鼻副鼻腔悪性腫瘍，萎縮性鼻炎，鼻出血の凝血塊
扁桃疾患	扁桃炎，扁桃周囲炎・膿瘍，悪性腫瘍など
咽頭疾患	咽後膿瘍，副咽頭間隙膿瘍，上・中・下咽頭腫瘍など
喉頭疾患	悪性腫瘍（潰瘍・壊死を伴う）など

〔氷見徹夫：口臭症．日本口腔・咽頭科学会（編）：口腔咽頭の臨床，第2版，pp48-49，医学書院，2009より改変〕

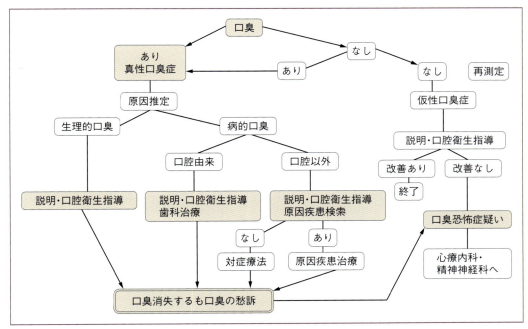

図 3-1　口臭症診断・治療のフローチャート

X 口腔乾燥症
xerostomia

疾患の定義

口腔乾燥症(ドライマウス)は，唾液の減少や口腔粘膜水分の喪失によって生じる口内の乾燥感や唾液のねばつきといった症候である．乾燥感の原因となる病態は口腔粘膜水分喪失，体液の減少などの全身的要因，唾液腺機能低下および唾液分泌刺激障害に分類できる(図3-1)．口腔乾燥症患者の多くは高齢者である．唾液腺組織では加齢に伴って腺実質が減少するが(図3-2)，唾液分泌能は予備力が大きいため，健康な高齢者では日常生活に支障をきたすほどの唾液減少はおこらない．高齢者の口腔乾燥症の多くは全身的要因や薬剤に起因する．唾液減少の原因となる薬剤は500種以上ともいわれ，降圧薬，向精神薬の頻度が高いが，薬剤の種類によらず，服薬数が多くなるほど口腔乾燥症を生じやすくなる．

症状と所見

自覚症状では口の乾きやねばつき，パンなどの乾燥した食物の摂取困難感，舌の知覚過敏や疼痛といった訴えがみられ，口腔乾燥感による中途覚醒と飲水の繰り返しによって不眠となることもある．唾液量の減少により呈味物質が口腔中に十分に溶出されないことや，粘膜乾燥による味蕾組織の傷害によって，味覚や食感の異常も生じる．

診断

視診では，口腔粘膜の乾燥，口角炎，舌表面の発赤や舌乳頭の萎縮，舌苔の消失，粘稠もしくは泡状の唾液といった所見がみられる(図3-3)．歯牙の状態も観察する．唾液の減少はう蝕の増加因子の1つであり，口腔乾燥症ではとくに歯茎部う蝕が生じやすいとされる．

唾液分泌機能検査としては安静時唾液量およびガムテストによる刺激時唾液量測定を行う．いずれも摂食の影響を除くため，検査時刻は食前後1時間を避け，日を変えて3回程度行うのがよい．安静時唾液量の正常値は1 ml/10分間である．ガムテストでは刺激味の少ない市販のガムを1秒に1回の頻度で10分間噛み，吐出させた唾液量が10 ml以下を減少と診断する．

鑑別診断

口腔乾燥症に起因する味覚障害や舌痛では口腔乾燥を自覚していないこともある．したがって，味覚障害や舌痛の症例では唾液分泌機能の確認が必要である．

口腔乾燥症に併発する疾患として，紅斑性カンジダ症も念頭に置く．紅斑性カンジダ症では口腔粘膜の乾燥と紅斑，舌の発赤や舌乳頭の萎縮，口角炎などがみられ，口腔内の痛みや灼熱感などを訴える．視診所見は非特異的なため，口内痛や灼熱感がある口腔乾燥症では培養検査を行うとともに，診断的治療としてのポビドンヨード含嗽や抗真菌薬外用も検討する．

治療

口腔乾燥症の治療法を大別すると，生活指導，外用薬，内服薬投与がある(表3-1)．

生活指導では，ガムを噛むなどして唾液分泌を促すとともに，う歯の予防・治療のために歯科受診をすすめる．外用薬については，処方薬のほか，口腔用の保湿ジェル，保湿成分入りのうがい薬が数種市販されている．内服薬のうちM3ムスカリン作動薬は唾液分泌刺激作用が強いが，他臓器のM3受容体も刺激するため，発汗や消化器症状といった副作用も生じる．

副作用軽減の工夫として少量から投与を開始する漸増法(ステップアップ法)，1日の内服回数を増やす分割投与，内服薬を水溶しうがいに用いる口腔リンス法(うがい法)がある．漸増法は常用量の1/3程度から投与を開始し，症状の改善が得られ，かつ副作用を許容できる量まで段階的に増やす．分割投与は1錠(1カプセル)を朝晩の分2もしくは2錠を朝昼夕就前の分4で投与する．内服回数を増やすことで薬物血中濃度の変動が少なくなるため，副作用の軽減と安静時唾液が安定的に得られることが期待できる．口腔リンス法は内服薬を水で溶解し，口にしばらく含んだ後に吐き出す(うがい)もしくは嚥下する(図3-4)．

表3-1 口腔乾燥症の治療

生活指導	
唾液分泌刺激	ガムを噛む習慣をつける，唾液腺マッサージ
う歯の予防	ショ糖入りの飲料は常用しない，キャンディはシュガーレスに，歯科受診のすすめ
内服薬(括弧内は代表的な商品名)	
M3ムスカリン作動薬	セビメリン塩酸塩(エボザック®，サリグレン®，サラジェン®)
気道粘液分泌改善薬	ムコダイン®，ムコソルバン®，ビソルボン®
漢方薬	白虎加人参湯，麦門冬湯など
外用	口内保湿剤(サリベート®，市販の保湿成分入りうがい薬，ジェル)

治療	うがいに用いた場合は薬物の血中移行濃度が内服に比較して低いため,全身的副作用を生じにくい.うがい後嚥下する場合は分割投与と同様の,血中濃度の変動を小さくする効果が期待できる.
予後	唾液腺機能が残存していれば服薬による唾液増加が期待できる.唾液腺機能が廃絶している場合でも,口腔ケアや外用薬によって乾燥症状を軽減できる.

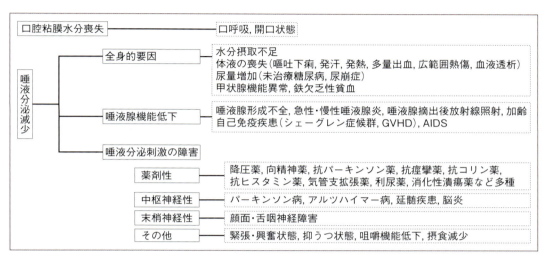

図 3-1 口腔乾燥症の原因

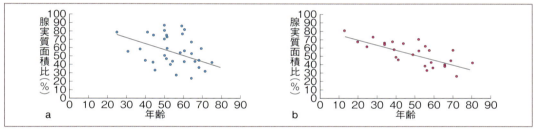

図 3-2 加齢に伴う耳下腺実質残存率の変化
a:耳下腺実質の残存率と年齢(男性).$n=35$,図中の直線は $y=-0.709x+93.34$ を示す.$r=0.433$,$p<0.01$
b:耳下腺実質の残存率と年齢(女性).$n=26$,図中の直線は $y=-0.601x+83.41$ を示す.$r=0.728$,$p<0.01$
男女ともに加齢とともに実質残存率は低下するが,女性のほうが年齢との相関が高い.
〔森田恵,他:ヒト耳下腺の加齢変化における組織学的ならびに三次元構築による検討.東女医大誌 66:393-401, 1996 より〕

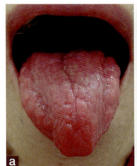 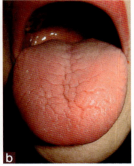

図 3-3 口腔乾燥症患者の舌
a:頭頸部放射線照射後.舌は発赤し,舌乳頭の萎縮による平滑化がみられる.
b:精神的ストレスによる.舌は発赤,乾燥し,舌苔は消失している.
〔吉原俊雄:口内乾燥症.日本口腔・咽頭科学会(編):口腔咽頭の臨床,第 2 版,pp50-53, 医学書院, 2009 より(図 3-3a のみ)〕

1. 1 日分のうがい液を作ります
   1) 1 日分の薬(3 錠)を用意します
   2) 小型のペットボトルにぬるめのお湯を約 50 ml 入れます
   3) 薬をペットボトルに入れて約 10 分置きます
   4) ペットボトルをよく振って混ぜます
   5) 最後に水を約 100 ml 加えます
   初めにボトルに,計量カップなどで 150 ml の水を測り入れて線を入れておくと便利です

 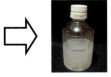

薬を入れた直後　　ボトルを振った後

完全には溶けず,白く濁ったり粉が浮いた状態になります

うがいの前には,ボトルをもう一度よく振って混ぜて下さい

2. うがいをします(1 日数回〜十数回行います)
   1) 口が渇いたときに,ひとくち分を口に含みます
   2) 口の中全体に行き渡るように「くしゅくしゅ」します
   3) 約 2 分間,これを続けた後に,飲まずに吐き出してください
   4) 副作用が出なければ飲みこんでもかまいません

図 3-4 うがい法の説明(ピロカルピンの場合)
セビメリンの場合は脱カプセルしてぬるま湯に入れる.

第3章 口腔疾患

XI 味覚障害
taste disorder

疾患の定義　味覚障害は，味覚に関して患者に生じた感覚障害の総称をいう．

症状と所見　味覚障害の症状には，以下のさまざまなものがある．全く味がわからない味覚消失(ageusia)，味が薄くなった味覚減退(hypogeusia)，ある特定の味だけがわからない解離(乖離)性味覚障害(dissociated taste disorder)，何も食べていないのに口の中で味がする自発性異常味覚(phantogeusia)，本来の味と違った味がする異味症(heterogeusia)，何を食べても嫌な味になる悪味症(cacogeusia)，片側無味覚(hemiageusia)，これらの症状は重複することがある．

診断

問診

味覚障害の具体的な症状，病悩期間，嗅覚障害，口腔乾燥，舌痛の随伴，偏食など摂食状況などを問う．また，発症の状況として感冒，頭部外傷，薬剤の服用歴，精神的ストレスなどを問う．既往歴では，糖尿病，肝疾患，腎疾患，消化器疾患(胃・十二指腸切除や大腸炎)，認知症，膠原病，精神疾患，放射線治療歴などの有無が重要である．

視診

耳鏡検査で中耳炎などによる鼓索神経障害の有無を確認する．鼻鏡検査で嗅覚障害をきたす鼻副鼻腔疾患の有無を確認する．口腔・咽頭の視診にて，口腔内乾燥の有無，舌炎，舌苔，舌の色調(赤く平らな舌など)を注意深く診察する．顕微鏡にて舌乳頭，とくに茸状乳頭の終末血管などを観察する．

臨床検査

血液・尿一般検査で，肝機能，腎機能，血糖値，血清亜鉛，血清鉄などの値をみる．血清亜鉛値は，70μg/dl未満の場合を亜鉛欠乏と評価している．

味覚検査は電気味覚検査と濾紙ディスク検査が，保険請求できる検査として行える．その際，味覚の神経支配が，顔面神経，舌咽神経，迷走神経(上喉頭神経)であることを念頭に行う．特に前二者の神経支配が重要で，舌の前方2/3が顔面神経の鼓索神経支配，舌の奥が舌咽神経支配，軟口蓋の味覚は，顔面神経の大錐体神経支配である(第2章II項「味覚」15頁，図2-1を参照)．このように味覚検査は，神経の障害部位，味覚障害程度の把握，治療効果の経時的な評価のために必要である．その他，必要に応じて嗅覚検査，心理学的検査，中耳CT，頭部MRI，ガムテストを行う．

鑑別診断　嗅覚障害を味覚障害と訴える風味障害．

治療　味覚障害の原因は多様であり(図3-1)，その原因により治療は大きく異なる．原因の多くで，直接的あるいは間接的に亜鉛欠乏の関与があるものと考えられている．具体的な治療は原因により異なる．全身疾患による例では，原疾患に対する治療が重要である．薬剤性の例では原因薬剤の変更が望まれる．口腔・唾液腺疾患が原因として関与している例では，含嗽，口腔乾燥症状改善薬などの使用が必要となる．

亜鉛欠乏性味覚障害や特発性味覚障害では，亜鉛を含有した抗潰瘍薬であるポラプレジンクの内服が推奨される．ポラプレジンクの内服治療で改善する症例の多くは，3か月間の内服期間が必要である．この内服治療は，全身疾患性や薬剤性の例でも亜鉛の欠乏が関与している可能性がある場合には，継続することが必要といえる(図3-2)．

ポラプレジンクには味覚障害に対する保険適用はないが，最近，「原則として『ポラプレジンク』を『味覚障害』に対して処方した場合，当該使用事例を審査上認める」とする審査情報が社会保険診療報酬支払基金より提供されている．

日本人の1日あたりに必要な亜鉛量は成人男性で9mg，成人女性で7mg程度とされている．ダイエットや偏食によって容易に亜鉛摂取不足になることが考えられ，患者に対する栄養指導も味覚障害の治療上重要である．

予後　味覚障害に対する亜鉛内服治療は，約70％の症例に有効である．

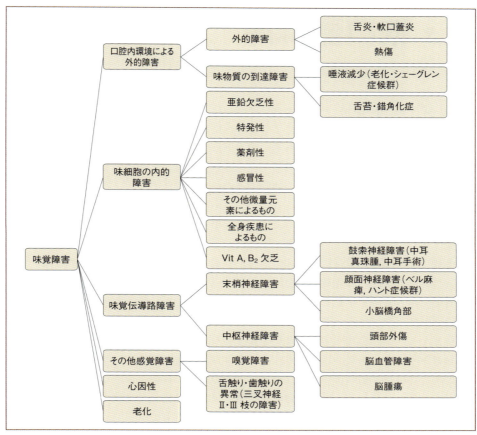

図 3-1　味覚障害の原因と病態

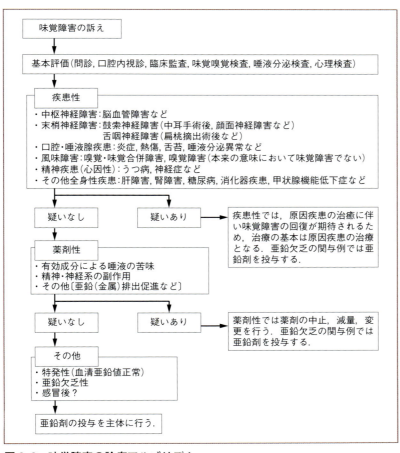

図 3-2　味覚障害の診療アルゴリズム

XII 舌・軟口蓋麻痺
paralysis of the tongue and soft palate

舌麻痺 paralysis of the tongue

疾患の定義　舌の運動は外舌筋と内舌筋の働きによる．外舌筋は舌以外の部位を起始とし，舌に付着する筋肉群でオトガイ舌筋，舌骨舌筋，茎突舌筋がある．内舌筋は舌内に起始と付着部を有する筋肉群で，上縦舌筋，下縦舌筋，横舌筋，垂直舌筋がある．両筋肉群とも舌下神経に支配される．

舌下神経の障害によっておこる舌の運動障害をいう．神経の障害は頭蓋内，頭蓋底，頭蓋外いずれでもおこりうる．

症状と所見　一側麻痺では，挺出時や舌先を上方に反転させると舌が麻痺側に偏位する．また，麻痺側に萎縮がみられる．図3-1に右舌麻痺例を示す．下位運動ニューロン障害のあるときに線維性攣縮がみられることがある．麻痺側での咀嚼は障害されるものの，嚥下や構音に障害はおこらない．ただし，一側でも舌麻痺と他の下位脳神経麻痺が同時に急激に発症すると高度の嚥下障害がおこることがある．

両側麻痺では舌が全く不動となる．そのため，咀嚼，嚥下，構音が著しく障害される．

診断　視診で容易に診断できる．運動の障害だけでなく，萎縮や線維性攣縮の有無を観察する．

鑑別診断　麻痺をきたした原因を究明することが必要である．頭蓋内・底・外の腫瘍，外傷(医原性を含む)，神経疾患，脳血管障害などが鑑別に挙がる．合併する神経麻痺の評価も行う．

治療　一側麻痺では健側で咀嚼するよう指導する．他の脳神経麻痺が合併して嚥下障害をきたすときは嚥下のリハビリテーションを行う．嚥下機能改善手術をリハビリテーションと組み合わせることで食事の摂取ができるようになる場合がある．両側麻痺の症状を緩和する方法はない．食事の内容に工夫をする．下顎運動で代償するように指導することが，ある程度は有効とされている．

予後　原疾患による．末梢神経の軽度障害の場合は，原因が取り除かれれば回復することがある．

軟口蓋麻痺 paralysis of the soft palate

疾患の定義　軟口蓋および口峡は，口蓋帆挙筋，口蓋帆張筋，口蓋垂筋，口蓋舌筋，口蓋咽頭筋の5筋で構成される(図3-2)．口蓋帆張筋は三叉神経第3枝(下顎神経)，その他の筋は咽頭神経叢(舌咽神経と迷走神経の吻合枝からなる)の支配を受けるとされているが，主に迷走神経支配と考えられている．軟口蓋の挙上は口蓋帆挙筋の収縮によっておこる．一側麻痺と両側麻痺がある．

咽頭後壁を構成する上・中咽頭収縮筋も咽頭神経叢の支配とされているが，主に迷走神経支配と考えられている．両筋とも正中の咽頭縫線で左右の筋束が合する．一側の軟口蓋麻痺にはしばしば同側の咽頭収縮筋麻痺(カーテン徴候：発声時に咽頭後壁が健側に引き寄せられる現象)が随伴する．

症状と所見　一側軟口蓋麻痺では，発声や嚥下に際して麻痺側軟口蓋が挙上しない．図3-3に右軟口蓋不全麻痺，図3-4に左軟口蓋麻痺時の所見を示す．両側麻痺では発声・嚥下時に軟口蓋の挙上が全くみられない．

鼻咽腔閉鎖不全に伴う症状がみられる．構音面では開鼻声，子音の鼻漏出による歪みが生じる．麻痺が高度になると嚥下時に水や食物が鼻腔に逆流する．一側麻痺ではこれらの症状はほとんどないか，軽度である．一側軟口蓋不全麻痺にカーテン徴候が随伴したときの所見を図3-5に示す．

診断　「アー」と発声させて軟口蓋と咽頭後壁の動きを観察する．声を聞くだけでも予想できる．また，鼻腔から内視鏡を挿入し発声あるいは嚥下時の軟口蓋の運動を上方から観察する．他の脳神経麻痺の有無を確認しておくことも重要である．

鑑別診断　図3-6に診断のフローチャートを示す．

治療　まず，原疾患の治療を行う．一側麻痺では治療を必要としないことが多い．脳血管障害による両側麻痺ではアイスマッサージなどのリハビリテーションが有効である．症状が固定した例では軟口蓋挙上装置(パラタルリフト)の装着や折りたたみ式咽頭弁形成術が鼻咽腔閉鎖不全の治療に有用である．

予後　原疾患による．

XII 舌・軟口蓋麻痺

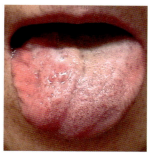

図 3-1 右舌下神経麻痺
58歳，女性．小脳橋角部の髄膜腫のためⅨ～Ⅻ脳神経麻痺をきたした．舌挺出時の麻痺側への偏位と麻痺側の萎縮がみられる．

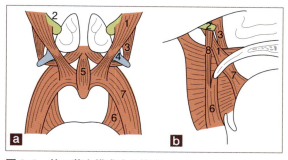

図 3-2 軟口蓋を構成する筋肉
a：正面から見た図，b：正中から側方を見た図．
1：口蓋帆挙筋，2：耳管，3：口蓋帆張筋，4：翼突鈎，5：口蓋垂筋，6：口蓋咽頭筋，7：口蓋舌筋，8：耳管咽頭筋．

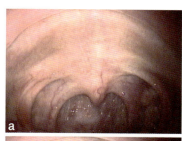
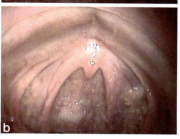

図 3-3 右軟口蓋不全麻痺
67歳，男性．頭蓋底アスペルギルス症．
a：安静時，b：発声時．

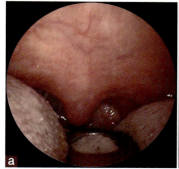
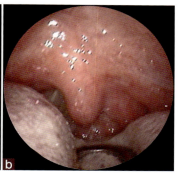

図 3-4 左軟口蓋麻痺
54歳，男性．ギラン・バレー症候群．a：安静時，b：発声時．発声時に軟口蓋左側が挙上しない．

図 3-5 右軟口蓋不全麻痺にカーテン徴候を伴った例
47歳，男性．右椎骨動脈解離性動脈瘤術後．
a：安静時，b：発声時．発声時に咽頭後壁が左に引かれたために，安静時に口蓋垂で見えなかった血管が咽頭後壁左側に見えるようになった（矢印）．右後口蓋弓も正中に引かれている．

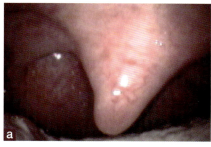
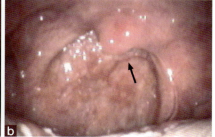

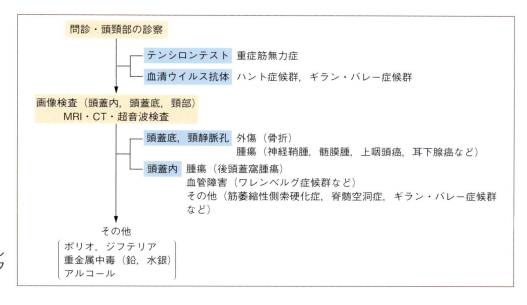

図 3-6 軟口蓋麻痺をきたした原疾患の診断のフローチャート

XIII 歯に関連する歯肉・歯槽の疾患

疾患の概要

耳鼻咽喉科医が日常診療で遭遇しやすい歯に関連した歯肉,歯槽の疾患としては,歯周炎,歯原性囊胞,歯原性腫瘍が挙げられる.ここではこれらの疾患の病因,病態,局所所見について記す.

疾患

歯周炎 periodontitis

歯周炎は発生過程から,根尖性歯周炎と辺縁性歯周炎の2つに分けられる(図3-1).

根尖性歯周炎:根尖性歯周炎とは,う歯や不完全な感染根管治療による歯髄の炎症が根尖から周囲に波及したものである.すなわち,根尖炎病巣が急性あるいは慢性に歯根膜,歯槽骨,歯槽骨膜から歯肉に波及し,瘻孔,膿瘍,囊胞(図3-2),肉芽腫(図3-3)などの多彩な病変を引き起こす.

これらは口腔前庭側に多く認められるが,上顎では口蓋側(図3-4),下顎では舌側に認められることもある.時に同様の機序により顔面皮膚,とくに鼻翼外側や下顎皮膚に瘻孔や膿瘍が形成される場合があり(図3-5),外歯瘻と称する.これに対して歯肉に生じた瘻孔を内歯瘻として区別する.原因歯は失活している.

辺縁性歯周炎:辺縁性歯周炎とは,歯や歯髄ではなく歯周組織に炎症が存在するもので,古くから歯槽膿漏と呼ばれ,最近では歯周病の名称が一般的である.

歯頸部と歯肉の間には溝があり,自浄作用が不十分になりやすい.ここに口腔内の細菌,食物残渣などからなる歯垢(プラーク)が蓄積して歯肉炎が発症,さらに炎症が歯根膜や歯槽骨に波及し歯周組織を破壊して歯周病となる(図3-6).

歯原性囊胞 odontogenic cyst

胎生期に歯胚を形成した上皮組織の一部が顎骨内に残留し,何らかの刺激を受けて増殖したものといわれている.

歯根囊胞:根尖性歯周炎が慢性の経過をとる際,歯周組織の中に上皮組織の遺残があると,炎症刺激により上皮が増殖進展し,囊胞を形成する.

肉眼的には,根尖性歯周炎から生じる歯肉の肉芽腫との区別はつかない.

含歯性囊胞:歯の硬組織を形成し終わった歯胚の上皮は歯が萌出すれば体外に排出されるが,埋伏歯では歯胚を形成した上皮が歯冠の周囲に残存する.この上皮が何らかの刺激を受けて増殖し,囊胞化したものが含歯性囊胞である.

好発部位は埋伏歯の好発部位に一致して,下顎智歯,上顎前歯,下顎臼歯の順である.歯肉から顎骨全体に無痛性腫脹が生じ,感染を被れば発赤,疼痛を伴う.X線写真では埋伏歯の歯冠を囲む境界明瞭な透過像が認められる.

原始性囊胞:歯が発生するとき,歯胚と歯肉をつないでいる歯堤の遺残から生ずると考えられている.歯堤の上皮は角化していることが多いので,同部位から発生する原始性囊胞も角化していることが多い.これを歯原性角化囊胞(角化囊胞性歯原性腫瘍)という.

下顎,とくに智歯部を中心に好発する.含歯性囊胞同様,歯肉から顎骨に無痛性腫脹が生じるが,X線写真では囊胞内に歯は認められない.

歯原性腫瘍 odontogenic tumor

エナメル上皮腫:顎骨に発生する典型的な歯原性腫瘍で,80~90%は下顎に発生し,大臼歯部から上行枝にかけて好発する.

歯肉から下顎,さらには頬部にかけて顎骨の腫脹が生じる(図3-7).腫瘍の増大により顎骨が吸収されると骨皮質の1層を残すのみとなり,羊皮紙様の感触となる.X線写真では多房性あるいは単房性の透過像を呈することが多い.また,単房性のものでは埋伏歯を含むものがあり,含歯性囊胞との鑑別が問題となることがある.

歯牙腫:本態は真性の腫瘍である場合は少なく,奇形様病変と考えられている.歯肉から顎骨に硬性の腫瘤として触知される.

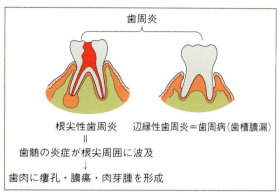

図3-1 歯周炎の発症過程

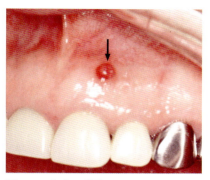

図3-2 歯肉の囊胞

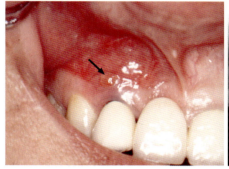

図3-3 歯肉の肉芽腫
X線写真では歯槽骨に透過像を認める(矢印).

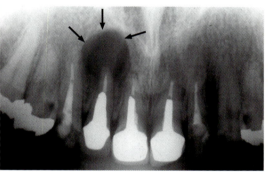

図3-4 口蓋側の瘻孔

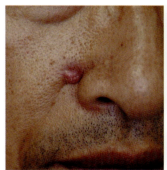

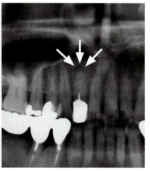

図3-5 上顎右第2歯根尖性歯周炎に起因する鼻翼外側の膿瘍
X線写真では根尖部に透過像が認められる(矢印).

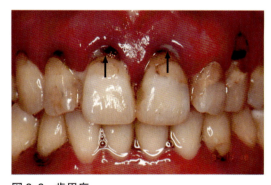

図3-6 歯周病
歯肉に発赤,腫脹を認める.歯頸部と歯肉の間には黒色の歯垢が蓄積,膿汁を認める(矢印).

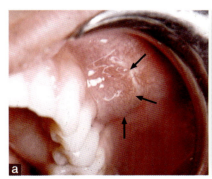

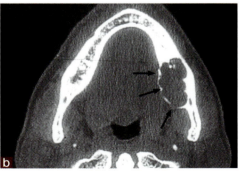

図3-7 エナメル上皮腫
歯肉の腫脹を認める(矢印).CTでは顎骨に透過像を認める(aとbは異なる症例).

第4章 咽頭疾患

I 咽頭炎
pharyngitis

疾患の定義

咽頭の粘膜やリンパ組織の炎症で，上咽頭に炎症の主体があるものを上咽頭炎という．

病因・病態としては，急性咽頭炎は普通感冒としてのウイルス感染が多い．細菌感染，物理化学的刺激，重金属製剤（水銀，ヒ素など）も原因となる．慢性咽頭炎は急性例の遷延化，喫煙・塵埃・後鼻漏による持続的刺激などが原因となる．

症状と所見

症状

咽頭乾燥感，違和感，微熱を訴える．炎症の程度により咽頭痛，嚥下痛，耳痛，頭痛，発熱，頸部リンパ節腫脹，摂食困難が加わる．上咽頭炎では鼻症状，耳管・中耳に炎症が及ぶと耳症状を訴える．

所見

粘膜の発赤，リンパ濾胞の発赤・顆粒状腫脹，咽頭側索や口蓋垂の発赤・腫脹を認める．アデノウイルス（図4-1）・A群連鎖球菌・EBウイルス（図4-2）の初感染例では，口蓋扁桃，咽頭後壁，上咽頭に白い偽膜がみられる．単純ヘルペスウイルス咽頭炎では口腔・中～下咽頭にアフタ・偽膜・小白斑がみられる（第3章V項，43頁 図3-6参照）．ヘルパンギーナ，手足口病は乳幼児の紅暈を伴う小水疱が口峡部に散在し，後に破れてアフタとなる．

診断

症状と詳細な咽頭の観察により診断する．細菌性を疑う場合は培養検査，A群連鎖球菌，アデノウイルス，インフルエンザ，RSウイルス感染症では迅速診断キットが有用である．伝染性単核球症は白血球分画と肝機能から推定し，EBウイルス抗体価で確定する．

鑑別診断

難治性・再発性に経過する場合，特殊感染症や自己免疫疾患（ベーチェット病，クローン病，天疱瘡，類天疱瘡など）との鑑別を要する．

咽頭帯状疱疹：水疱，アフタ，白苔などが片側性に生じる（図4-3）．

咽頭ジフテリア：咽頭痛，発熱，全身倦怠感を訴え，灰白色で剥離し難い（剥がすと出血する）独特の厚い偽膜が口蓋扁桃に生じる．偽膜が喉頭に及ぶと嗄声・犬吠様咳嗽が生じ，窒息の危険がある．診断は偽膜の塗抹染色，分離培養，PCRによる．菌体外毒素による心筋炎・神経炎を防ぐため，ジフテリアを強く疑う場合は確定を待たず早急に抗毒素ウマ血清とエリスロマイシンまたはペニシリンを投与する．本邦ではまれだが，ワクチン接種率の低い国では今でも散発例があり，海外渡航者の発症もある．

咽頭梅毒：第3章V項，42頁参照．

中咽頭結核：肺結核からの二次感染が多い．口蓋，扁桃，口蓋垂に初めは粟粒大の結節が生じ（図4-4），その後潰瘍となる．強い痛みを訴える．

上咽頭結核：一次感染の場合が多い．蒼白な偽膜（図4-5），または潰瘍を伴う腫瘤を認める．主訴は耳閉感，耳漏，耳鳴など耳症状が多く，頸部腫瘤，咽頭痛，鼻閉の順に多い．約半数に中耳炎を併発する．

マイコプラズマ上咽頭炎：20歳代前半まで，とくに年長の学童に多い．発熱，咳嗽，鼻閉が生じ，イチゴ状に腫脹したアデノイドを認める．しばしば中耳炎を併発して軽い耳痛・耳閉感も訴える．診断は上咽頭スワブのPCRによる．

クラミジア上咽頭炎：第3章V項，42頁参照．

上咽頭放線菌症：原因菌はグラム陽性桿菌のアクチノミセスが最多．口腔・頸部に好発するが，まれに上咽頭，下咽頭，口蓋に病変を生じる．上咽頭放線菌症は自覚症状に乏しく，悪性腫瘍を疑う腫瘤（図4-6）を呈する．診断は組織切片からの硫黄顆粒の検出とアクチノミセスの分離同定によるが，一般培養では同定されにくい．事前に準備し，検体採取後ただちにアクチノミセスに適した嫌気条件下で保存，培養を行う．

治療

局所治療

複方ヨード・グリセリン，0.5～5％のプロテイン銀液の咽頭への塗布，0.05～0.1％のアクリノールの塗布および含嗽，ステロイド外用薬の吸入，各種含嗽薬，口内錠を用いる．

全身的治療

安静，刺激の回避，十分な栄養摂取を促す．非ステロイド性抗炎症薬，漢方薬，トラネキサム酸などを投与し，細菌感染例では適切な抗菌薬を加える．経口摂取困難例では点滴，経鼻胃管栄養は回復を早める．

予後

呼吸困難をきたしうるジフテリア以外は一般に予後良好である．

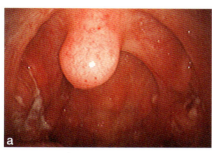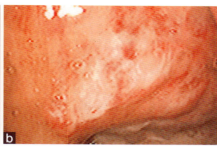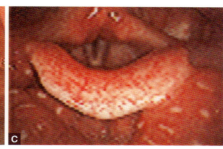

図 4-1　アデノウイルス性扁桃炎（24 歳，女性）
39℃の発熱と咽頭痛あり，アデノウイルスの迅速診断キットで陽性.
　a：口蓋扁桃陰窩の白苔，咽頭後壁リンパ濾胞の発赤と点状白苔.
　b：上咽頭のアデノイドから後壁に及ぶ白苔.
　c：舌扁桃に点在する小白苔.
〔余田敬子：口腔咽頭疾患でのウイルス感染．MB ENT 99：31-39, 2009 より〕

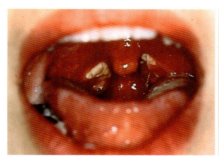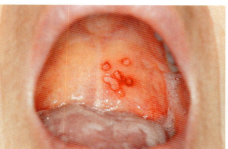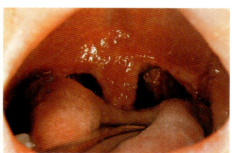

図 4-2　伝染性単核球症（26 歳，女性）
口蓋扁桃の偽膜を伴う口蓋扁桃の発赤，腫脹.
〔余田敬子：口腔咽頭疾患でのウイルス感染．MB ENT 99：31-39, 2009 より〕

図 4-3　左咽頭帯状疱疹の所見（59 歳，女性）
口蓋の水疱の他，ウイルス性扁桃炎に似た口蓋扁桃の白苔を伴う発赤腫脹が左側のみ生じていた.
〔余田敬子：口腔咽頭疾患でのウイルス感染．MB ENT 99：31-39, 2009 より〕

図 4-4　中咽頭結核（25 歳，男性）
強い痛みを訴え，口蓋垂，口蓋弓，扁桃に一部が潰瘍化した粟粒大の結節を認める．潰瘍は進行すると辺縁が不整，穿掘性となり，中央に乾酪様の肉芽がみられる．
〔荒牧　元：口腔咽頭粘膜疾患アトラス, p41, 医学書院, 2001 より〕

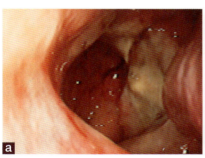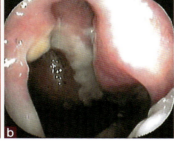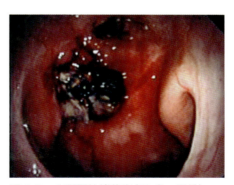

図 4-5　上咽頭結核
耳管隆起周囲に蒼白な色調の偽膜を認める．
　a：29 歳，女性，看護師．3 週間前からの難治性咽頭痛．左滲出性中耳炎を合併していた．
　b：64 歳，女性，1 か月前からの難治性上咽頭炎と頸部リンパ節腫脹で紹介された．

図 4-6　上咽頭放線菌症（55 歳，男性）
痂皮の付着，壊死，潰瘍を伴う腫瘤を認める．悪性腫瘍を疑い行われた上咽頭生検により診断された．
〔余田敬子：特殊な上咽頭炎の臨床．口咽科 19：225-234, 2007 より〕

第4章 咽頭疾患

II 副咽頭間隙膿瘍
abscess of the parapharyngeal space

疾患の定義

副咽頭間隙膿瘍は，頭頸部の間隙の1つである副咽頭間隙に発生する重篤な感染性炎症であり，深頸部感染症として分類される．臨床的には扁桃周囲間隙や咀嚼筋間隙の感染により，同部位に膿瘍が波及しておこることが多い（図4-1）．他にも咽頭後間隙，耳下腺間隙とも交通しており，これらの間隙の感染の波及でおこることもある．副咽頭間隙膿瘍を放置すると，後方の頸動脈間隙や内臓間隙などに感染が波及し，内頸静脈血栓症，気道狭窄，縦隔洞炎さらには敗血症，DICなどを併発し，重篤な転帰をとることもありうる（表4-1）．起炎菌としては，膿瘍からの細菌学的検討で，嫌気性菌が検出されることが多いが，好気性菌と嫌気性菌の混合感染もある．

症状と所見

自覚症状としては，咽頭痛，嚥下痛などの初期症状から，重症化するにつれ開口困難，呼吸困難などが著明となってくる．発熱や全身倦怠感などの全身症状を呈することが多い．他覚的所見としては，患側の顔面から頸部にかけて発赤，腫脹，圧痛や，ガス産生菌が起炎菌の場合は触診にて捻髪音などを聴取することもある（図4-2）．口腔内所見としては，口蓋扁桃周囲，口腔底，歯槽，頰粘膜を観察すると原因疾患の症状である口蓋扁桃周囲や軟口蓋の腫脹，口蓋垂の健側への偏移，あるいは頰粘膜の腫脹などを認める．

診断

自他覚症状，血液検査，病歴聴取，画像診断が重要であり，急性化膿性炎症としての確認が必要である．
血液検査：血液一般検査による，顆粒球増多，好中球増多，赤血球沈降速度，CRP（C-reactive protein），電解質などのチェックが重要である．感染抵抗性の減弱が背景にあることもあり，糖尿病の有無の検査，長期のステロイド使用や免疫抑制剤の使用の有無の確認も必要となる場合がある．
病歴聴取：解剖学的に頸部の深部にあたる副咽頭間隙には，刺傷による直接の侵襲がなければ膿瘍が単独で発症することはなく，ほとんどは扁桃周囲膿瘍や咀嚼筋間隙膿瘍などから波及したものである．したがって，病歴において，本症に至る感染性炎症の病変の有無の確認が必要である．
画像診断：本症に対する画像診断として診断価値のある検査としては，単純X線撮影，CTなどが挙げられる．頸部・胸部の単純X線撮影では，口腔・中咽頭から下咽頭，喉頭・気管までの腫脹による狭窄の有無，側面像での咽頭後壁の腫脹，ガス産生菌によるガス像の有無を確認できる．CT検査は深頸部感染症の診断に不可欠の検査であるが，単純頸部CTあるいは造影CTが有用である．水平断ならびに冠状断の撮影で，膿瘍の存在，血管や筋肉などの周囲組織との関係が明確になる．造影CTでは，典型的な例では低吸収域の膿瘍の周囲にring enhancementを認める．頸動脈間隙や咽頭後間隙への波及なども観察できる（図4-3）．膿瘍の細菌学的検査は起炎菌の同定のために必須である．口腔内あるいは頸部皮膚からの膿瘍穿刺が容易であれば，好気培養と嫌気培養の培養検査を行い起炎菌の同定を行っておくのは，抗菌薬の選択において重要である．さらに全身への波及を考慮する場合は，動脈血の培養を行っておく必要がある．

鑑別診断

鑑別診断をすべき疾患としては，顔面や頸部の腫脹をきたす疾患として，腫瘍性病変では中咽頭癌（口蓋扁桃原発）や悪性リンパ腫が挙げられる．深頸部感染症のうち，近隣の間隙に発生するものとして，扁桃周囲膿瘍，咀嚼筋間隙膿瘍，咽後膿瘍などと鑑別する必要がある．いずれにおいても，診断の確定には血液所見，口腔内所見，画像診断が重要となる．

治療

本症に対しては基本的に，外科的処置としての全身麻酔下の頸部外切開による排膿のための手術が施行される．抗菌薬を使用した保存的治療はもちろん併用されるが，保存的治療のみで治療が行われる症例は，全身麻酔のリスクが高い重篤な合併症を背景に有している症例などに限定される．
保存的治療：抗菌薬の投与，補液，基礎疾患の調整などで，保存的治療が行われる．起炎菌の同定が早期に行われた後に，薬剤感受性を有する抗菌薬の投与が必要である．抗菌薬の選択使用については，好気性菌と嫌気性菌の混合感染であることが多いことから，この両者をカバーする抗菌薬を選択すべきであるとされている．起炎菌が同定されていない状況で抗菌薬が投与されるempiric therapyとしてはペニシリン系抗菌薬にクリンダマイシンを併用するか，嫌気性菌にも有効であるカルバペネム系抗菌薬の使用が推奨される．手術的侵襲を少なくする方法として，穿刺・吸引による治療があるが，本症を含めた深頸部感染症ではその適応は限定的である．
外科的治療：副咽頭間隙に広範な膿瘍を認める症例では必須の治療であり，気道確保の観点からも，通常は全身麻酔下に施行されることが多い．頸部の皮膚切開の部位は，美容上の観点からは患者にとって不利

治療
益となるが，膿瘍腔の開放と膿瘍の完全排泄という目的からして，十分な皮膚切開を行い膿瘍腔に到達すべきである．軽症例では口腔内からのドレナージで対処できるものもあるが，通常，副咽頭間隙のみに膿瘍が留まっていれば，下顎骨の下縁に沿って，頸部皮膚の紋理に沿って皮膚切開を行い，膿瘍腔に到達する．膿瘍が頸動脈間隙や内臓間隙に広範に波及していれば，胸鎖乳突筋の前縁に沿った皮膚切開を採用することが多い．副咽頭間隙から膿瘍が流出したあと，十分な量の生理食塩水で洗浄を行い，ペンローズドレーンを創部に複数本留置し，皮下ならびに皮膚をゆるく縫合し，術後感染が終息するまで，創部の十分な洗浄処置を行うことが重要である．扁桃周囲膿瘍から波及した場合は，口腔内の開放創からの洗浄も有意義である．術前・術後に喉頭浮腫を認める場合は，気管切開を行い，気道確保をしておく（図4-4）．

予後
本症の予後は早期診断と適切な治療法の啓発により改善されてきたが，いまだ治療が遅れると死に至る重篤な感染症である．予後不良といわれる降下性縦隔膿瘍は死亡率20～40％，壊死性筋膜炎は死亡率45％と報告されている．

表4-1 副咽頭間隙に膿瘍が認められた7症例の内訳（進展部位別）

進展部位	間隙	人数
I	顎下・舌下	4
	副咽頭	3
	咬筋	2
	顎下，副咽頭	1
	顎下，前頸	2
II	舌下，内臓	1
	咽頭後	1
	前頸，顎下，副咽頭	1
	前頸，咽頭後，頸動脈	1
	副咽頭，咽頭後	1
	副咽頭，顎下，内臓，前頸	1
III	咽頭後・縦隔	6
	顎下，咽頭後，頸動脈，内臓，縦隔	1

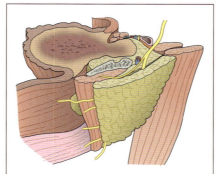

図4-1 副咽頭間隙膿瘍のイメージ図

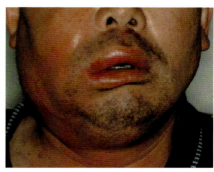

図4-2 右副咽頭間隙膿瘍症例の顔写真
患側顔面の発赤・腫脹が著明である．

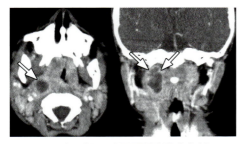

図4-3 3歳男児の副咽頭間隙膿瘍症例のCT所見
右副咽頭間隙にring enhancementを伴う低吸収域を認める（矢印）．

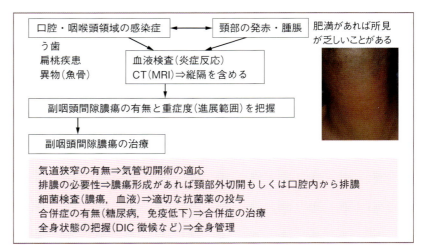

図4-4 副咽頭間隙膿瘍の診断と治療方針
副咽頭間隙膿瘍を疑い，診断がつけば速やかに治療を開始する．

第4章　咽頭疾患

III 咽後膿瘍
retropharyngeal abscess

疾患の定義
咽頭後壁の粘膜と椎前筋膜の間の疎性結合組織である咽頭後間隙に形成された膿瘍が咽後膿瘍である．咽後リンパ節の発育が良好な乳幼児に多く発症し，多くが3歳未満での発症である．上気道感染の多い乳幼児では，この咽後リンパ節が炎症をおこし膿瘍を形成する．成人発症例では上気道感染だけでなく，異物，経口挿管や内視鏡などによる咽頭外傷，糖尿病や免疫不全などが原因となりうる．

症状と所見
一般に発熱，咽頭痛，嚥下痛を生じる．しかしながら乳児では症状を自ら訴えることはないので，機嫌が悪い，よだれが多い，哺乳障害などの症状を呈する．上気道感染症による症状と鑑別が困難であり，抗菌薬治療が行われるも症状が改善しないとのことで画像検査により確定診断に至ることが多い．進行すると喘鳴，呼吸困難が生じる．重症になると膿瘍が自壊することもあり，膿汁が口にあふれ窒息の危険も生じる．頸部リンパ節の腫脹を伴うこともある．

口腔内からの視診のみでは咽頭後壁の腫脹は判別困難なことが多い．また内視鏡で観察しても腫脹が高度にならない限り判別が困難である．腫脹が高度になると咽頭後壁のなだらかな腫脹に伴い，咽頭後壁と舌根部の間が狭小化していることに気がつく．

診断
視診のみでの診断は困難である．咽後膿瘍を疑えば咽頭側面X線の撮影を行い，咽頭後壁の腫脹を確認する（図4-1a）．確定診断のためには造影CT検査が有用であり，咽後間隙にring enhancementを伴う低吸収域が確認できる（図4-1b）．併せて異物の存在の有無が評価できる．

鑑別診断
小児では川崎病で咽後膿瘍類似の局所所見，画像所見を呈することが多く報告されている．川崎病の主要症状6項目（原因不明の発熱，有痛性の非化膿性頸部リンパ節腫脹，両眼球結膜の充血，手足の膜様落屑，皮膚の非定型発疹，口腔咽頭粘膜のびまん性発赤）に十分注意が必要である．初診時には川崎病の主要症状6項目がそろっていることは少なく，順次症状が出現してくるため継続的な観察が必要である．造影CT検査では，川崎病においては咽頭後壁に低吸収域を認めるが，ring enhancementを伴わないことが咽後膿瘍との鑑別に重要である（図4-2）．

成人では化膿性脊椎炎（図4-3），石灰沈着性頸長筋腱炎（図4-4）との鑑別が，また高齢者では頸椎カリエスの続発性疾患である結核性咽後膿瘍との鑑別が必要となる．CT検査による膿瘍の形状，存在部位の評価とともに，頸椎の評価，軸椎前後の石灰化の評価を行うことで鑑別可能な場合が多い．また，化膿性脊椎炎や頸椎カリエスの続発性疾患である結核性咽後膿瘍を疑う場合には，頸椎病変の評価のためMRIも有用である．

治療
膿瘍が大きい場合には切開排膿を行う（図4-5）．以前は局所麻酔下に懸垂頭位にて切開排膿が行われたが，あふれた膿汁により窒息する可能性があるため，基本的には全身麻酔で行うほうが安全である．全身麻酔時の気管挿管チューブの選択にあたっては，従来小児の全身麻酔においてはカフなしチューブが好まれていたが，材質の改善などによりカフ付きチューブの使用も検討可能である．気管挿管時に自潰するリスクも考え，気管挿管前に吸引の準備を行い，挿管後は気管挿管チューブの周囲をガーゼで覆い，膿汁が気管に流入しないよう気を付ける．基本的には最も腫脹している部分を縦切開することで膿瘍を開放し，創部を生理食塩水で洗浄する．膿瘍腔が小さい場合は穿刺のみで改善することもある．穿刺液は細菌培養へ提出する．切開部にドレーンを留置すると脱落時に気道閉塞のリスクがあるので，ドレーンは留置しない．

抗菌薬はペニシリン系薬剤を基本とする．切開後は十分な管理のもとで呼吸状態に留意する．創部清潔のために栄養は経鼻経管栄養とする．

予後
切開排膿と抗菌薬治療で改善する．切開排膿後も局所所見あるいは画像検査での咽頭後壁の腫脹は続くが，徐々に軽減していく．

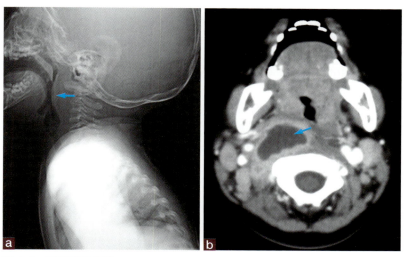

図 4-1　咽後膿瘍症例
a：咽頭側面 X 線写真．咽頭後壁の腫脹を認める（1 歳 1 か月）（矢印）．
b：造影 CT 軸位断．ring enhancement を伴う低吸収域を認める（矢印）．
〔工藤典代：咽後膿瘍．日本口腔・咽頭科学会（編）：口腔咽頭の臨床，第 2 版，pp92-93，医学書院，2009 より（図 4-1a のみ）〕

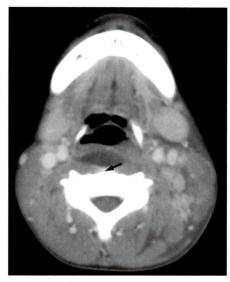

図 4-2　川崎病症例
造影 CT 軸位断．低吸収域を認めるが（矢印），ring enhancement を伴わない．

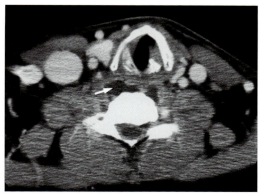

図 4-3　化膿性脊椎炎症例
造影 CT 軸位断．低吸収域と頸椎との連続性を認める（矢印）．

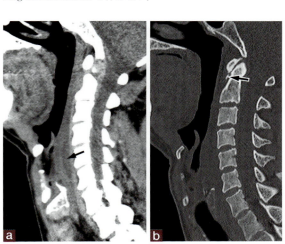

図 4-4　石灰沈着性頸長筋腱炎症例
造影 CT 矢状断．椎前に低吸収域を認めるが（a）（矢印），骨条件では環軸椎前方に石灰化を認める（b）（矢印）．

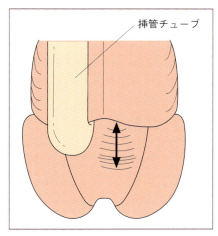

図 4-5　咽後膿瘍の切開
経口挿管の場合は挿管チューブを左に寄せる（右利きの場合）．最も腫脹しているところを縦に 7〜10 mm 切開する（矢印）．やや懸垂頭位にすると切開しやすい．
〔工藤典代：咽後膿瘍．日本口腔・咽頭科学会（編）：口腔咽頭の臨床，第 2 版，pp92-93，医学書院，2009 より改変〕

IV 口腔・咽頭の難治性潰瘍

intractable stomato-pharyngeal ulcer

疾患の定義

定義について多くの考えを集約すると「適切な治療を行わないと1か月以上治癒しない再発傾向をもつ口腔咽頭の潰瘍」となる．現在は診断技術が進み，原因が特定できるものが増えた（**表4-1**の1〜4）．その一方で最終診断に至らない原因不明（**表4-1**の5）のものも存在し，これを狭義の難治性口腔咽頭潰瘍と呼ぶ趨勢にある．原因不明のもので最近IgG4関連咽頭炎の概念が提示されているように，今後はいくつか原因が特定できる可能性も出てきた．なお難治性口腔咽頭潰瘍の代表的な原因の1つである多発血管炎性肉芽腫症（ウェゲナー肉芽腫症）は，近年ANCA関連血管炎の中の多発血管炎性肉芽腫症と呼ばれるように原因の概念再編もみられる．

症状と所見

口腔咽頭に治療抵抗性で頑固な潰瘍を認める（**図4-1, 2**）．局所所見は，多発性，単発性あるいはアフタ性から深い潰瘍形成のものまでさまざまで，偽膜を有したり水疱を伴うものまで多彩である．局所所見の特徴は**図4-3**のフローチャートに示されているものを診断の参考にされたい．しかし局所所見だけでは確定診断に至らないことが多いので，口腔咽頭病変以外の身体所見（全身皮疹およびニコルスキー現象，前房蓄膿，外陰部潰瘍，蝶形紅斑，顔面神経麻痺，神経痛，腎病変）や血液検査，病理組織検査，臨床経過などもあわせて診る必要がある．

診断

頑固な口腔咽頭潰瘍を呈する患者では，最終診断に至るまでかなりの時間を要することがある．**表4-1**に示したような原因を特定するために種々の検査が要求されるが，詳細は口内炎の項（第3章II項，28頁）に譲る．他の症状の合併〔消化器症状（クローン病，ベーチェット病），眼症状・外陰部潰瘍（ベーチェット病），皮膚症状（ベーチェット病，天疱瘡，類天疱瘡），ニコルスキー現象（天疱瘡），顔面紅斑（全身性エリテマトーデス，SLE），三叉神経痛（帯状疱疹）〕の確認は役に立つ．

局所では病理組織検査，菌検査が，血液検査では赤沈，CRP，補体，自己抗体，免疫グロブリン，PR3-ANCA，ウイルス抗体価（HIVを含む），T-spot（結核），梅毒血清反応が診断に有益である．病理組織検査は，単回の検査結果では判明しないこともしばしばあるので，経過によっては複数回の検査が要求されることもある．とくに悪性リンパ腫の存在には注意を要するため血清IL-2の異常高値は診断の参考となる．最近知られてきた概念のIgG4関連咽頭炎では，血清IgG4が高値を示す．いずれにしても狭義の難治性口腔咽頭潰瘍に至るには上記のような種々の疾患の否定が要求される．

鑑別診断

表4-1に示した原因の明確な疾患を診断の項で示した種々の検査で鑑別し，それでも鑑別に至らないものを狭義の難治性口腔咽頭潰瘍とする．診断のアルゴリズムを**図4-3**のフローチャートに示すので参考にされたい．

治療

副腎皮質ステロイドホルモン〔自己免疫疾患・膠原病（類似）疾患，原因不明〕，コルヒチン（ベーチェット病），抗ウイルス薬（単純ヘルペス，帯状疱疹），抗菌薬（梅毒，結核，放線菌），免疫抑制薬（ウェゲナー肉芽腫症）が使用されるが，難治な症例もみられる．そのような場合，初回の病理組織検査で悪性疾患が否定されていても再検査を念頭に置くとよい．悪性が原因の場合は手術，化学療法，放射線療法が状況に合わせて行われる．

予後

一部の感染症（単純疱疹，ヘルパンギーナ，手足口病など）やアフタ性口内炎は自然消退することが多い．難治性といわれるように，これらを除いた原因では治療抵抗性で容易に消退しない．ベーチェット病の眼症状では失明のリスクがあるので，眼科の併診が望ましい．扁平苔癬はまれに癌に移行することがあり，白板症は前癌状態のことがあるので，ともに要注意である．悪性疾患が原因の場合，進行すると生命予後は厳しくなる．

表 4-1　口腔・咽頭に難治性の潰瘍性病変をきたす原因

1．感染症	1）ウイルス性：単純ヘルペス性歯肉口内炎（1 型，2 型），口唇ヘルペス，帯状疱疹，水痘，ヘルパンギーナ，手足口病，慢性活動性 EB ウイルス感染症 2）真菌性：カンジダ，ムコール 3）細菌性：梅毒，結核，放線菌，ジフテリア
2．外傷（化学的物理的刺激）	ベドナー・アフタ，リガ・フェーデ病
3．腫瘍	鼻性 NK/T 細胞リンパ腫，癌腫，白板症
4．自己免疫疾患・膠原病（類似）疾患	ベーチェット病，クローン病，多発血管炎性肉芽腫症（ウェゲナー肉芽腫症），尋常性天疱瘡，類天疱瘡，扁平苔癬，全身性エリテマトーデス（SLE），滲出性紅斑，IgG4 関連咽頭炎
5．原因不明	再発性アフタ性口内炎，狭義の難治性口腔咽頭潰瘍

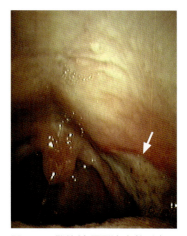

図 4-1　難治性咽頭潰瘍（矢印）
眼，皮膚，外陰部病変を呈していないベーチェット病症例で診断に苦慮した．

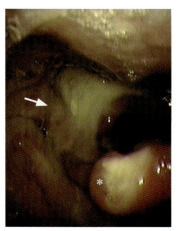

図 4-2　難治性咽頭潰瘍
右下咽頭に粘稠度の高い粘液が付着した潰瘍を認め（矢印），喉頭蓋の右が部分欠損している（*）．複数回の病理組織検査で最終的に悪性リンパ腫と診断された．

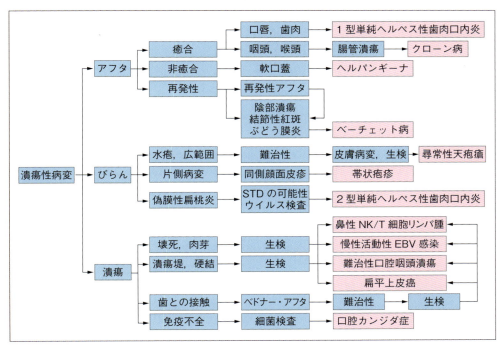

図 4-3　口腔潰瘍性病変診断のフローチャート
〔原渕保明，他：口腔潰瘍性病変．日本口腔・咽頭科学会（編）：口腔咽頭の臨床，第 2 版，pp38-39，医学書院，2009 より〕

第4章 咽頭疾患

V 咽喉頭逆流症

laryngopharyngeal reflux disease

疾患の定義

「胃食道逆流症(GERD)診療ガイドライン」(日本消化器病学会編集,南江堂,2009)において,胃食道逆流症の疫学,病態,診断,内科的治療,外科的治療,胃切後食道炎,食道外症状についてのステートメントと病態に適したエビデンスに基づく適切な治療法が示された.その中で,咽喉頭症状に関するクリニカルクエスチョン「胃食道逆流症により慢性咽喉頭炎(自覚症状のみも含む)が生じることがあるか?」への解答として「胃食道逆流症は咽喉頭炎,咽喉頭症状の原因となることがある(エビデンスレベル:海外 Ⅰ:システマティックレビュー/RCTのメタアナリシス,日本 なし)」とのステートメントが記載され,胃食道逆流症が喉頭になんらかの病変をもたらすことは確実とされた.この疾患概念の範疇にどのような病態まで含めるかという曖昧さは残るものの,「咽喉頭逆流症」と呼ばれる病態を指していると考えてよい.

症状と所見

胃食道逆流に起因する咽喉頭症状としては,咽喉頭異常感,慢性咳嗽,咳払い,嗄声,発声困難感,咽頭痛などが挙げられる.また喉頭肉芽腫,声門下狭窄,喉頭痙攣,睡眠時無呼吸などの病態と胃食道逆流症との関連も指摘されている.また,欧州での6,000例余りの胃食道逆流症患者を対象とした観察研究では,胃食道逆流症患者の10%に咽喉頭症状を,13%に慢性咳嗽を認めており,胃食道逆流症患者の一定割合はこれらの食道外症状を有することが示されている.

咽喉頭逆流症の他覚所見としてある程度の客観性をもつと期待されるのは喉頭下咽頭内視鏡検査であり,胃内容物逆流による喉頭・下咽頭の粘膜障害の程度を評価する検査と位置づけられる.**図4-1**は咽喉頭逆流症の典型的喉頭下咽頭内視鏡所見である.肉芽形成のほか偽溝形成(声帯腹側浮腫),披裂間粘膜肥厚,披裂部内側壁発赤,梨状陥凹粘液貯留の所見が認められる.

診断

咽喉頭逆流症の診断方法は現在確立されておらず,単一検査によって確実に咽喉頭逆流症を診断することは困難であり,自覚症状・他覚所見について複数の検査結果をふまえた総合的判断が必要である.咽喉頭逆流症の診断を目的として行われる検査を**表4-1**に示す.

この中で咽喉頭逆流症の診断の鍵を握るのは,胃食道逆流症および咽喉頭逆流症の可能性を念頭に置いた詳細な問診である.咽喉頭自覚症状の評価・経過観察には,多くの臨床試験で用いられているReflux Symptom Index(**表4-2**)が実用的である.一方,胃食道逆流による咽喉頭の粘膜障害を評価する喉頭下咽頭内視鏡所見の定量化にReflux Finding Score(**表4-3**)が提唱されているが,その客観的有用性は確立されているとはいい難い.

鑑別診断

表4-2に示す症状を呈しうる疾患は,すべて鑑別すべき疾患となりうる.あえて列挙すれば,頭頸部腫瘍,転換性障害,食道運動障害,頸椎骨棘,輪状咽頭筋機能不全,甲状腺腫大,舌根扁桃肥大,茎状突起過長,喉頭蓋谷嚢胞などである.

治療

「胃食道逆流症診療ガイドライン」にしたがって治療を進めていくことが望ましい.本診療ガイドラインには「プロトンポンプ阻害薬(PPI)は胃食道逆流症の第一選択薬である(治療ステートメント7,エビデンスレベル:海外 Ⅰ,日本 Ⅰ,治療に関する推奨度 A:行うよう強く勧められる)」との記載がある.しかしながら,胸やけ・呑酸といった典型的食道症状を有する逆流性食道炎を耳鼻咽喉科医が消化器専門医の協力なく診断・治療する機会は多くはない.耳鼻咽喉科医が診療するのは主として食道外症状を訴える患者であり,典型的胃食道逆流症患者の治療とは一線を画した治療姿勢を保つべきである.すなわち,診療ガイドラインには「咽喉頭炎や自覚症状に対するプロトンポンプ阻害薬の効果は確定していない(治療に関する推奨度:記載なし)」との記載もあり,咽喉頭自覚症状あるいは咽喉頭炎の存在のみを根拠としたプロトンポンプ阻害薬使用に注意を喚起している.

一方で「問診票は胃食道逆流症の診断に有用である(診断ステートメント3,エビデンスレベル:海外 Ⅳb:分析疫学的研究,日本 Ⅳb)」との記載があり,上腹部症状の問診に不慣れな耳鼻咽喉科医であっても問診票による胃食道逆流症の自覚症状評価は困難ではない.Kusanoらが提唱するFrequency Scale for the Symptoms of GERD(FSSG)(**表4-4**)が用いやすい.またガイドラインには「プロトンポンプ阻害薬は胃食道逆流症の第一選択薬である(治療ステートメント7,エビデンスレベル:海外 Ⅰ,日本 治療に関する推奨度 A:行うよう強く勧められる)」との記載があることから,耳鼻咽喉科医であっても上腹部症状を評価し,胃食道逆流症として治療を行うことが妥当と判断される場合にプロトンポンプ阻害薬投与を行う

治療
予後

ことが，現時点では最もエビデンスレベルの高い診療と考えられる．

生命予後は良好である．プロトンポンプ阻害薬投与による自覚症状改善にはプラセボ効果が認められるが，8週間のプロトンポンプ阻害薬投与による自覚症状改善率は約50％である．ただし，その効果はあくまで症状改善であり，症状消失ではないことを示しており，患者が症状の完全消失を期待している場合には，治療に対する不満を抱く原因となるため，治療開始前に十分説明しておく必要がある．また，治療期間や薬剤が症状に対して有効かを判断する，いわゆる「プロトンポンプ阻害薬テスト」の期間については，咽喉頭症状を主評価項目とする場合には一定の見解が得られていないので，漫然と長期にわたりプロトンポンプ阻害薬を投与することは慎まなければならない．

表4-1 咽喉頭逆流症の検査

- 問診
- 喉頭下咽頭内視鏡検査
- 上部消化管内視鏡検査
- プロトンポンプ阻害薬内服による酸抑制試験（いわゆる「PPIテスト」）
- 食道内24時間pHモニタリング検査
- 咽頭内24時間pHモニタリング検査
- 嚥下造影検査
- 食道内圧測定
- 食道内24時間多チャンネルインピーダンス検査

表4-2 Reflux Symptom Index

最近1か月間，次の症状がありましたか
（0＝症状なし　5＝非常に強い症状）

1. 嗄声，発声障害	0	1	2	3	4	5
2. せきばらい	0	1	2	3	4	5
3. 痰，後鼻漏	0	1	2	3	4	5
4. 嚥下困難（感）	0	1	2	3	4	5
5. 食後・臥床後の咳	0	1	2	3	4	5
6. 呼吸困難，窒息感	0	1	2	3	4	5
7. 煩わしい咳	0	1	2	3	4	5
8. のどに何かが張り付いた感じ，塊がある感じ	0	1	2	3	4	5
9. 胸やけ，胸痛，つかえ感，呑酸	0	1	2	3	4	5

〔Belafsky PC, et al：Laryngopharyngeal reflux symptoms improve before changes in physical findings. Laryngoscope 111：979-981, 2001 より改変〕

表4-3 Reflux Finding Score

声帯下面の腫脹	あれば　2点	
喉頭室の閉塞	部分的なら2点	完全なら　4点
発赤	披裂部のみなら2点	全体なら　4点
声帯腫脹	軽度　1点　中等度　2点	高度　3点　ポリープ様　4点
喉頭粘膜全体の浮腫	軽度　1点　中等度　2点	高度　3点　閉塞性　4点
披裂間粘膜の肥厚	軽度　1点　中等度　2点	高度　3点　閉塞性　4点
肉芽形成	あれば　2点	
喉頭腔内の粘稠性喀痰	あれば　2点	
	合計　　　　点	

〔Belafsky PC, et al：Laryngopharyngeal reflux symptoms improve before changes in physical findings. Laryngoscope 111：979-981, 2001 より改変〕

表4-4 Frequency Scale for the Symptoms of GERD（FSSG）問診項目

1. 胸やけがしますか？
2. おなかが張ることがありますか？
3. 食事をした後に胃が重苦しい（もたれる）ことがありますか？
4. 思わず手のひらで胸をこすってしまうことがありますか？
5. 食べたあと気持ちが悪くなることがありますか？
6. 食後に胸やけがおこりますか？
7. 喉（のど）の違和感（ヒリヒリなど）がありますか？
8. 食事の途中で満腹になってしまいますか？
9. ものを飲み込むと，つかえることがありますか？
10. 苦い水（胃酸）が上がってくることがありますか？
11. ゲップがよくでますか？
12. 前かがみをすると胸やけがしますか？

〔Kusano M, et al：Development and evaluation of FSSG；frequency scale for the symptoms of GERD. J Gastroenterol 39：888-891, 2004 より改変〕

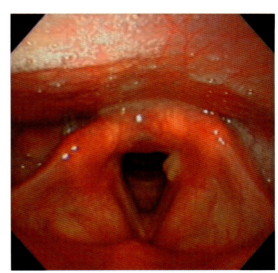

図4-1　咽喉頭逆流症の典型的喉頭下咽頭内視鏡所見

第4章 咽頭疾患

VI 咽喉頭異常感症
foreign body sensation of the throat

疾患の定義

定義は「咽喉頭異常感の訴えがあるにもかかわらず、通常の耳鼻咽喉科的視診で訴えに見合うだけの異常所見を局所に認めないもの」とされ、これを真性咽喉頭異常感症と呼んでいる。一方、咽喉頭異常感症は1つの症候名にすぎず、後日種々の原因疾患が発見されるものも含むとし、それを症候性咽喉頭異常感症としている。一般臨床においては、咽喉頭異常感を訴え受診した患者に対して慎重に検査を行った結果、原因が特定できたときには症候性、原因が検出できなかった場合には真性とすることが多い。

症候性の原因疾患は、**表4-1**に示すように局所的、全身的、精神的の3つに分類される。局所的な原因は全体の80％を占め、最近では胃食道逆流症（咽喉頭逆流症）が40〜55％、喉頭アレルギーが12〜16％、甲状腺疾患が10％とされる。全身的な原因は症候性の中の15％で、低色素性貧血に由来するPlummer-Vinson症候群が代表的なものである。精神的なものは全体の5％とされる（**表4-1**）。

症状と所見

- 咽喉頭異常感症患者の受診年齢は30〜50歳代が多く、女性は男性より1.2〜2倍多いとされている。しかし喫煙、飲酒習慣のある者では男性例のほうが多いといわれる。
- 体型的には肥満、過体重に多いとか、逆に痩せ形に多いなど一定の見解が得られていない。
- 病悩期間はおおむね3〜6か月、30％がすでに前医を受診している。
- 喉の異常感を訴える内容はさまざまであるが「咽喉頭の内腔または内壁に空間を占拠する物理的変化のある感じ」と表現されることが多い。その感じは、とくに空嚥下時に自覚され、摂食時の嚥下では自覚されないことが特徴的である。
- 異常感を感じる部位は前頸部正中部で、喉頭の高さが最も多いようである。
- 喉の異常感を訴える人で癌不安を感じているのは60〜77％にみられ、とくに身内や知人が癌に罹患したことが受診の動機となりやすく、背景に癌に対する不安が強く影響している。
- 症候性の場合はそれぞれに見合った所見がみられる（**図4-1，2**）。

診断

検査法は局所的検査と全身的検査に分けられる（**表4-2**）。局所的要因が多くを占めることから、喉頭内視鏡、局所X線撮影、上部消化管造影、上部消化管内視鏡、CTなど局所検査に重点が置かれる。診察の基本は局所や周辺の悪性疾患を見逃さないことである。全身検査はスクリーニング検査と診断が進んでからの2次特殊検査に分けられる。スクリーニング検査は、ヘマログ、ヘモグラム、CRP、ASO、血清鉄、GOT、TSH、赤沈、尿糖、尿潜血、胸部X線撮影、Y-G検査、CMI（Cornell Medical Index）などが行われる。2次特殊検査として、嚥下圧測定、24時間食道pHモニターは胃食道逆流症の検索に用いられる。心電図R-R間隔変動係数、メコリールテストは自律神経失調の検査として応用される。self-rating depression scale（SDS）やself-rating questionnaire for depression（SRG-D）はうつの診断の補助に利用される。神経症的要因の関係で行われるCMIは、正常者では神経症傾向が強いⅢ・Ⅳ群の割合が9〜25％であるのに対して、異常感症患者では30〜40％と高く、とくに長期罹患例では51.9％とかなり多くなる。

鑑別診断

真性咽喉頭異常感症の鑑別には、**表4-1**に示したような症候性の原因疾患を除外しなければならない。実際には表4-1の疾患だけに留まらず、胃癌、縦隔腫瘍なども含めた広範な検索が余儀なくされることもある。

治療

症候性では原疾患に対する治療が行われる。たとえば慢性副鼻腔炎では粘液溶解薬、マクロライド系抗菌薬少量長期投与が、胃食道逆流症にはPPI、H_2ブロッカー、消化管運動促進薬、六君子湯が、喉頭アレルギーには抗ヒスタミン薬が、橋本病にはチラーヂンが、うつには抗うつ薬が有効である。悪性腫瘍は状況に合わせて手術、化学療法、放射線療法が適宜行われる。真性では消炎酵素薬と抗不安薬の併用はよく用いられる。また漢方薬（柴朴湯、半夏厚朴湯）も有用とされる。

予後

真性では生命予後はよいが、症候性で進行した悪性疾患が原因の場合の生命予後は厳しい。

表4-1 症候性咽喉頭異常感症の原因

1. 局所的要因	慢性炎症・外傷	慢性副鼻腔炎, 慢性咽頭炎, 慢性扁桃炎, 気管内挿管
	甲状腺疾患	橋本病, バセドウ病, 単純性甲状腺腫, 甲状腺癌
	腫瘍	喉頭蓋嚢胞, 喉頭肉芽腫, 喉頭癌, 下咽頭癌
	形態異常	過長茎状突起症, 頸椎異常(フォレスティア病), 舌根扁桃肥大, 振子様扁桃, 喉頭斜位
	食道疾患	胃食道逆流症(咽喉頭逆流症), 食道憩室, 食道異物, 食道癌
	アレルギー	喉頭アレルギー
2. 全身的要因		低色素性貧血(Plummer-Vinson症候群), 糖尿病, 内分泌異常, 心肥大, 大動脈瘤, 重症筋無力症, 自律神経失調, 更年期障害 薬剤の副作用
3. 精神的要因	神経症	心気症, 不安神経症, ヒステリー, 強迫神経症
	精神病	統合失調症, うつ
	心身症	心身症

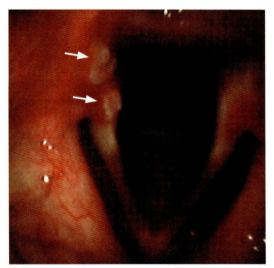

図4-1 胃食道逆流症(咽喉頭逆流症)の喉頭所見
喉頭後部に白苔を伴う潰瘍がみられる(矢印).

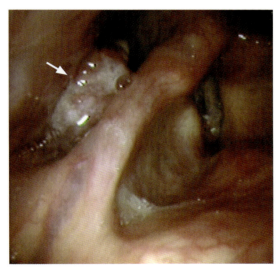

図4-2 下咽頭癌の局所所見
右梨状陥凹に癌がみられる(矢印).

表4-2 咽喉頭異常感症に対する検査

1. 局所的検査		鼻・副鼻腔	前鼻鏡検査, 鼻咽腔内視鏡検査 副鼻腔単純X線, CT
		口腔・中咽頭	視診, 触診, 顔面側面単純X線
		喉頭・下咽頭	間接喉頭鏡検査, 喉頭内視鏡検査, CT
		頸部	視診, 触診, 頸椎単純X線, CT, MRI, 超音波検査
		食道	食道内視鏡検査, 上部消化管造影
2. 全身的検査	a. スクリーニング検査	血液検査	末梢血一般, 血液像, CRP, ASO, 血清鉄, GOT, TSH, 赤沈
		尿検査	尿糖, 尿潜血, 尿蛋白
		生理・画像検査	血圧測定, 胸部単純X線
		心理学的検査	Y-G検査, CMI検査, MAS検査
	b. 2次特殊検査	血液検査	RAST, TSH, T3, T4, サイロイドまたはマイクロゾームテスト
		生理学的検査	心電図R-R間隔変動係数, メコリールテスト, 嚥下圧測定, 24時間食道pHモニター
		心理学的検査	SDS(self-rating depression scale), SRQ-D(self-rating questionnaire for depression)

第4章 咽頭疾患

VII 舌咽神経痛
glossopharyngeal neuralgia

疾患の定義

　舌咽神経は数根をもって延髄の後外側溝の最上部から出て硬膜に小枝を与えた後，迷走神経とともに頸静脈孔の前部に至る．頸静脈孔の上下で神経節を形成した後，頸部を下行して，耳介・外耳道と舌後部から咽頭，耳管から鼓膜・鼓室の温痛覚と味覚を担当する．また，頸動脈洞の求心性線維としても機能する．舌咽神経の支配領域に発作的な激痛を生じる疾患を舌咽神経痛という．舌咽神経は迷走神経と多くの吻合があって両者を明確に区別できないことから，迷走舌咽神経痛とも呼ばれる．

　神経の走行に沿って存在する器質病変(脳腫瘍や頭頸部悪性腫瘍など)が原因の場合を症候性舌咽神経痛，そうでない場合を特発性舌咽神経痛と呼ぶ．特発性の原因は頭蓋内で神経が血管によって圧迫されるためであると考えられている(神経血管圧迫症候群)．その他の頭蓋内病変として，脈絡膜，囊胞による圧迫の場合もある．

症状と所見

　発作性に上記の部位に激痛を生じる．痛みは「電撃性，釘を打ち込まれるよう，刺すような，ずきんと響く，ちくちく，電気が通るような」などと表現される．発声，咀嚼，開口，嚥下，咳嗽などで痛みが誘発されるのが特徴である．痛みは発作性で短時間とされる．発作時は疼痛部位を押さえて全くなにもできなくなる．迷走神経痛と合併することがあり，そのような例では発作中に徐脈を生じたり，失神発作をきたしたりすることがある．三叉神経痛と合併した症例の報告もある．

診断

　診断のフローチャートを図4-1に示す．特徴的な発作性疼痛とその部位から本症を疑うことが第一である．疼痛を誘発する動作(トリガー)があると診断しやすい．

　血管によって圧迫された部位のミエリン鞘が薄くなり，神経線維間に漏洩電流が流れ，求心性興奮が増幅されて中枢に伝達されることが原因とされる．したがって，末梢で神経をブロックすると疼痛が消失する．1～2%リドカイン液を疼痛部位に注射する打ち消し試験が診断の決め手になる．

　頭蓋内と頭頸部の器質性疾患を除外することは必須である．他に神経学的異常がみられないことも確認しておかなければならない．最近はMRI画像で神経と血管を同定できるようになってきた．責任血管は後下小脳動脈(PICA)が多いとされ，次に椎骨動脈が挙げられる．

鑑別診断

三叉神経痛
　疼痛の局在部位から鑑別される．舌咽神経痛は三叉神経痛の1%程度の低頻度とされている．

過長茎状突起症(Eagle症候群)
　単純X線写真，CTで鑑別する．
　その他，コステン症候群(側頭下顎関節症候群)など顔面痛をきたす疾患が鑑別診断の対象となる．

治療

　薬物療法としてカルバマゼピンが用いられる．三環系抗うつ薬類似の化学構造をもつので，投与開始時にはふらつきや眠気が生じる．少量から開始して徐々に増量すると慣れが生じ，これらの副作用を防止できる．

　末梢刺激入力の遮断が有効である．疼痛が咽頭に発現するときは，局所麻酔薬の塗布あるいはスプレーや局所注射を行う．疼痛のために摂食できないときに用いるとよい．また，この方法は効果は一時的であるが，診断を確定する目的でも用いられる．

　寛解期の長いときは舌咽神経ブロックが用いられる．口腔内から口蓋扁桃下極に注射して扁桃枝，舌枝をブロックする口内法と，茎状突起前外側でブロックする側頸法がある．口内法は安全に行える．側頸法は神経を正確に同定できないこと，および迷走神経などの重要構造物が近接することから合併症をおこしやすいので，あまり用いられない．

　舌咽神経切除は口腔咽頭法，側頸部法がある．前者は口蓋扁桃を摘出した後，扁桃下極外側にある扁桃枝を切除する．これらの切除術は術後数か月で知覚が回復し，その後1～2年で疼痛が再発することが多いとされており，最近は行われない．

　特発性の本症に対する根治治療として血管減圧術(microvascular decompression；MVD)が普及してきた．画像診断で舌咽神経根と動脈陰影が接していることを確認して，後頭下開頭にてMVDを行う．確実に減圧できれば術直後から高率に疼痛が消失し，再発も少ないとされている．しかし，舌咽神経根は迷走神経と隣接していることから，術後合併症として嗄声や嚥下障害をきたすことがある．

予後　薬物治療や局所麻酔で制御できないときはMVDが適応になる．血管による神経の圧迫が確実に除去されれば予後は良好である．以下にMVDを行い，術後疼痛の消失した例を示す．

症例　67歳，男性．主訴：のどの発作性激痛．

経過：1年2か月前から右口腔内にチカチカする感じが出現した．6か月前から嚥下時に疼痛が誘発されるようになった．薬物治療を受けたが疼痛が徐々に増悪した．局所麻酔薬の注射を受けないと食事ができないほどの疼痛をきたすようになった．

当院脳神経外科に入院し，脳血管撮影に右椎骨動脈が下位脳神経根を圧迫していることが描出され（**図4-2a, b**），特発性舌咽神経痛と診断された．このとき右椎骨動脈の血流遮断試験（balloon occlusion test）を施行したところ，疼痛が消失したことから手術に踏み切った．

小脳をベンシーツで圧排して術野を確保したところ，椎骨動脈が下位脳神経を圧迫していた（**図4-2c**）．まず椎骨動脈に有窓クリップをかけ，そのクリップを含めてテフロンバンドを大きく巻きつけて外側の硬膜に6-0ナイロン糸2本で固定した（**図4-2d**）．

術後5日でカルバマゼピン内服が不要となった．合併症として迷走神経麻痺が生じた．普通食は摂取可能で嗄声が残ったが，患者は疼痛が消失したことに満足している．

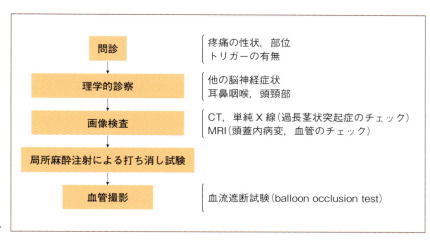

図4-1　舌咽神経痛診断のフローチャート

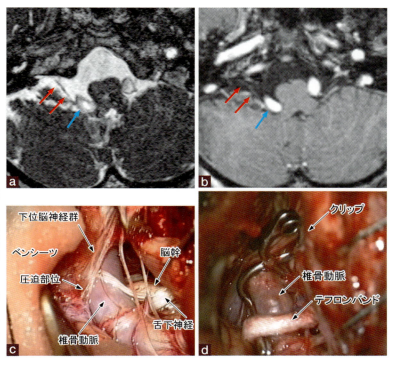

図4-2　症例（67歳，男性）
a：高分解能 heavily T2強調像（CISS像）にて右頸静脈孔へと連続する右舌咽神経（赤矢印）が同定される．その根部に右椎骨動脈（青矢印）がみられ，延髄を圧迫し変形しているのがみられる（熊本大学放射線診断学平井俊範先生提供）．
b：造影T1強調像（MPRAGE像）では右椎骨動脈（青矢印）が増強され，右舌咽神経（赤矢印）と延髄との位置関係が把握できる（熊本大学放射線診断学平井俊範先生提供）．
c：小脳をベンシーツで圧排して術野を確保したところ，椎骨動脈が下位脳神経を圧迫していた（熊本大学脳神経外科森岡基浩先生，現 久留米大学提供）．
d：椎骨動脈と動脈にかけたクリップをテフロンバンドで牽引し，硬膜に固定した（熊本大学脳神経外科森岡基浩先生，現 久留米大学提供）．

第4章 咽頭疾患

VIII 異物
foreign body

疾患の定義

異物とは体外からもたらされた，あるいは体内に発生した，体組織となじまない物質をさす．口腔咽頭異物の部位は中咽頭，なかでも口蓋扁桃，次いで舌扁桃に多い．異物には食物（餅など），義歯などがみられるが，本邦では魚骨異物が多い．

症状と所見

各年代にみられ，女性に多い傾向がある．口腔異物は口腔痛，咽頭異物は咽頭痛，嚥下痛を訴える．異物が口腔咽頭粘膜に付着あるいは刺入している所見を認める．時に粘膜内に異物が埋伏し，所見に乏しいことがある．異物が気道を塞ぐと呼吸困難をきたす．

診断

中咽頭異物

異物を嚥下した病歴と咽頭痛，嚥下痛，咽頭違和感があれば異物の存在を疑う．異物の位置は患者が咽頭痛を訴える左右の側は正しいことが多いが，高さに関してはあてにならないことがある．

中咽頭の異物は小さい魚骨が多く，X線単純撮影による画像では診断できない場合が多い．肉眼で中咽頭に異物を確認できなければ，内視鏡を経鼻的に挿入し観察すると，中咽頭の解剖学的に見えにくい部位にある微細な異物をみつけやすい（図4-1）．埋伏した小さな中咽頭異物をみつけることは難しいが，嚥下時に中咽頭が収縮し，埋伏した異物の粘膜表面にわずかに現れた部分が相対する粘膜に接触することにより形成される粘膜の白苔は，埋伏異物を疑う参考になる（図4-2）．

窒息を伴う咽頭異物では，窒息サイン（図4-3），呼吸困難，チアノーゼをきたす．

下咽頭異物

異物を嚥下した病歴と咽頭痛，前頸部痛，嚥下痛，咽頭違和感があれば異物の存在を疑う．

下咽頭の異物は比較的大きい魚骨が多い．下咽頭の梨状陥凹，咽頭後壁の異物は，頸部X線単純撮影側面像，CT撮影でも診断はできるが，内視鏡でも診断できる（図4-4）．披裂部に浮腫があれば下咽頭輪状後部に異物がある可能性がある．下咽頭輪状後部の異物は頸部X線単純撮影でも診断できるが，とくに魚骨異物の診断にはCT撮影が有用である（図4-5）．

口腔異物

多くの場合は患者が指あるいは舌で異物の部位を訴える（図4-6）．微細な異物は顕微鏡で診断するとよい．

鑑別診断

疼痛をきたす口腔咽頭の炎症性疾患との鑑別が，時に必要である．

治療

窒息を伴う咽頭異物の除去

窒息を伴う咽頭異物では緊急を要する．Heimlich法（図4-3），舌下顎引き上げ法とフィンガースイープ（指掻き出し法）などにより気道を閉塞した異物を除去する．

咽頭異物摘出術

咽頭異物摘出術は，従来から肉眼，間接喉頭鏡下，硬性鏡下に摂子や種々の鉗子を用いて行われてきた．内視鏡の発達に伴って異物摘出術の適応が拡大されてきた．最近ではより細径でより鮮明な画像が得られる内視鏡が異物の診断と治療に貢献している．

内視鏡による異物摘出術の麻酔に関しては，通常は前投薬と鎮静薬による鎮静は必要ない．上咽頭異物，中咽頭異物摘出術は表面麻酔を行わずに坐位で経鼻的に（図4-7），下咽頭異物摘出術は表面麻酔を行い経鼻的あるいは経口的に行う．フード付きの内視鏡は下咽頭輪状後部の異物摘出術に有用である．硬性鏡下に行う下咽頭異物摘出術は全身麻酔が好ましい．

異物が明らかに咽頭壁を穿通している場合，X線撮影で皮下気腫がある場合などは外切開による咽頭異物摘出術も考慮する．

口腔異物の摘出

口腔異物は肉眼あるいは顕微鏡下に摘出する．

予後

口腔咽頭異物の大部分は摘出でき問題はない．時に異物が発見できない場合，摘出困難な場合，合併症（出血，粘膜損傷，膿瘍形成など）を併発する場合があり，注意が必要である．重篤な粘膜損傷が確認された場合は，経口摂取を禁止して経管栄養を行い，抗菌薬を投与し，厳重な経過観察を行う．

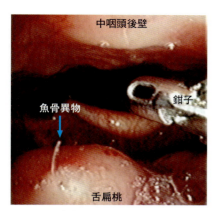

図4-1 舌扁桃の微細な魚骨異物(内視鏡像)

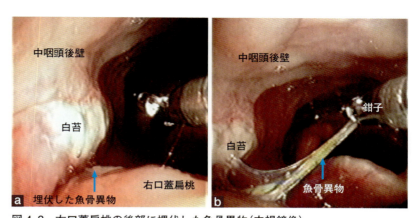

図4-2 右口蓋扁桃の後部に埋伏した魚骨異物(内視鏡像)
a：粘膜表面にわずかに現れた埋伏した異物により形成された白苔が異物の存在を示唆する．b：摘出中の魚骨異物．

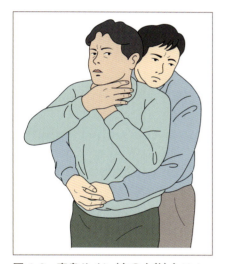

図4-3 窒息サイン(左の人物)とHeimlich法(右の人物)

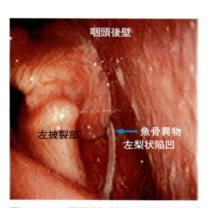

図4-4 下咽頭(左梨状陥凹)の魚骨異物
下顎を挙上し頸部を右に回旋させ発声させると，下咽頭の左梨状陥凹の異物が観察しやすい．

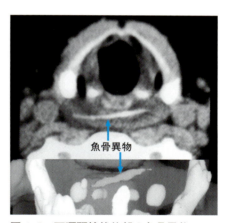

図4-5 下咽頭輪状後部の魚骨異物のCT像
上：軸位断CT像．下：三次元CT像．異物と周囲組織との解剖学的関係が立体的に確認できる．

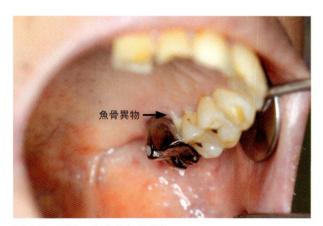

図4-6 口腔・歯肉の魚骨異物

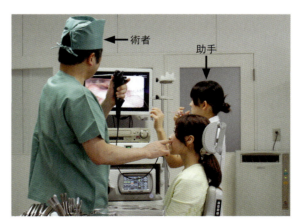

図4-7 坐位，経鼻挿入による内視鏡下中咽頭異物摘出術
モニター上の異物を観察しながら術者は内視鏡を操作し，内視鏡の先から出した鉗子を異物に誘導する．助手が行う操作は術者の指示に従って鉗子を開閉させるだけである．

第4章 咽頭疾患

IX 咽頭の狭窄・閉鎖症
oropharyngeal stenosis and atresia

疾患の定義

咽頭の狭窄・閉鎖症は先天性および後天性狭窄・閉鎖の総称である．先天性閉鎖症は妊娠中の超音波検査にて羊水過多，胎児胃描出不良で見つかることが多い．後天性では，アデノイド・扁桃肥大，咽頭腫瘍の他に，さまざまな原因にて生じる．①口内炎・咽頭潰瘍に続発するもの(難治性口内炎，再発性潰瘍，ベーチェット病，アレルギー性紫斑病，多発血管炎性肉芽腫症，梅毒，咽頭結核など)，②術後性(アデノイド切除，扁桃摘出術，口蓋垂・軟口蓋・咽頭形成術，頭頸部腫瘍手術など)，③放射線治療後，④外傷性(頸部外傷による咽頭粘膜損傷など)，⑤腐蝕性薬物摂取後(苛性ソーダ，強酸などによる自殺企図，誤飲)などが報告されている．

症状と所見

症状は狭窄・閉鎖が生じる部位，原因疾患により異なる．原因疾患そのものの症状に加え，上咽頭に生じた狭窄では鼻閉，滲出性中耳炎による難聴，副鼻腔炎による鼻汁過多などが多い．中・下咽頭の狭窄ではいびき，睡眠時無呼吸症候群の他，狭窄の程度が強ければ嚥下障害や呼吸困難を生じる．

先天性狭窄・閉鎖症は第1鰓弓異常，頭蓋顔面奇形(クルーゾン病，ピエール・ロバン症候群など)に伴い発生する．重症例では呼吸障害をきたすため，気管切開が必要なことがある(図4-1)．

難治性口内炎や再発性潰瘍では，繰り返す炎症により瘢痕が形成され狭窄を生じる．難治性口内炎に伴って口蓋垂や喉頭蓋に肉芽様病変が生じることがある．アフタ径が大きく数も多い症例では瘢痕形成をきたしやすい．

アデノイド切除(図4-2)，扁桃摘出術，口蓋垂・軟口蓋・咽頭形成術(uvulo-palato-pharyngoplasty；UPPP)などの術後では上咽頭，中咽頭狭窄が生じることがある．

頭頸部悪性腫瘍に化学放射線治療が行われるが，照射部位に強い炎症を生じ，咽頭狭窄・気道狭窄をきたすことがある．また照射後晩発性障害として，徐々に進行する咽頭狭窄が報告されている．

腐蝕性薬物摂取後の狭窄は食道に生じることが多いが，下咽頭にも狭窄が生じることがある．受傷後3週間以降に組織の線維化が始まり，受傷8か月以内に狭窄が完成するといわれている．

診断

診断のフローチャートを図4-3に示す．まずは詳細な病歴聴取を行い，原因疾患を推定する．次に口腔，咽頭の視診・触診，鼻咽腔～下咽頭・喉頭ファイバーによる観察を行い，狭窄部位・程度を診断する．口内炎，咽頭潰瘍ではベーチェット病を鑑別するため，眼病変，皮膚病変の有無を診察する．CT検査，MRI検査，咽頭造影などの画像検査も参考になる．その他に病理組織学的検査，各種臨床検査(血清中C-ANCAなどの自己抗体，血清免疫グロブリン検査，梅毒検査，炎症反応，細菌検査など)を行う．狭窄部の病理組織学的所見では，瘢痕組織，線維化とともに上皮下に微小肉芽腫，リンパ球を中心とする炎症細胞の浸潤がみられることがある．

鑑別診断

原因疾患の鑑別が重要である．とくに難治性口内炎・潰瘍はベーチェット病との鑑別が難しいことが多い．ベーチェット病では眼症状を生じると失明の危険があり，血管病変や中枢病変が生じると予後不良のことがある．化学放射線治療後の狭窄では中・下咽頭，喉頭に浮腫がみられるため，再発との鑑別が難しいことがある．

治療

狭窄の基礎疾患が活動性の場合は疾患治療が優先される．難治性口内炎・潰瘍ではステロイド治療，トラニラスト，柴苓湯，レバミピド，アゼラスチン塩酸塩投与が行われる．また，ステロイド(トリアムシノロンアセトニド)などの局所投与も行われる．

保存的治療にて十分な改善が得られない場合，外科的治療を行う．上咽頭狭窄では炭酸ガスレーザーによる蒸散や口窓形成を行う．術後再狭窄を生じやすいため，ステントの留置や薬物療法を追加する．中・下咽頭狭窄ではバルーンによる拡張術や炭酸ガスレーザーによる瘢痕蒸散を行う．バルーンによる拡張術では穿孔を生じることがあるので注意する．高度狭窄の場合は各種皮弁を用いた形成術が必要なことが多い．

予後

原因疾患により異なる．口内炎・咽頭潰瘍では炎症を繰り返し，一度改善した狭窄が再発することが多く，長期間の経過観察が必要である．

IX 咽頭の狭窄・閉鎖症

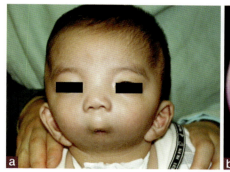
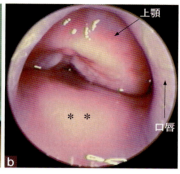

図 4-1　先天性狭窄・閉鎖症
 a：無顎症の 1 歳，女児．出生直後に気管切開を行った．耳介低位がみられる．
 b：口腔内ファイバー所見．口唇から口腔底（＊＊）に粘膜がつながっている．可動舌はみられない．咽頭は完全に閉鎖され，口腔との交通はない．食事は胃瘻から摂取している．

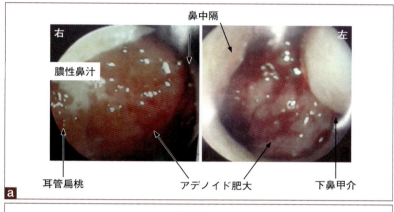
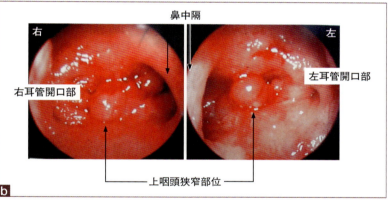

図 4-2　アデノイド切除後の上咽頭狭窄例
　　　　（他院手術例）
 a：術前上咽頭所見．症例は 27 歳，男性．アデノイド肥大があり滲出性中耳炎を繰り返すため，鼓膜チューブ留置，アデノイド切除が行われた．
 b：アデノイド切除後 2 か月の上咽頭所見．上咽頭は高度に瘢痕狭窄し，鼻閉の増強がみられた．

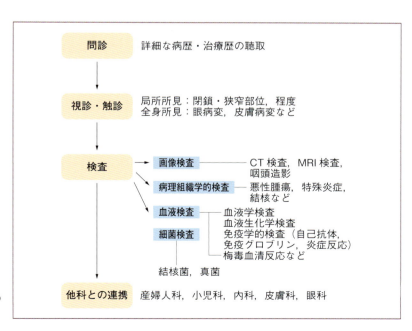

図 4-3　咽頭の狭窄・閉鎖症診断のフローチャート

第5章 扁桃疾患

I アデノイド

adenoid vegetation

疾患の定義

　アデノイドは元来,「咽頭扁桃肥大に伴って何らかの障害をきたした状態」を意味する語として用いられてきた．しかし，adenoid vegetation（アデノイド増殖症），adenoid hypertrophy（アデノイド肥大）の用例をみてもわかるとおり，「咽頭扁桃＝pharyngeal tonsil（＝adenoids）」の同義語として用いられることも多い．文脈からどちらの意味かを判断することは比較的容易である．

　咽頭扁桃は咽頭を取り囲むように存在するワルダイエル咽頭輪（Waldeyer's ring）を構成する一連のリンパ組織（他に口蓋扁桃，耳管扁桃，舌扁桃）の1つであり，上咽頭の上～後壁を中心に存在する．他の扁桃組織と同様，幼児期に生理的に増大し，4～6歳で気道に占める相対的サイズが最大となる．

　アデノイドの病態は大きく2つに分けられる．1つは①サイズに起因する病態，もう1つは②原因菌供給源（reservoir）としての病態である．滲出性中耳炎への関与は主として，①に伴う耳管咽頭口の物理的閉塞が想定されてきたが，近年は②が有力とされている．

症状と所見

　肥大した咽頭扁桃が鼻腔を後方から閉塞することにより鼻呼吸障害が生じる．その結果，覚醒時には鼻閉，口呼吸，閉鼻声を生じ，睡眠時にはいびき，睡眠時の努力性呼吸，陥没呼吸，無呼吸などの症状が出現する．日中の傾眠あるいは活動性の低下，昼寝の時間が長い，寝相の悪さ，夜尿症などが関連症状として重要である．幼小児では成人に比し，閉塞性睡眠時呼吸障害にアデノイドや口蓋扁桃が果たす役割は大きく，とくに乳児期ではアデノイドの関与が大きい．乳児期の哺乳障害と，これに起因する成長障害にも注意を払う．

　難聴を疑わせる症状があれば，正確な鼓膜所見と補助検査により滲出性中耳炎の有無を確認する必要がある．

診断

　咽頭扁桃肥大の客観的評価法として，上咽頭側面X線検査が最も普及しており，肥大の定量化には小泉法がある（図5-1）．さらに，内視鏡によりアデノイドが後鼻孔をさまざまな程度で閉塞するのを三次元的に評価することができる（図5-2）．

　形態の評価と同時に，睡眠時の呼吸状態などの機能的評価が診断および治療方針の決定に欠かせない．睡眠障害国際分類第2版（ICSD-2）ではPSG（終夜睡眠ポリソムノグラフィー）が診断に必須とされるが，その実施は必ずしも容易ではない．代替手段としてアプノモニターによるスクリーニングの他，ホームビデオ（携帯電話やスマートフォンを含む）が睡眠時の呼吸状態の評価に有用である（第5章II項「口蓋扁桃肥大」図5-2，81頁参照）．

鑑別診断

　小児では若年性鼻咽腔血管線維腫，成人では上咽頭癌（図5-3），悪性リンパ腫（図5-4）との鑑別を要する．

治療

　生理的咽頭扁桃肥大は年齢依存性であり，これに起因する症状は自然消退する可能性がある．この点を十分考慮に入れたうえで，治療の効果が術後疼痛や術後出血の危険性など，手術の負の側面を十分上回るなら積極的に手術適応と判断する．

　咽頭扁桃肥大に対して，全身麻酔下にアデノイド切除術を行う．両側の前鼻孔から挿入したネラトンカテーテルを口腔から引き出して牽引すると，軟口蓋が挙上し視野を確保しやすい．ベックマンの輪状刀やラフォース・アデノトームを使用して切除する．口蓋扁桃肥大が病態に関与する場合には，同時に口蓋扁桃摘出術も実施する．

　低年齢小児では，鼻内手術用の70°内視鏡とマイクロデブリッダーを経口腔的に用いることにより，耳管などの周辺臓器を傷つけることなく，十分な切除を行うことが可能となる（図5-5）．

予後

　アデノイドに起因する閉塞性睡眠時呼吸障害に対するアデノイド切除術の治療効果は劇的であり，哺乳障害児では体重増加も期待できる．ただし，とくに低年齢小児ではアデノイドの再増殖が報告されており，注意深い経過観察が必要である．

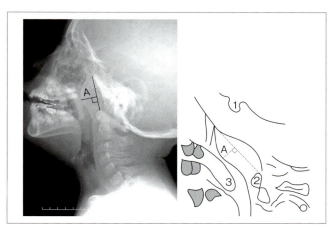

図 5-1　小泉法によるアデノイドの評価
鼻咽頭溝上縁から第 1 頸椎前結節の上縁を結ぶ直線をアデノイド付着部の基線とし，ここからアデノイドが最も隆起している点まで降ろした垂線の長さ A を計測する．
判定は次のとおり．6 mm 以下：肥大なし〜軽度肥大，7〜10 mm：中等度肥大，11〜15 mm：高度肥大，16 mm 以上：著明肥大
A：アデノイドの最大前後径，1：トルコ鞍，2：1 頸椎前結節，3：口蓋垂

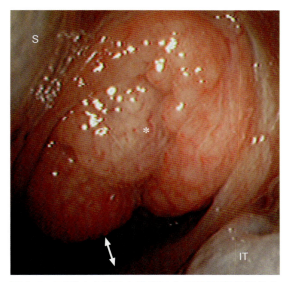

図 5-2　アデノイドの内視鏡による評価（経鼻腔的内視鏡像）
後鼻孔の下方は矢印に示す空間が残存する．
＊：アデノイド，S：鼻中隔，IT：下鼻甲介後端

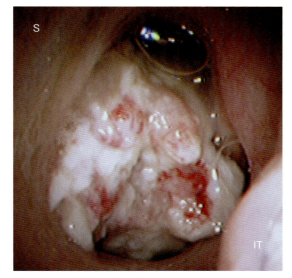

図 5-3　上咽頭癌（成人例）
壊死と出血を伴う腫瘍が後鼻孔を閉塞している．
S：鼻中隔，IT：下鼻甲介後端

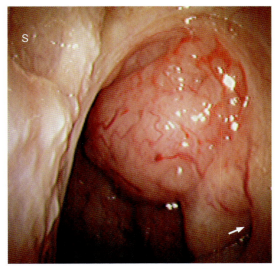

図 5-4　上咽頭悪性リンパ腫（成人症例）
表面が比較的平滑で壊死や出血を伴わない腫瘤を認める．矢印は左耳管咽頭口を示す．
S：鼻中隔

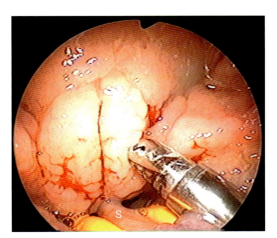

図 5-5　マイクロデブリッダーによるアデノイド切除術
経口腔的に鼻内手術用 70° 硬性内視鏡と 60° 弯曲マイクロデブリッダーを使用．両鼻腔より挿入したネラトンカテーテルを口腔外に引き出して牽引することにより，上咽頭の前後のワーキングスペースを確保しやすくなる．
S：鼻中隔後端

第5章 扁桃疾患

II 口蓋扁桃肥大
palatine tonsillar hypertrophy

疾患の定義

　口蓋扁桃は咽頭を取り囲むように存在するワルダイエル咽頭輪(Waldeyer's ring)を構成する一連のリンパ組織の1つであり(他に咽頭扁桃，耳管扁桃，舌扁桃がある)，前口蓋弓(口蓋舌弓)と後口蓋弓(口蓋咽頭弓)の間に存在する．他の扁桃組織と同様，幼児期に生理的に肥大し，咽頭腔に占める相対的容積は5〜7歳で最大となる．単に「扁桃肥大」という場合には「口蓋扁桃肥大」を指すことが多い．Mackenzieは口蓋扁桃肥大を前口蓋弓と後口蓋弓を結ぶ面から扁桃が突出した状態と定義した．しかし，扁桃肥大の臨床的意義は肥大の結果生じる機能異常にあると考えるべきであり，治療対象となるのはいびきや睡眠時呼吸障害など，何らかの病的機能異常が発症した場合に限られる．逆に，反復性扁桃炎に対する手術適応の決定に扁桃肥大の程度を考慮する必要はない．IgA腎症や掌蹠膿疱症に代表される扁桃病巣疾患も同様であり，むしろ扁桃肥大を伴うことは少ない．

症状と所見

　口蓋扁桃肥大の睡眠中の症状として，いびき，睡眠時の努力性呼吸，陥没呼吸，無呼吸などの症状が挙げられる．また，日中の傾眠あるいは活動性の低下，昼寝の時間が長い，寝相の悪さ，夜尿症などの症状が睡眠時呼吸障害の関連症状として重要である．
　舌圧子で舌背を軽く圧排し，「あー」と発声してもらうと，軟口蓋が挙上し口蓋扁桃の観察が容易になる．
　一側性の肥大，潰瘍や壊死を伴う場合には触診も行い，病変の硬さ，可動性を記録すると同時に，悪性腫瘍の可能性を考慮し生検を計画する．

診断

　Mackenzieの定義を発展させ，山本は口蓋扁桃肥大の程度を3段階に分類した(図5-1)．
　睡眠時の呼吸障害が明らかであり，かつII〜III度の肥大があれば，口蓋扁桃肥大の影響が疑われる．このとき，アデノイドも併せて評価する．睡眠障害国際分類第2版(ICSD-2)ではPSG(終夜睡眠ポリソムノグラフィー)が診断に必須とされるが，その実施は必ずしも容易ではない．その場合，アプノモニターの他，ホームビデオ(携帯電話やスマートフォンを含む)が睡眠時の呼吸状態の評価に有用である(図5-2)．

鑑別診断

　一側性肥大では扁桃癌(中咽頭側壁癌，図5-3)，悪性リンパ腫(図5-4)などの悪性腫瘍や，乳頭腫などの良性腫瘍との鑑別を要する．

治療

　生理的口蓋扁桃肥大は年齢依存性であり，これに起因する症状は自然消退する可能性がある．手術は術後疼痛を伴い，術後出血の危険性もゼロではない．機能障害の程度を適切に評価し，手術治療により得られる効果が，これらの危険性を考慮しても十分大きいと判断できるなら積極的に手術適応とする．
　口蓋扁桃肥大(II〜III度)と睡眠時呼吸障害などの因果関係が強く疑われる場合には口蓋扁桃摘出術を行う．このとき，咽頭扁桃肥大の関与もあれば，同時に咽頭扁桃も切除する．

予後

　口蓋扁桃肥大に起因した睡眠時呼吸障害は，口蓋扁桃摘出術(アデノイド増殖症があればアデノイド切除術併用)により著明に改善する．
　ポリオ生ワクチン接種後の上咽頭における抗ポリオIgA抗体値が，口蓋扁桃摘出術およびアデノイド切除術直後に一過性に低下すること，また，術後児はワクチンに対する免疫応答が不良であることが報告された．さらに，他の免疫グロブリンや補体機能の低下も報告され，小児に対する口蓋扁桃摘出術やアデノイド切除術を否定的に捉える根拠とされてきた．しかし，報告をよく検討すると低下は一過性で正常域内の変化であり，感染症が増加するなど臨床的に有意な問題はみられない．一方，手術による患者および家族のQOL改善は無視できないほど大きい．このことからも，治療効果が手術侵襲を上回ると予想される場合には，手術を決してためらうべきではない．ただし，1歳未満など特殊な症例では症例の蓄積が不足しているため，より慎重に対応するなどの冷静な判断と，患者家族への適切な説明と同意が必要であることは言うまでもない．

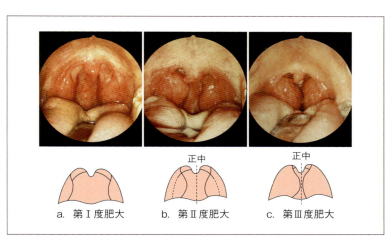

図5-1 扁桃肥大の分類（山本による分類）

Mackenzieは口蓋扁桃肥大を前口蓋弓と後口蓋弓を結ぶ面から扁桃が突出した状態と定義した．この肥大を山本が以下のように3段階に分類した．
- a：第Ⅰ度肥大：口蓋扁桃の正中方向への突出は前口蓋弓と後口蓋弓を結ぶ面をわずかに超える．
- b：第Ⅱ度肥大：Ⅰ度とⅢ度の間．
- c：第Ⅲ度肥大：左右の口蓋扁桃が正中でほぼ接する．

〔西村忠郎：口蓋扁桃肥大，日本口腔・咽頭科学会(編)：口腔咽頭の臨床，pp156-157，医学書院，1998より改変〕

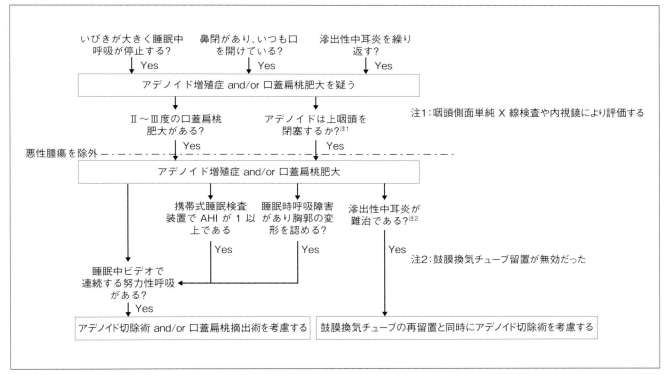

図5-2 口蓋扁桃肥大，アデノイド増殖症の診断と手術適応決定のプロセス

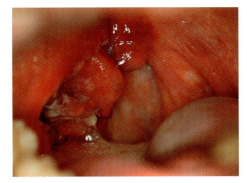

図5-3 右口蓋扁桃の扁平上皮癌
潰瘍形成や壊死組織の存在で扁平上皮癌を疑い，生検にて確定する．

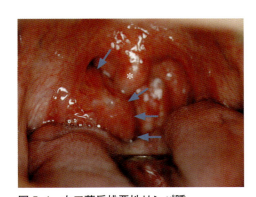

図5-4 右口蓋扁桃悪性リンパ腫
矢印で示した部分が肥大下右口蓋扁桃．左口蓋扁桃に肥大はない．
成人の一側性口蓋扁桃肥大では悪性疾患との鑑別が重要である．
＊：口蓋垂

第5章 扁桃疾患

III 急性扁桃炎
acute tonsillitis

疾患の定義

急性扁桃炎は，病原微生物の感染による口蓋扁桃の急性炎症と定義される．ウイルス感染あるいは細菌感染により発症するが，一次的に細菌感染で発症する例は少なく，ほとんどはウイルス感染に続発する．ウイルスの関与は，小児では40～70％，成人では20～30％とされる．一方，起炎菌としてはA群β溶血性連鎖球菌が最も重要視されており，小児では15～30％，成人では5～10％で検出される．

症状と所見

発熱を伴う咽頭痛と嚥下痛を訴えるとともに，咽頭粘膜および口蓋扁桃の発赤，腫脹と口蓋扁桃の膿栓あるいは白苔を認める．ウイルス性扁桃炎では，軟口蓋の点状出血や出血斑，咽頭粘膜のびらん，口内アフタ，口唇炎，歯肉炎などの多彩な粘膜病変が見られることが多い．

急性扁桃炎は，大きく急性滲出性扁桃炎，急性陰窩性扁桃炎，急性偽膜性扁桃炎の3段階に分類され，重症化するに伴い急性滲出性扁桃炎から陰窩性扁桃炎，実質性扁桃炎へと進行する（図5-1）．

急性滲出性扁桃炎（軽症）：口蓋扁桃粘膜表層の炎症を主とした比較的初期の病変．

急性陰窩性扁桃炎（中等症）：急性炎症が扁桃表面から陰窩内に及んだ状態で，口蓋扁桃実質のリンパ濾胞が腫脹するとともに化膿する．口蓋扁桃表面の粘膜下および口蓋扁桃陰窩に膿栓が透見される．

急性偽膜性扁桃炎（重症）：急性炎症がさらに進行し，扁桃上皮下深部まで高度の炎症性変化が生じた状態．膿栓は互いに融合し白苔となって口蓋扁桃表面を覆う．

診断

詳細な問診（下気道症状・全身症状の有無）と扁桃および咽頭所見から，感冒およびインフルエンザを除外した後に，細菌性とりわけA群β溶血性連鎖球菌感染であるかウイルス性であるかを判断し，その重症度を評価する．4歳未満の症例では，アデノウイルス感染を念頭に置く．

細菌検査

口蓋扁桃陰窩からの細菌培養検査を行うとともに，抗菌薬に対する薬剤感受性検査も行う．咽頭粘膜や扁桃陰窩には，連鎖球菌属やナイセリア属などのさまざまな常在菌が存在するため，咽頭粘膜あるいは扁桃陰窩より検出された細菌が急性扁桃炎の起炎菌であるかの評価が重要となる．起炎菌としてはA群β溶血性連鎖球菌感染が最も重要であり，その他にはインフルエンザ菌およびブドウ球菌も考えられる．

ウイルス検査

ウイルスの診断としては，ウイルスの検出（ウイルス抗原，ウイルス遺伝子）および分離同定と，血清学的診断がある．血清学的診断では，急性期および寛解期のペア血清によるウイルス特異的抗体の検出を行う．近年では，PCR法によるウイルスゲノムの検出も応用されている．ウイルスとしては，ヘルペスウイルス，アデノウイルス，コクサッキーウイルスなどが挙げられる．

迅速検査

A群β溶血性連鎖球菌およびアデノウイルスとインフルエンザウイルスについては，迅速抗原検出キットが市販されており，迅速診断が可能となっている．

鑑別診断

扁桃周囲炎・扁桃周囲膿瘍，伝染性単核球症，無顆粒球症，扁桃悪性腫瘍を鑑別する．

治療

重症度に合わせた治療選択を行う（図5-2）．

軽症例では，原則的には初回治療では抗菌薬治療は行わず，非ステロイド性消炎鎮痛薬，咽頭処置，ネブライザー吸入，ポビドンヨードによる含嗽などの局所治療を行う．

中等症では，アモキシシリンあるいはセフェム系抗菌薬による治療を行う．

重症例では，速やかな抗菌薬治療が必要となる．経口抗菌薬としては，アモキシシリンに加えて，セフェム系，キノロン系抗菌薬が選択となる．口蓋扁桃および咽頭粘膜の腫脹が著しい場合や頸部リンパ節腫脹を伴う場合，脱水症状などの全身症状が重篤な場合には，静注抗菌薬による治療が望ましい．

予後

急性扁桃炎の予後は比較的良好であり，多くは抗菌薬と非ステロイド性消炎鎮痛薬の投与により数日～1週間程度で治癒する．

A群β溶血性連鎖球菌性扁桃炎後のリウマチ熱や糸球体腎炎の頻度は，生活環境，医療環境の改善に伴い現在ではきわめてまれな疾患となっている．また，A群β溶血性連鎖球菌性扁桃炎後の尿検査は必須ではないが，急性溶血性連鎖球菌感染後糸球体腎炎の存在を十分に認識したうえで，罹患後の腎炎症候群の諸症状（突然の血尿・尿蛋白，浮腫，高血圧，軽度から中等度の腎機能障害）には注意を要する．

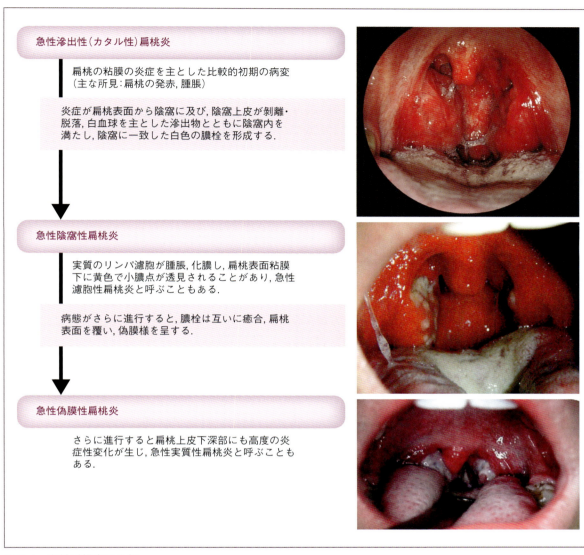

図 5-1　急性扁桃炎の分類
〔藤原啓次：急性扁桃炎．日本口腔・咽頭科学会(編)：口腔咽頭の臨床，第2版，pp112-113，医学書院，2009 より(写真のみ)〕

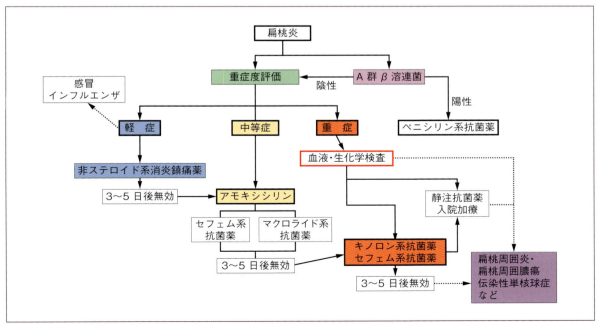

図 5-2　急性扁桃炎の治療フローチャート

第5章 扁桃疾患

IV 反復性扁桃炎，慢性扁桃炎
recurrent tonsillitis, chronic tonsillitis

■ 反復性扁桃炎 recurrent tonsillitis

疾患の定義

反復性扁桃炎は急性扁桃炎を繰り返す病態で，1年に4回以上，2年間に5〜6回以上の急性扁桃炎を繰り返す場合と定義される．

症状と所見

口蓋扁桃の表面には陰窩と呼ばれる凹部があり，リンパ上皮共生という特殊な上皮構造を示し，その上皮下にリンパ組織が存在する．陰窩は常に病原微生物に曝露されており，扁桃は感染と免疫防御が共存する生理的炎症臓器でもある．反復性扁桃炎はこのような生理的炎症が基盤となり，ウイルス感染などにより全身的・局所的な防御機構の減弱を引き金に急性炎症を繰り返す．

急性増悪期

急性増悪期は急性扁桃炎と同様の症状を示す．咽頭痛，嚥下痛，発熱，全身倦怠感，耳への放散痛などを訴えるとともに，口蓋扁桃の発赤，腫脹，扁桃陰窩に一致した白色膿栓が認められる．膿栓の程度は，ほとんど認められない症例から，口蓋扁桃全体に偽膜を形成するまでさまざまである．扁桃周辺の咽頭粘膜，咽頭咽後側索にも発赤，腫脹を伴う場合もある．

慢性期(休止期)

軽い咽頭痛，咽頭違和感・乾燥感，微熱などの症状を示すが，多くの場合では自覚症状を欠く．陰窩周辺粘膜の浮腫，前口蓋弓の血管怒張や陰窩の小膿栓を認め，口蓋扁桃を圧迫すると陰窩から膿汁，膿栓が圧出される場合がある．扁桃周囲組織の炎症を伴うことが多く，前口蓋弓粘膜の充血，咽頭側索の腫脹と充血，咽頭粘膜の発赤，咽頭後壁リンパ濾胞の発赤・腫大をみる．

診断

反復性扁桃炎について明確な反復回数の基準はなく，1年に4回以上，2年間に5〜6回以上の急性扁桃炎を繰り返す場合に診断される．扁桃インデックスは，扁桃炎年間罹患回数×罹患年数で計算され，口蓋扁桃摘出術の基準としても有用である(**表 5-1**)．

治療

急性増悪期

急性扁桃炎に準じ，重症度に合わせた治療を行う．

慢性期(休止期)

病原菌感染による急性炎症ではなく，抗菌薬治療の対象とはならない．吸入，薬物塗布，陰窩洗浄，膿栓吸引，含嗽などの局所治療を行うことがある．

手術的治療

保存的治療にもかかわらず，より急性扁桃炎が反復する場合には，全身状態の改善を待ち間歇期に口蓋扁桃摘出術を行う．

適応年齢：扁桃の免疫学的機能を考慮して4歳以上の摘出を目安とする．

反復回数：扁桃摘出インデックスは，急性扁桃炎の反復と相関し，反復を予測する指標となる．扁桃インデックスが8以上の場合には，口蓋扁桃摘出術の良い適応となる(**表 5-2**)．

予後

保存的治療あるいは口蓋扁桃摘出術により一般的には良好な経過をとる．反復性扁桃炎に対する口蓋扁桃摘出術は，QOLの改善の面からも非常に有効性が高いといえる．一方，口蓋扁桃摘出術は安全性の高い手術ではあるが，約3%で術後出血をきたし注意を要する．また，口蓋扁桃摘出術後の免疫低下は軽微であり，その変化は臨床的には有意なものではない．

■ 慢性扁桃炎 chronic tonsillitis

疾患の定義

慢性扁桃炎はワルダイエル咽頭輪に所属する扁桃・リンパ組織に生じた慢性炎症と定義される．通常は，抗菌薬治療にもかかわらず，3か月以上に扁桃炎が持続する場合をさす．

症状と所見

抗菌薬治療にもかかわらず，3か月以上持続する咽頭粘膜および口蓋扁桃の発赤，腫脹，陰窩内の膿性を認め，咽頭痛，口臭，咽頭異物感を訴える．慢性扁桃炎は小児にはほとんど認められず，思春期以降の青年・成人に多い．急性扁桃炎や扁桃周囲炎から移行する場合と，喫煙，飲酒，大気汚染などの物理的・化学的刺激への持続的曝露による場合とがある．

治療 保存的治療が中心となる．吸入や薬物塗布，陰窩洗浄・膿栓吸引，含嗽などの局所治療が主体となる．保存的治療にもかかわらず改善しない場合には，口蓋扁桃摘出術も選択されるが，慢性扁桃炎に対する口蓋扁桃摘出術の有効性に関するエビデンスは十分でなく，その適応は慎重を要する．

表5-1　反復性扁桃炎に対する口蓋扁桃摘出術の適応基準

報告者	適応回数
Farb, 1983	1年に7回以上，2年間5回/年以上
Paradise ら，1984	1年に7回以上，2年間5回/年以上
Pillsbury, 1987	1年に7回以上，2年間5回/年以上，3年間3回/年以上
Zalzal ら，1993	1年に7回以上，2年間5回/年以上，3年間3回/年以上
Bailey, 1996	1年に7回以上，2年間5回/年以上，3年間3回/年以上
形浦ら，1999	1年に4～6回以上，3年間3回/年以上
SIGN(Scottish Intercollegiate Guidelines Network, McKerrowら)	1年に5回以上
Finnish Medical Society Duodecim, 2001	1年に4回以上
Fujihara ら，2005	扁桃インデックス(年間扁桃炎罹患回数×罹患年数)≧8

〔藤原啓次：慢性扁桃炎，反復性扁桃炎．日本口腔・咽頭科学会(編)：口腔咽頭の臨床，第2版，pp114-115，医学書院，2009 より〕

表5-2　口蓋扁桃摘出術の有効性

報告者	報告年	集計方法	年齢	対象	実際の対象	回収率(%)	術後経過年数	口蓋扁桃摘出術による改善率(%) 咽頭(扁桃炎)	咽頭痛	発熱	休業
西村ら	1982	アンケート	3～5	57		35	3か月以上	著効82.5 有効12.3			
			6～8	166				著効81.3 有効16.3			
			9～11	91				著効61.2 有効6.6			
			12～14	27				著効88.9 有効11.1			
米井	1986	アンケート	12歳以下		256	52.5	6～10年		著効63.4	著効55.1	
小島ら	1987	診察	2～62	431	276	79.5	1年以上	著効92.2 有効48.8			著効68.9
高野	2002	アンケート	15歳以下	111		25.9	10年以上	3回以下84		2℃以上改善61	
工藤	2002	診察	3歳以下		54		5年以上	93		92.6	
高野ら	2006	アンケート	7歳以下	14		56.1		92.9		2℃以上改善64.3	

第5章 扁桃疾患

V 全身疾患と扁桃炎
systemic disease and tonsillitis

本項では全身的に症状をきたす扁桃病巣感染症に関して，また，扁桃炎と鑑別が必要な全身性の疾患に関して概説する．

■ ベーチェット病 Behçet disease

疾患の定義 再発性口腔内アフタ性潰瘍，皮膚病変，外陰部潰瘍，眼病変を4大主症状とする原因不明の炎症性疾患．

症状と所見 口腔内粘膜の再発性アフタ様口内炎，外陰部潰瘍，虹彩炎などの眼症状および結節性紅斑などの皮膚症状を主症状とし，炎症性血管病変が原因のさまざまな副症状も有する．全国的な疫学調査により，病歴上本疾患の約半数に扁桃炎の罹患があったことが判明している．

診断 診断基準を表5-1に示す．

鑑別診断 多形滲出性紅斑，口腔ヘルペス感染症，アフタ性口内炎．

治療 臨床像が多彩であるためそれぞれの治療法が選択される．治療法を表5-2に示す．

予後 病勢は3〜7年で極期に達しその後徐々に軽減し，10年以上経過すると寛解状態になることが多い．

■ リウマチ熱 rheumatic fever

疾患の定義 A群溶血性連鎖球菌(溶連菌)感染に対する異常反応の結果としておこる膠原病の一型である．主としてⅡ型アレルギー反応によると考えられている．

症状と所見 大症状として，心炎(50%)，多発関節炎(60〜85%)，小舞踏病(5%以下)，輪状紅斑(10%以下)，皮下結節(10%)がある．小症状として①臨床所見(38℃以上の持続する発熱，運動時に増強する関節痛)，②検査所見(ESR亢進，CRP陽性，白血球増多)，心電図でPR間隔の延長，がある．扁桃所見としては周囲との癒着が高度で埋没型を示し，扁桃の形態は扁平型，および懸垂型が多いとされる．

診断 先行溶連菌感染が証明できて，大症状2項目または大症状1項目＋小症状2項目であればリウマチ熱である可能性が高い．

鑑別診断 多関節炎では若年性特発性関節炎，反応性関節炎，若年性皮膚筋炎，また風疹，パルボウイルス感染に伴う関節炎．

治療 A群溶血性連鎖球菌の感染防止に経口ペニシリン，リウマチ性疾患に対してはサリチル酸薬，心炎にはステロイドが基本になる．

予後 放置しても12週以内に治癒するが，心炎があると弁膜症が残る可能性がある．心炎の発生は年齢に依存し，3歳未満で発症すると約90%に併発する．

■ PFAPA (periodic fever with aphthous pharyngitis and adenitis) 症候群

疾患の定義 自己炎症性疾患の1つで，周期性発熱，アフタ性口内炎，頸部リンパ節腫脹，咽頭炎を主症状とし，5歳以下の乳幼児に発症する．

症状と所見 上記のとおりである．

診断 1999年のThomasらによる診断基準を表5-3に示す．

鑑別診断 反復性扁桃炎．

治療 扁桃摘出術が非常に有効とされ，60〜100%で症状の改善を認める．ステロイドの使用報告もあり，発熱症状の改善に有効ではあるが根本的な治療とはならない．

予後 良好な場合が多い．

■ 顆粒細胞減少性アンギーナ agranulocytic angina

疾患の定義 薬剤起因性のものが大部分である．顆粒球，とくに好中球が0に近く激減して，かつ赤血球や血小板の減少は少ないか，あっても軽度な場合におこる(表5-4)．

症状と所見 急性感染症に伴う全身症状とともに，しばしば口腔・咽頭粘膜に広範な潰瘍性病変を引きおこす．粘膜病変は腫瘍性病変が歯肉，頬粘膜，軟口蓋，咽頭後壁，扁桃に出現し，激しい咽頭痛，嚥下困難が出現する．

診断	薬剤使用内容と血液検査.
鑑別診断	他の血液疾患.
治療	早期に発見し，疑わしい薬剤をただちに中止し十分な治療計画を立てる必要がある.
予後	早期対策，感染症対策，好中球増加対策(G-CSF の使用)により，死亡率は劇的に減少した.

■ 白血病 leukemia

疾患の概要	一般的に，急性および慢性白血病症例の 70％以上になんらかの口腔・咽頭の粘膜症状が認められる．とくに急性白血病では口腔・咽頭所見が診断の助けとなることが多い(**表 5-4**).

表 5-1　ベーチェット病の診断基準

1）主症状
①口腔粘膜の再発性アフタ性潰瘍
②皮膚症状
　(a) 結節性紅斑様皮疹
　(b) 皮下の血栓性静脈炎
　(c) 毛嚢炎様皮疹，痤瘡様皮疹
③眼症状
　(a) 虹彩毛様体炎
　(b) 網膜ぶどう膜炎(網脈絡膜炎)
　(c) 以下の所見があれば(a)(b)に準じる
　(a)(b)を経過したと思われる虹彩後癒着，水晶体上色素沈着，網脈絡膜萎縮，視神経萎縮，併発白内障，続発緑内障，眼球癆
④外陰部潰瘍
2）副症状
①変形や硬直を伴わない関節炎
②副睾丸炎
③回盲部潰瘍で代表される消化器病変
④血管病変
⑤中等度以上の中枢神経病変
3）病型診断の基準
①完全型：経過中に 4 主症状が出現したもの
②不全型：(a) 経過中に 3 主症状，あるいは 2 主症状と 2 副症状が出現したもの
　　　　　(b) 経過中に定型的眼症状とその他の 1 主症状，あるいは 2 副症状が出現したもの
③疑い：主症状の一部が出現するが，不全型の条件を満たさないもの，および定型的な副症状が反復あるいは増悪するもの
④特殊病変
　(a) 腸管(型)ベーチェット病―腹痛，潜血反応の有無を確認する
　(b) 血管(型)ベーチェット病―大動脈，小動脈，大小静脈障害の別を確認する
　(c) 神経(型)ベーチェット病―頭痛，麻痺，脳脊髄症型，精神症状などの有無を確認する

〔厚生労働省ベーチェット病診断基準より〕

表 5-3　PFAPA 症候群の診断基準

①5 歳までに発症する，周期的に繰り返す発熱
②発熱時に，以下のうち 1 つの臨床所見を有する
　(a) アフタ性口内炎
　(b) 頸部リンパ節炎
　(c) 咽頭炎
③周期性好中球減少症を除外できる
④発熱間歇期には全く症状がない
⑤正常な成長と精神運動発達

以上，5 項目をすべて満たすこと
〔Thomas KT, et al：Periodic fever syndrome in children. J Pediatr 135：15-21, 1999 より引用改変〕

表 5-4　血液疾患に伴う口腔・咽頭所見

顆粒細胞減少性アンギーナ	1）薬剤起因性 2）激しい咽頭痛，嚥下困難，広範な粘膜潰瘍性病変 3）顆粒球，とくに好中球が 0 に近く激減 4）治療は感染症対策，好中球増加対策 (G-CSF の使用)
白血病	■非特異的な口腔・咽頭症状 1）貧血(赤血球減少)：口腔粘膜色調の蒼白化 2）易感染性症状(顆粒球減少)：口内炎，カンジダ症，咽頭炎，扁桃炎，歯周囲炎など 3）出血傾向(血小板減少)：粘膜出血，歯肉出血，紫斑 ■白血病細胞浸潤に伴う特異的症状 1）歯肉，扁桃，頰粘膜の結節性，びまん性の腫瘤形成 2）粘膜潰瘍形成：急性白血病に多い．潰瘍形成は白血病細胞の浸潤による場合もある

表 5-2　ベーチェット病の治療

1. 全身炎症症状 ────────→ NSAIDs，コルヒチン
2. 皮膚，口腔，陰部病変 ──── ステロイド軟膏
3. 眼病変 ─┬─ 前眼部病変 ──→ ステロイド点眼
　　　　　└─ 網脈絡膜炎 ──→ 予防：コルヒチン，シクロスポリン
　　　　　　　　　　　　　　発作：ステロイド局注
4. 腸管型(急性期) ─────→ 経口ステロイド，サラゾスルファピリジン
5. 血管型 ─┬─ 動脈炎(急性期) → 経口ステロイド，シクロホスファミド
　　　　　└─ 静脈病変など ── 抗血小板療法，抗凝固療法
6. 神経型 ──────────→ 経口ステロイド，メトトレキサート

第 5 章　扁桃疾患

Ⅵ　扁桃周囲炎，扁桃周囲膿瘍
peritonsillitis, peritonsillar abscess

疾患の定義
　扁桃周囲炎および扁桃周囲膿瘍は，急性扁桃炎に対する治療が十分に奏効せず，さらに進行して炎症が扁桃床の被膜を越えて周囲に波及したものである．その原因としては扁桃機能の年齢的退行が関連し，炎症が主として濾胞間組織に発生し，被膜を破り周囲組織に波及しやすくなるためと考えられている．それにより重篤な扁桃周囲炎，さらに被膜と上咽頭収縮筋との間に膿汁を溜め，扁桃周囲膿瘍と呼ばれる状態となる．

症状と所見
　発熱，片側性の咽頭痛や嚥下痛が著明であり，含み声をきたすこともあり，さらに炎症が高度となり腫脹が強くなると開口制限や構音障害さらに呼吸困難をきたすこともある．これらはほとんどが成人であり，咽頭の視診にて口蓋垂が健側に偏位し，患側の軟口蓋は強く発赤・腫脹し，運動は制限される．膿瘍を形成すると軟口蓋の膿瘍形成部は黄白色を示し，粘膜下に膿瘍が形成されていることがうかがわれる（図 5-1）．

診断
　診断は上記症状や所見から容易である．図 5-2 に示すように，頸部造影 CT にて膿瘍形成が確認されると扁桃周囲膿瘍と診断され，扁桃部の腫脹のみで膿瘍形成が認められなければ扁桃周囲炎と診断される．試験穿刺にて膿瘍が証明されれば診断が確定し，濃汁の細菌学的検査にて菌が同定される．

　扁桃周囲膿瘍ではとくに嫌気性菌検出のために注意が必要であり，正しく検査された場合は図 5-3, 4 に示すように，嫌気性菌の分離頻度は高くなり，好気性菌では A 群β溶連菌，その他の溶連菌属，インフルエンザ菌属などが，嫌気性菌ではプレボッテラ属，ペプトストレプトコッカス属，フゾバクテリウム属，バクテロイデス属などが多く検出され，嫌気性菌が半数ほどを占めている．

　図 5-5 に診断のフローチャートを示した．扁桃炎，扁桃周囲炎，扁桃周囲膿瘍疑いの患者が受診した場合，まず詳細な問診とともに，扁桃，軟口蓋をつぶさに観察する．口蓋垂の偏位や軟口蓋の可動制限があれば扁桃周囲炎または扁桃周囲膿瘍であり，なければ扁桃炎である．白苔の付着や膿汁では判断されない．扁桃周囲炎または扁桃周囲膿瘍が疑われると，穿刺吸引にて膿汁の有無を確認するか，造影 CT にて膿汁の有無を証明する．膿汁貯留がなければ扁桃周囲炎であり，あれば扁桃周囲膿瘍である．

鑑別診断
　大血管の走行異常（急性炎症症状の欠如，粘膜表面の拍動，造影 CT にて大血管蛇行の証明），粘膜下腫瘍（急性炎症症状の欠如，造影 CT，MRI にて粘膜下腫瘤の証明，穿刺細胞診にて腫瘍の証明）などが挙げられるが，鑑別診断は比較的容易である．

治療
　扁桃周囲炎・扁桃周囲膿瘍では図 5-3, 4 に示したように嫌気性菌の検出率が高く，βラクタマーゼ産生菌の関与も考えられるので，それらを念頭に置いて治療を開始する．症状も強く重篤であるので，一般的には注射剤による強力な治療を行う．早期治癒を図り，嫌気状態緩和のため穿刺吸引や切開排膿を施行する．ABPC（アンピシリン），ASPC（アスポキシリン），TAZ/PIPC（タゾバクタム・ピペラシン），FMOX（フロモキセフ），CTRX（セフトリアキソン），PAPM/BP（パニペネム・ベタミプロン），MEPM（メロペネム），DRPM（ドリペネム）などの注射薬の投与量を重症度に応じて考えていくべきであり，嫌気性菌に感受性の豊かな MINO（ミノサイクリン）や CLDM（クリンダマイシン）を併用することも必要ならば許容される．

　また，これまで扁桃周囲炎・扁桃周囲膿瘍では保存的に抗菌薬投与と穿刺吸引や切開排膿を行い治療がなされてきたが，最近では発症後 3〜5 日目という早期に膿瘍扁桃摘出術を施行して安全で良好な成績が得られたとの報告もあり，施設の状況が許せば採用されうる治療法の 1 つである．

予後
　放置すると深頸部膿瘍，縦隔膿瘍などに発展し致命的となることもあり，糖尿病など易感染性の基礎疾患があると重症化しやすいので注意を要する．しかし，一般的には穿刺切開排膿が適切に行われ，基礎疾患の治療も加味しながら嫌気性菌も念頭に置いた至適抗菌薬使用が行われれば比較的容易に治癒に向かい，予後は良好といえる．

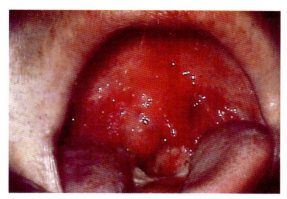

図5-1　右扁桃周囲膿瘍
右軟口蓋は発赤・腫脹し，口蓋垂は左に偏倚している．

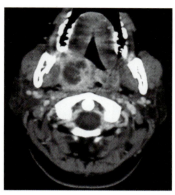

図5-2　軸位断造影CT
右扁桃部に腫脹と膿瘍形成をうかがわせる陰影を認める．

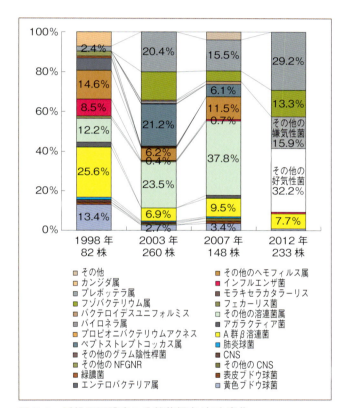

図5-3　扁桃周囲膿瘍の分離菌頻度/年次変化
〔鈴木賢二，他：第4回耳鼻咽喉科領域感染症臨床分離菌全国サーベイランス結果報告．日耳鼻感染症研会誌26：15-26，2008より改変（図中の1998年，2003年，2007年のデータ）〕
〔Suzuki K, et al：Nationwide surveillance of 6 otorhinolaryngological infectious diseases and antimicrobial susceptibility pattern in the isolated pathogens in Japan. J Infect Chemother 21：483-491, 2015 より和訳改変（図中の2012年のデータ）〕

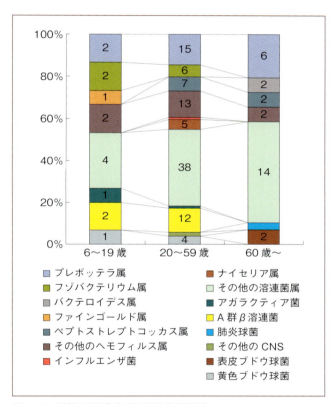

図5-4　扁桃周囲膿瘍/年齢別分離頻度
〔鈴木賢二，他：第4回耳鼻咽喉科領域感染症臨床分離菌全国サーベイランス結果報告．日耳鼻感染症研会誌26：15-26，2008より改変〕

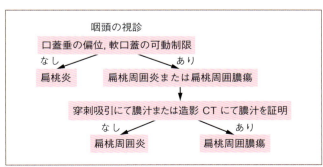

図5-5　扁桃周囲炎・扁桃周囲膿瘍診断のフローチャート

第5章 扁桃疾患

VII 扁桃病巣感染症
tonsillar focal infection

疾患の定義

扁桃病巣感染症とは「扁桃が原病巣となり，扁桃から離れた臓器に反応性の器質的または機能的障害を引き起こす疾患」をいう．現在，掌蹠膿疱症，胸肋鎖骨過形成症およびIgA腎症は扁桃摘出術のきわめて高い有効性が報告されており，扁桃病巣疾患の代表的疾患(2次疾患)として確立されている．これらの3大疾患の他に，尋常性乾癬やアナフィラクトイド紫斑病などの皮膚疾患，反応性関節炎などの骨関節疾患，微熱やベーチェット病などのなかには扁桃摘出術が著効を呈した症例も数多く報告されている(図5-1)．

症状と所見

症状
扁桃自体の症状はほとんどなく，2次疾患固有の症状が主症状となる．典型例では，上気道炎や扁桃炎に罹患すると2次疾患の症状が悪化し，問診上重要なポイントとなる．

局所所見
本症の扁桃に特異的な所見はない．

臨床検査所見
一般的な臨床検査所見では，現在のところ本疾患に特異的なものはない．しかし，2次疾患の病状，または扁桃炎や上気道炎と2次疾患の関連性をみるうえで，表5-1に示すような臨床検査が重要となる．

細菌学的所見
本症に特異的な病原菌は存在しない．しかし，掌蹠膿疱症患者ではα連鎖球菌の検出率が，IgA腎症ではパラインフルエンザ菌が高頻度に検出される．さらに血清中のこれらの細菌に対する抗体がそれぞれ高値を示すことが報告されており，本症の病態に扁桃常在菌に対する免疫寛容機構の破綻が密接に関与していると考えられる．

病理組織学的所見
掌蹠膿疱症ではリンパ濾胞の萎縮とT細胞領域の拡大を認める．筆者らの検討では，T細胞領域の面積と皮疹の改善度に相関があり，病因との密接な関連性を示唆させる．IgA腎症においてもT細胞領域の拡大を認める．

診断・鑑別診断

本症の臨床で最も重要なことは，扁桃が病巣となっているか否かを正確に診断し，扁桃摘出術を行うかどうかである．病歴にて上気道炎時に2次疾患症状の悪化があれば，本症を強く疑うべきである．しかし，現在のところ扁桃病巣疾患を診断する有用な検査はなく，今後本症の診断には，免疫学的因子など病態に直結した検査項目を導入する必要性があると考える．

治療・予後

扁桃摘出術による治療成績

掌蹠膿疱症：手掌と足蹠に無菌性の小水疱と膿疱が出現し，それが痂皮化，落屑，紅斑となり各段階の皮疹が混在する皮膚疾患である．寛解と増悪を繰り返し，慢性に経過し難治性である．本疾患と扁桃との関連性についてはAndrewの報告以降，その治療法における扁桃摘出術のきわめて高い有効性が広く認められている(図5-2)．表5-2に示すように，非扁桃摘出術群(皮膚科的治療群)と比較しても扁桃摘出術の有効性が高いことは明らかである．

IgA腎症：主な報告を表5-3(93頁)にまとめた．評価には2つのパラメータがある．腎保存が最終的なエンドポイントであるが，その評価には10年以上の経過観察が必要であり，とくに前向きの臨床試験の検討項目としては現実的ではない．その代用として尿所見正常化(寛解)があり，将来的な腎保存を予見する因子(surrogate marker)となり得ることが堀田らの検討によって示されている．これらの検討結果から，扁桃摘出術＋ステロイドパルス療法は尿所見寛解，腎保存にきわめて有効であると考えられる．最近になり，扁桃摘出術＋ステロイドパルス療法(A群33例)とステロイドパルス療法単独(B群39例)の多施設共同無作為化比較試験の結果が示された．結果はA群において有意に蛋白尿消失症例が多く，有意差はないものの尿所見寛解症例が多かった．経過観察期間が12か月と表5-3(93頁)にまとめた報告よりも短く，さらなる経過観察により寛解率においても有意差が生じる可能性がある．今後のさらなる追跡調査に注目したい．

胸肋鎖骨過形成症：鎖骨や前胸部に生じる無菌性肥厚性骨病変であり，局所の疼痛と骨性腫脹を特徴とする．掌蹠膿疱症との合併率が高く，掌蹠膿疱症性関節炎とも呼ばれる．以前より掌蹠膿疱症にて扁桃摘

表 5-1 扁桃病巣感染症の検査項目と所見

病歴	上気道炎・扁桃炎で2次疾患症状が悪化
扁桃所見	埋没型，表面凹凸不整，陰窩内膿栓，前口蓋弓発赤
臨床検査	
血液検査	末梢血白血球数，赤沈値
免疫血清検査	CRP，リウマチ因子，抗核抗体，血清免疫グロブリン値，補体
尿検査	尿蛋白，尿潜血
血清抗体	血清免疫複合体値，抗ケラチン抗体価，抗コラーゲン抗体価，抗ストレス蛋白抗体価
扁桃誘発試験	基礎体温の上昇，末梢血白血球数の増加，赤沈の亢進，尿所見の悪化，2次疾患の悪化
扁桃打ち消し試験	2次疾患症状の緩解・消失
細菌学的所見	
細菌培養	掌蹠膿疱症ではα連鎖球菌の検出率が高い．IgA腎症ではパラインフルエンザ菌が高頻度に検出される．
免疫血清検査	血清抗α連鎖球菌抗体価，抗パラインフルエンザ抗体価上昇．扁桃リンパ球のα連鎖球菌抗原に対する活性化反応．
病理組織学的所見	陰窩上皮の角化，フォーカス病変(陰窩上皮に生ずる限局性潰瘍病変)，オニオンスキン病変，濾胞外領域の線維化および崩壊．掌蹠膿疱症ではリンパ濾胞(B細胞領域)の萎縮とT細胞領域の拡大を認める．IgA腎症ではT細胞領域の拡大を認める．

表 5-2 掌蹠膿疱症における扁桃摘出術の効果

報告者	報告年	治療法	症例数	観察期間(月)	皮疹消失率(%)	有効率(%)	評価法
Onoら	1977	扁摘	61	>3	64	84	皮膚科医の肉眼的観察
		非扁摘	80		29	39	
橋口ら	1992	扁摘	33	12〜120	55	94	アンケート調査
坪田ら	1994	扁摘	289	3〜60	54	88	自己採点法
藤原ら	1999	扁摘	181	3〜144(平均21)	43	81	自己採点法
		非扁摘	77		25	68	
木寺ら	2000	扁摘	50	1〜3	8	88	肉眼的観察
山北ら	2004	扁摘	23	18	13	61*	皮膚科医の肉眼的観察
		非扁摘	57			18*	
橋本ら	2006	扁摘	27	>3		90	皮膚科医の肉眼的観察
原渕ら	2008	扁摘	103	6〜50(平均12)	40	89	自己採点法
藤原ら	2009	扁摘	42	18		91	PPPASI
山北ら	2009	扁摘	26	18	46	85*	前向き調査
		非扁摘	37		15	35*	(皮膚科医の肉眼的観察)
原渕ら	2010	扁摘	27	12	40	93	PPPASI

皮疹消失率：術後皮疹が消失した症例の割合．有効率：術後皮疹が50％以上改善した症例の割合．
自己採点法：皮疹の程度を術前を10とし，術後を数値で表す方法．
PPPPASI：Palmoplantar Pustulosis Area and Severity Index．＊：$p<0.01$

図 5-1 扁桃病巣疾患

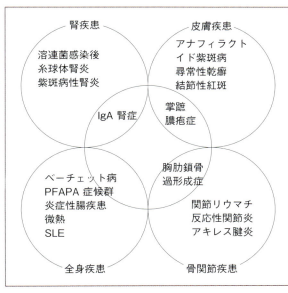

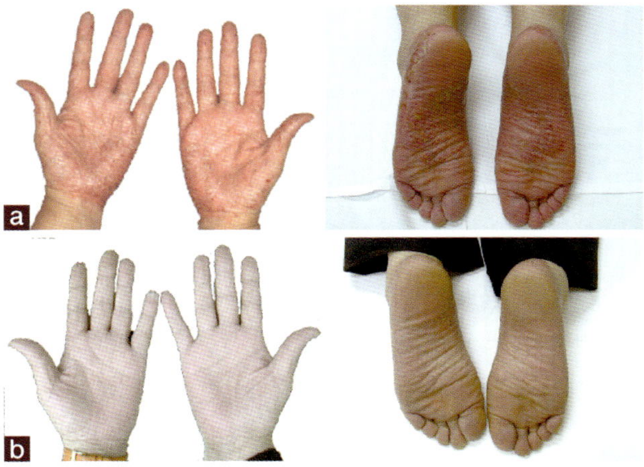

図 5-2 掌蹠膿疱症の扁桃摘出術前後の皮疹の変化
a：術前の皮疹，b：術後の皮疹．扁桃摘出術後は著明な皮疹の改善を認める．

治療・予後

出術を行った症例において，合併した本疾患も改善することが知られていた．表5-4に過去の報告をまとめたが，8割以上に扁桃摘出術後の痛みの改善を認めている．ただし腫脹に関しては縮小を認めた症例はなく，不可逆性の変化と考える．

尋常性乾癬：原因不明の炎症性角化症であり，一般に四肢伸側，体幹，被髪頭部に発生し，紅斑と鱗屑を特徴とする疾患である．治療に応じて周期的に改善はするものの，完全に治癒する症例は少なく，極めて難治性であるといわれている．本疾患は上気道感染により皮疹の増悪がみられ，以前より扁桃病巣疾患である可能性が示唆されてきた．表5-4に示すように，本疾患における扁桃摘出術の有効率は7割程度と予想される．自験例においても約7割の有効率であるが，上気道炎時に皮疹の増悪を認めた症例では9割に改善を認めている．

アナフィラクトイド紫斑病：アレルギー性紫斑病は全身のアレルギー性血管炎により，皮下出血や腎症状など多彩な臨床症状を呈する疾患である．しばしば上気道感染を契機に発症し，約半数の患者に血清IgAの高値を認め，IgA腎症と極めて類似した組織型を呈する紫斑病性腎炎を合併する．表5-4に以前の報告をまとめたが，筆者らの報告を含め，皮疹の改善率は高い．また，紫斑病性腎炎に関しても扁桃摘出術による改善例が報告されており，自験例でも改善を認めている．

ベーチェット病：口腔粘膜の再発性アフタ，結節性紅斑様皮疹，外陰部潰瘍，前房蓄膿性ぶどう膜炎を4主徴とする難治性の全身疾患である．本症のなかには扁桃炎を契機に発症する例や，発症後に上気道炎や扁桃炎により症状が増悪する例が報告されている．以前の報告では，自験例を含め症例数が少ないものの，ほぼ全例において症状の改善を認めている(表5-4)．とくに，口腔アフタや皮膚症状と同様に，失明率が高いぶどう膜炎においても扁桃摘出術後改善が認められている．

PFAPA (periodic fever with aphthous pharyngitis and adenitis)症候群：PFAPA症候群は，感染や自己免疫に基づかない炎症を反復する自己炎症性疾患の1つであり，周期性発熱，アフタ性口内炎，頸部リンパ節炎，咽頭炎を主症状とし，5歳以下の乳幼児に発症する．1987年にMarshallらによって初めて12例が報告され，1999年にはThomasらによってPFAPAの診断基準が確立された比較的新しい疾患群である(5章V項，表5-3，87頁を参照)．PFAPA症候群は4～8年程度で自然治癒するため，治療としては発熱発作を抑制し，再燃を予防できる方法が望ましい．ステロイド内服治療は発熱発作の改善に非常に有効であるが，その反復を抑えることはできず，また発熱間歇期が短縮してしまう可能性も報告されている．本疾患は周期性の発熱とそれに付随する咽頭痛，口蓋扁桃の発赤や白苔など習慣性扁桃炎との鑑別が難しく，習慣性扁桃炎との診断で扁桃摘出術された症例も報告されている．しかし結果的に症状の改善が認められ，本疾患における扁桃摘出術の有効性が明らかとなった．表5-4にPFAPA症候群に対する扁桃摘出術の効果を検討した主な報告を示す．

いずれの報告も，当初は抗菌薬，ステロイド剤などで治療されているが，発熱のコントロールがつかず，扁桃摘出術が施行されている．その効果は非常に良好で，72～100%の治療効果を認めている．そのなかでもGaravello，Renkoらは扁桃摘出術群と非扁桃摘出術群での無作為調査を施行し，扁桃摘出術の有用性を証明している．したがって，PFAPA症候群に対する根治的治療として扁桃摘出術は極めて有効である．このことから，本疾患の病態に扁桃が病巣となっている可能性が高く，扁桃病巣疾患の1つと考えられる．しかしながら，扁桃とPFAPA症候群の関連性について科学的根拠を示した報告は少なく，今後，免疫学的見地から検討を要すると考えられる．

扁桃摘出術の適応

上述のように扁桃摘出術の効果が顕著である掌蹠膿疱症，IgA腎症，胸肋鎖骨過形成症アナフィラクトイド紫斑病，PFAPA症候群では，確定診断がつき次第，扁桃摘出術をすすめてよいと思われる．乾癬，ベーチェット病など他の扁桃病巣疾患では，反復性扁桃炎の既往や上気道炎時に原疾患の悪化をみるなど扁桃との関連を示唆する所見があれば，積極的に扁桃摘出術を考慮すべきと思われる．筆者の施設では扁桃病巣疾患にて耳鼻咽喉科を受診する症例のほとんどは他科からの紹介であるため，紹介された症例は全身麻酔などのリスクがないかぎり全例に手術をすすめている．

表 5-3　IgA 腎症における扁桃摘出術の効果

報告者	報告年	治療法	症例数	平均観察期間(月)	臨床的効果 寛解率	臨床的効果 腎生存率	備考
小坂ら	1998	扁摘 非扁摘	43 42	105	47%* 12%	98% 83%	
Hottaら	2001	扁摘＋ステロイド ステロイド	191 34	82	60%* 35%		血清Cr値 <1.4 mg/dl
Xieら	2003	扁摘 非扁摘	48 73	193		90%* 73%	
Satoら	2003	扁摘＋パルス ステロイド 補助的治療	30 25 15	70		73%* 56% 13%	血清Cr値> 1.5 mg/dl
Akagiら	2004	扁摘 非扁摘	41 30	158	24% 13%	95%* 73%	
Komatsuら	2005	扁摘 非扁摘	104 133	62	32%* 17%	88%* 64%	
Miyazakiら	2007	扁摘＋パルス パルス	75 18	60	70%* 39%		
Chenら	2007	扁摘 非扁摘	54 58	130	46%* 28%	96% 88%	67%の症例が 1日尿蛋白量<1 g
Komatsuら	2008	扁摘＋パルス パルス	35 20	24	62%* 18%		非ランダム化前向き試験
Kawaguchiら	2010	扁摘＋パルス パルス 扁摘 補助的治療	240 23 67 58	24	78%* 39% 49% 29%		尿蛋白>0.5 g/日
Maedaら	2012	扁摘 非扁摘	70 130	84	34%(per year)* 9%(per year)		

パルス：ステロイドパルス療法　　＊：統計学的有意差あり

表 5-4　扁桃摘出術の有効性

(胸肋鎖骨過形成症)

報告者	報告年	症例数	改善例	改善率
三輪ら	1985	3	3	100%
増田ら	1989	7	6	86%
武田ら	1991	10	8	80%
Kataura ら	1996	100	72	81%*
原渕ら	2011	40	36	90%

(尋常性乾癬)

報告者	報告年	症例数	改善例	改善率
Nyforsら	1976	74	53	72%
富木ら	1986	5	3	60%
高橋ら	1989	21	13	62%
浜本ら	1999	45	31	69%
高原ら	2009	12	7	58%

(アナフィラクトイド紫斑病)

報告者	報告年	症例数	改善例	改善率
瀬古ら	1989	10	8	80%
小島ら	1990	19	16	84%
Inoueら	2007	16	16	100%
高原ら	2009	11	11	100%

(ベーチェット病)

報告者	報告年	症例数	改善例	改善率
川上ら	1990	4	4	100%
久々湊ら	1995	10	8	80%
小林ら	2005	4	3	75%
高原ら	2009	8	7	88%

(PFAPA症候群)

報告者	報告年	症例数	改善例	改善率
Thomasら	1999	11	8	72%
Galanakisら	2002	15	15	100%
Renkoら	2007	15	14	93%
Licameliら	2008	27	26	96%
Garavelloら	2009	19	19	100%

＊；経過を観察できた89例における改善率

第6章 唾液腺疾患

I 耳下腺炎
parotitis

疾患の定義
炎症がかかわって耳下腺にさまざまな臨床像を呈する病態である．原因として，細菌性，ウイルス性，アレルギー性，自己免疫性といったものがある．局所性のものと全身性疾患の部分症状として発現するものとがある(表6-1)．炎症に伴う共通の理学的所見は耳下腺の腫大であり，その鑑別疾患を表6-2に示す．主な耳下腺炎の病態を概説する．

■ 急性化膿性耳下腺炎 acute purulent parotitis

症状と所見
唾液には，抗菌作用を有するさまざまな免疫グロブリン，ライソゾーム，ラクトフェリンなどの他，口腔粘膜や歯の表面への細菌接着防止機能をもつ糖蛋白なども含まれている．唾液の分泌が低下している状態(腸管疾患やその術後，昏睡状態，薬物性，脱水など)や，口腔衛生不良で発症しやすい．耳下腺の境界明瞭ないしびまん性の腫脹，浮腫，発赤と圧痛があり(図6-1a)，膿瘍形成があれば波動を触知することがある．痛みは耳，頬，顎関節，または頸部に放散しうる．重症例では開口障害や熱発することもある．また，ステノン管開口部の浮腫や膿汁の排出をみる(図6-1b)．

唾液分泌が阻止されて唾液が貯留し，ここで細菌増殖がおこって発症することもある．口腔内常在菌の上行性感染によることが多いが，主な起炎菌は，黄色ブドウ球菌，A群連鎖球菌，グラム陰性菌，嫌気性菌の他，まれにMRSA，真菌がある．症状が軽微に経過していながら膿瘍のできることもある(図6-2)．

診断
上記症状所見の他，血中・尿中の唾液腺型アミラーゼ値上昇，白血球やCRPの上昇．CT，MRI．唾液腺造影は禁忌．

鑑別診断
歯性膿瘍，Heerfoldt症候群，顎関節炎，鰓性囊腫，腫瘍，反復性耳下腺炎，ムンプス．

治療
ステノン管開口部からの膿汁培養と起炎菌と感受性の確認．好気性・嫌気性両面からの抗菌薬による早期治療が重要．全身投与で十分であるが，必要に応じてステノン管洗浄と抗菌薬注入．膿瘍が大きく引きがよくない場合には，顔面神経の走行に平行に切開排膿，ドレナージも考える．十分な補液．

予後
初期の適正な処置が肝要で，全般的にはおおむね良好である．

■ 反復性耳下腺炎 recurrent parotitis

症状と所見
小児に多く発症するが，成人にも認められる．男児にやや多い．一側または両側(80％)の圧痛を伴う再発性の耳下腺腫脹である．腫脹は数日〜数週間続く．白色の膿汁が導管から排出することがある．皮膚発赤はまれで，周囲のリンパ節腫脹は認められることがある．再発の間隔は数週間〜数年と幅がある．導管拡張を示す先天的形態異常や不顕性の慢性炎症による末梢導管の囊胞状拡張を背景に発症すると考えられている．間歇期は無症状で，炎症が進めば一般に唾液は増大する．原因菌は緑色連鎖球菌やナイセリアが多い．

診断
再発性腫脹，耳下腺がやや硬く表面凹凸に触知する．耳下腺の圧迫で，導管より膿汁流出．唾液腺造影でびまん性点状陰影を認める(図6-3)．超音波検査では，低エコーの多発性小胞状所見もつかめる．CTで導管系の拡張所見がしばしば得られる．

鑑別診断
線維素性唾液管炎，唾液腺症，流行性耳下腺炎．

治療
抗菌薬，マッサージによる唾液排泄促進，唾液管洗浄の他，含嗽，歯磨きなどによる口腔内清潔．保存的治療により軽快しない難治性のものは，外科的切除を考慮する．

予後
小児期のものは青年期までに自然寛解することが多い．保存的治療で50％前後は改善・回復する．

■ 特殊性炎

耳下腺結核 tuberculosis of the parotid gland

症状と所見
耳下腺が結核に罹患することは極めてまれである．結核菌が血行性，リンパ行性，経ステノン管性に耳下腺に運ばれて感染することによる．リンパ節内石灰化のない段階での診断は難しい．無痛性一側性の単結節性ないし多結節性の腫瘤で，やや急速に増大する耳下腺腫大である．腫瘍との鑑別が困難なこともあり，開放性結核でないかぎり手術に至ることが多い．舌下腺や顎下腺にもみられるが，耳下腺のほうが約

表 6-1 耳下腺炎の分類

細菌性	・化膿性耳下腺炎 ・反復性耳下腺炎 ・特殊性炎：結核，放線菌症
ウイルス性	・ムンプスウイルス ・サイトメガロウイルス ・コクサッキーウイルス ・エコーウイルス ・Epstein-Barr ・パラインフルエンザウイルス(type I〜III) ・ヒト免疫不全ウイルス
アレルギー性	・線維素性唾液管炎
その他	・唾石症 ・放射線性 ・自己免疫性(全身性)(シェーグレン症候群，ヘールフォルト症候群)

表 6-2 耳下腺腫脹の鑑別疾患

炎症性	耳下腺炎 頸部リンパ節炎 歯原性 頰粘膜・咬筋ないし深頸部感染，膿瘍 ベツォルト膿瘍
非炎症性	耳下腺腫瘍 リンパ腫 鰓性嚢腫 脂肪腫

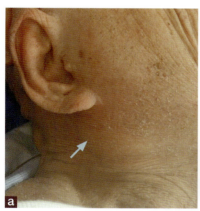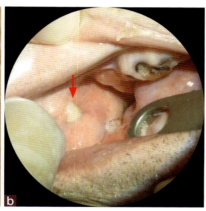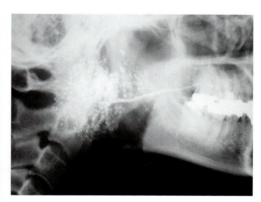

図 6-1 急性化膿性耳下腺炎症例
a：皮膚の発赤・腫脹・浮腫がみられる(矢印)．b：耳下腺を圧迫するとステノン管から膿汁の排出をみる(矢印)．

図 6-3 反復性耳下腺炎(成人例)にみられた耳下腺造影所見
末梢導管拡張による点状陰影．

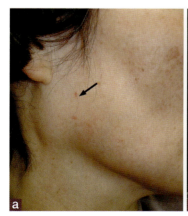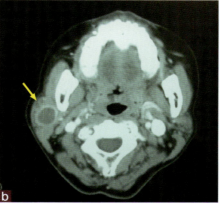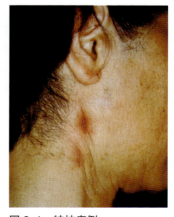

図 6-2 耳下腺膿瘍による耳下腺腫脹
a：側貌．b：造影 CT 所見．矢印は耳下腺膿瘍を示す．

図 6-4 結核症例
瘻孔を形成している．
〔海野徳二：耳下腺炎．日本口腔・咽頭科学会(編)：口腔咽頭の臨床，pp86-89，医学書院，1998 より〕

症状と所見	3倍多い（図6-4）.
診断	肺結核の既往歴，ツベルクリン反応，喀痰の結核菌の培養，PCRによる結核菌の遺伝子診断．組織検査（リンパ球，類上皮細胞の浸潤とラングハンス型巨細胞が特徴）.
鑑別診断	腺外から炎症の波及した耳下腺炎，サルコイドーシス，軟部好酸球肉芽腫症.
治療	全身抗結核療法を6か月～1年行う.
予後	重症例は少なくなった.

放線菌症 actinomycosis

症状と所見	嫌気性のグラム陽性放線菌感染（イスラエル放線菌）による．これは，口腔内，とくに扁桃，歯肉に存在するもので，ステノン管の上行性感染による．口腔不衛生，免疫不全，口腔粘膜の外傷，ステロイド服用，糖尿病や低栄養が危険因子となる．耳下腺の弾性硬の無痛性ないし有痛性の腫瘤として触知される（図6-5）．歯科処置の既往に注意する．急速な化膿性変化をみたり，その後に無痛性の複数の瘻孔を生じる．ここにいわゆる硫黄顆粒をみることができる.
診断	上記の症状・所見と細菌培養にて放線菌を確認する．生検では，硬い線維性組織で囲まれた放線菌とともに複数の膿瘍をみることができる（図6-6）.
鑑別診断	梅毒性耳下腺炎（第2，第3期），治療抵抗性の場合には腫瘍も考える.
治療	ペニシリン長期投与（約半年）．エリスロマイシンや，クリンダマイシンも有効.
予後	抗菌薬療法で9割以上は制御できる.

■ ウイルス性耳下腺炎

流行性耳下腺炎（おたふくかぜ，ムンプス）epidemic parotitis（mumps）

症状と所見	唾液を介したムンプスウイルス（パラミクソRNAウイルス）の直接・間接ないし飛沫感染による．唾液腺疾患中最も多い．この臨床経過については図6-7に示す．唾液は6週間感染力を有する．2～14歳に約8割を占め，4～6歳に発症ピークがある．5割は不顕性感染で，18日前後（2～3週間）の潜伏期を経て発熱，有痛性耳下腺腫脹（摂食により悪化）が発症する．外耳道狭窄，開口障害を生じることもある．多くは両側性（75％）に腫脹（時に顎下腺も）するが，片側性のこともときどきある．唾液腺腫脹が発現した後，5日を経過し，かつ全身状態が良くなるまで登校を禁止させなければならない（学校保健法：平成24年4月改正）．こうした症状が1～2週間続いて他臓器の腺組織（精巣，卵巣，膵臓，腎臓，内耳）にも炎症が波及しうる（図6-8）．難聴に陥った場合の予後は極めて不良である（図6-9）．成人例で，しばしば喉頭浮腫を併発することがある.
診断	上記全身症状を伴う両側耳下腺腫脹．血清・尿中アミラーゼの上昇．IgM抗体価上昇（唾液腺腫脹時）．ウイルス血清抗体価（CF）の2ペア血清以上の上昇．初期には白血球の減少.
鑑別診断	反復性耳下腺炎，線維素性唾液管炎，特発性耳下腺腫脹，急性喉頭蓋炎.
治療	ワクチン接種．熱や痛みに対する対症療法．十分な水分補給．他の腺組織への波及予防のためのγグロブリン投与．必要に応じて二次感染予後の抗菌薬投与.
予後	青年以降の感染は3割弱が男性不妊となるが，女性は比較的まれである．髄膜炎，脳炎もおこりうるが，第8脳神経に波及すれば高度難聴（ムンプス難聴）やめまいもおこす．ムンプスワクチンの接種率が低下しており，将来的な発症増加の危惧を抱かせる．ムンプス難聴の診断基準を表6-3に示す．難聴は進行性で極めて予後不良である．この感染で永久免疫を獲得する.

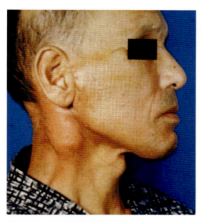

図6-5 放線菌感染症例
〔海野徳二：耳下腺炎．日本口腔・咽頭科学会（編）：口腔咽頭の臨床，pp86-89, 医学書院，1998より〕

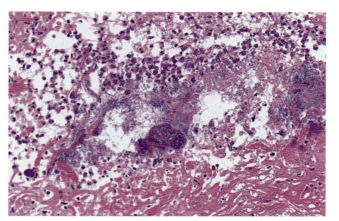

図6-6 放線菌症例の病理組織像
放線菌塊を確認できる．H-E染色(×400).

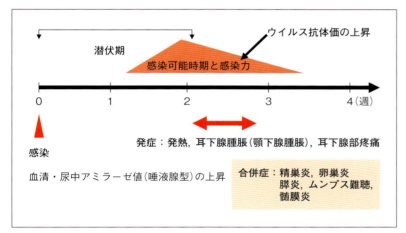

図6-7 流行性耳下腺炎の臨床経過

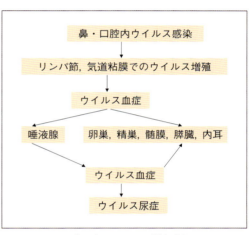

図6-8 ムンプスウイルスの感染進行

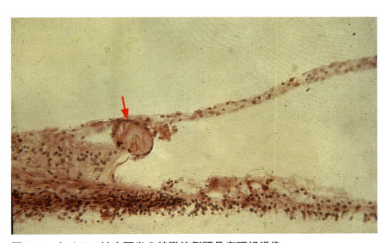

図6-9 ウイルス性内耳炎の特徴的側頭骨病理組織像
（矢印：enrolled tectorial membrane）
〔Baylor医科大学 temporal bone lab より提供〕

表6-3 ムンプス難聴の診断基準

1. 確実例
   1) 耳下腺・顎下腺腫脹など臨床的に明らかなムンプス症例で，腫脹出現4日前より出現後18日以内に発症した急性高度難聴の症例
   （この場合，必ずしも血清学的検査は必要でない）
   2) 臨床的には，ムンプスは明らかでない症例で，急性高度難聴発症直後から2～3週後にかけて血清ムンプス抗体価が有意の上昇を示した症例
   注1：1)においては，はじめの腫脹側からの日数をいう
   注2：2)において有意とは，同時に同一法により測定して4倍以上になったものをいう
   注3：難聴の程度は，必ずしも高度でない症例もある
2. 準確実例
   急性高度難聴発現後3か月以内にムンプスIgM抗体が検出された症例
3. 参考例
   臨床的にムンプスによる難聴と考えられた症例
   注1：家族，友人にムンプス罹患があった症例など
   注2：確実例 1)における日数と差のあった症例

〔厚生省特定疾患急性高度難聴研究班，1987年改訂〕

第6章 唾液腺疾患

II HIV関連唾液腺疾患

HIV-associated salivary gland disease

疾患の定義

HIV関連唾液腺疾患は，HIV感染に起因する抗原誘発性自己免疫応答により唾液腺組織にリンパ球が浸潤し，腫瘤・囊胞形成や口腔乾燥症状を呈する病態である．組織像は主に3つの型（反応性濾胞性過形成，びまん性リンパ球浸潤およびリンパ上皮性囊胞）を示す．囊胞形成過程については大別して，閉塞説すなわち浸潤リンパ球による導管閉塞が導管の2次性拡張と囊胞形成をおこすとの説と，唾液腺内リンパ組織が増殖過程で導管上皮を巻き込んで囊胞が形成するとの説がある．

発症頻度はHIV/AIDS成人の3～6％，小児の1～10％とされ，小児に多い傾向がある．1990年代後半以降のHAART（highly active anti-retroviral therapy）の普及に伴って増加傾向があるとの報告があり，HAART導入により循環血中リンパ球数が回復する結果，抗原反応性リンパ球浸潤が増強するといった機序が考えられている．

症状と所見

HIV関連唾液腺疾患における腫脹部位は耳下腺が大半で80％，両側性が80％以上，囊胞・充実性病変は多発性が90％以上とされる．90％以上で頸部多発性リンパ節腫脹を伴い，診断の助けになる．HIV/AIDSではとくに唾液腺腫脹のある例では唾液量の減少がみられ，唾液腺組織への浸潤リンパ球が腺房構造を破壊するためと考えられている．

診断

HIV/AIDS患者の唾液腺腫脹の原因としては，HIV関連唾液腺疾患が最も多いが，それぞれの原因の頻度については，南アフリカ共和国の報告ではHIV/AIDSの501例中260例（52％）で唾液腺腫脹があり，57.1％が良性リンパ上皮性囊胞もしくは腫瘤，12.5％が抗酸菌感染，10％が膿瘍，6.7％が多形腺腫やカポジ肉腫などの腫瘍性病変であったという．

診断は臨床症状とエコー，CT，MRなどの画像検査で行う（図6-1～3）．画像所見の典型例は耳下腺の充実性，多発性の腫瘤性病変もしくは囊胞を呈し，頸部リンパ節の多発性腫脹を伴う．FNAも有用であり，同時に一般細菌および抗酸菌検査の施行が望ましい．FNAでは多数のリンパ球が主体で，上皮成分に異型性は認められない．

鑑別診断

非HIV性のリンパ上皮性囊胞，貯留囊胞，耳下腺鰓性囊胞，ワルチン腫瘍のうち囊胞様所見を呈するもの，シェーグレン症候群および悪性リンパ腫が挙げられる（図6-4）．囊胞性疾患については血清HIV抗体価の他，手術や外傷の既往，感染反復，瘻孔の有無などが参考になる．シェーグレン症候群の唾液腺組織はHIV関連疾患と類似したリンパ球浸潤像を示し，時に囊胞も形成するが，抗SS-A/Lo抗体，抗SS-B/Ra抗体陽性所見などが鑑別となる．

HIV/AIDSではガマ腫を含む口腔内粘液囊胞の報告も多数あり（図6-5），HAARTにより消失，縮小する例もある．ガマ腫の成因は外傷などによる唾液腺管の破綻から周囲に炎症性肉芽を形成，線維化による囊胞形成とされる．耳下腺と同様のリンパ球浸潤は小唾液腺でも認められるため，唾液腺管の破綻の原因となり得る．アフリカのある施設からの報告では，来院者全体のHIV陽性率が33.7％であり，ガマ腫の88.5％がHIV陽性，10歳以下の症例では95％が陽性であり，HIVとガマ腫発症に何らかの関連があると結論している．

治療

HIV関連唾液腺疾患の治療法に確立されたものはないが，大別して経過観察，HAART，硬化療法，照射，手術が行われている（表6-1）．HAARTは有効だが，適応に当たっては唾液腺病変以外の条件を加味する必要がある．手術は顔面神経麻痺の危険もあるが，悪性リンパ腫との鑑別が必要な場合や整容上問題となる巨大な腫瘤では行われている．硬化療法はブレオマイシン，OK-432，アルコールなどの報告例がある．

予後

無治療では局所の腫脹は不変の場合が多いが，増大や縮小することもある．HIV/AIDSの予後については，HIV関連唾液腺疾患のうちびまん性リンパ球浸潤については，病変がある例のほうが日和見感染症は少ないが，悪性リンパ腫の発症リスクは高いとされ，増大傾向がある例などでは注意を要する．筆者の施設の症例でも，耳下腺囊胞の診断の3か月後にバーキットリンパ腫を発症しており，病状に応じて生検が必要となる．

HIV関連唾液腺疾患の本邦での報告例はまだ少ないが，HIV/AIDS患者数は増加傾向にあり，今後唾液腺腫脹，口内の粘液囊胞，ガマ腫診療の際に本疾患を念頭に置く必要がある．

II HIV 関連唾液腺疾患

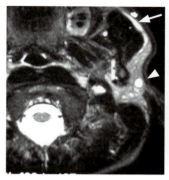

図 6-1 26 歳，男性
左ステノン管の拡張（矢印）と左耳下腺内の小囊胞（矢頭）を認めた．

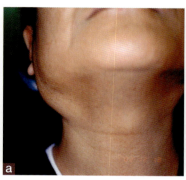

図 6-2 51 歳，男性の初診時所見
a：両側耳下腺のびまん性の腫脹を認めた．
b：CT 所見．両側耳下腺部に右側 3.5×2.5 cm，左側 2.5×2.0 cm の囊胞性病変を認めた．

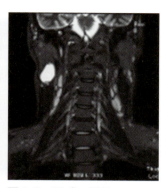

図 6-3 36 歳，男性
右耳下腺囊胞と頸部多発リンパ節腫脹を認めた．

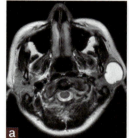 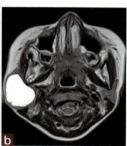 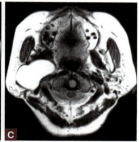

図 6-4 鑑別診断（一側性・囊胞性）
a：非 HIV 性のリンパ上皮性囊胞．b：貯留囊胞．外傷・手術の既往（腺様囊胞癌術後）．c：鰓性囊胞．感染反復・瘻孔の存在．

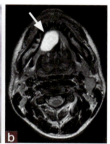

図 6-5 28 歳，男性
a：右口腔底の腫脹を認めた．
b：MR．口腔底に T2 高信号の囊胞性病変（矢印）を認めた．

表 6-1 HIV 関連唾液腺疾患の治療

方法	報告者	薬剤など	症例数	観察期間	結果
HAART	Syebele, et al (2011)	Stavudine ラミブジン エファビレンツ	10	3 か月	90%が"著明な改善"
硬化療法	Monama, et al (2010)	ブレオマイシン	3	12～15 か月	3/3 消失
	Heran, et al (2009)	OK-432 (0.25 KE, 0.5 KE)	1	12 か月	1/1 "臨床的に有意な再発なし"
	Meyer, et al (2009)	アルコール	11	5.7 か月	10/11 結果に"満足"
	Marcus, et al (2005)	モルイン酸ナトリウム	4 例（6 囊胞）	2.5 か月	6/6 サイズ縮小　1/6 消失
	Berg, et al (2009)	モルイン酸ナトリウム	9	特定せず	4/9 消失　5/9 新たな囊胞形成あり
	Lustig, et al (1998)	ドキシサイクリン	8 例（囊胞）	12～17 か月	7/9 サイズ縮小　2/9 消失
	Echavez, et al (1994)	テトラサイクリン	3	14～36 か月	3/3 消失
照射	Beitler, et al (1995)	24 Gy	19	23 か月	13/19 美容的満足
	Beitler, et al (1999)	8～10 Gy	12	9.5 か月	1/12 美容的満足
	Goldstein, et al (1992)	8～10 Gy	8	1 か月	5/8 消失　3/8 縮小
手術	Shaha, et al (1993)	浅葉切除術	35	6 年以上	消失
	Ferraro, et al (1993)	核出術	10 例（20 囊胞）	3～36 か月	1 例再発　19 例消失

(Steehler MK, et al：Benign lymphoepithelial cysts of the parotid：Long-term surgical results. HIV AIDS 4：81-86, 2012 より改変)

第 6 章　唾液腺疾患

III 唾石症
sialolithiasis

疾患の定義

　唾石症は，唾液腺排泄管内で脱落上皮・迷入異物・細菌などが核となって結石が生じた後，唾液の排出および通過を障害しておこる疾患である．唾石の生じる唾液腺の種類は，顎下腺が98％を占め，次に耳下腺，舌下腺，小唾液腺と続く．唾石は耳下腺炎で見つかることは少ないが，化膿性顎下腺炎の主な原因となる．顎下腺に好発する原因として，顎下腺唾液に結石の組成となるカルシウム・リン酸塩が高濃度であることに加え，唾液が粘稠で，また解剖学的にワルトン管が長くかつ腺体から頭側方向に唾液が走行するため，唾液の停滞がおこりやすいことが挙げられる（図6-1，2）．結石好発部位は，腺内が15％，移行部が30％，管内が55％とされる．結石の数は多くが片側1個であるが，2割で複数存在し，両側性のものもある．

症状と所見

　患者の発症年齢は40〜50歳で，性差は少ないとする報告が多い．顎下腺唾石を中心に述べれば，その症状は無症状や慢性で経過するものから強い急性化膿性顎下腺炎の症状を示すものまである．一般的には顎下腺腫脹とこの部の疼痛を主訴とし，さらに，食事時の疼痛（唾疝痛）や顎下腺腫脹（唾液腫瘤）を訴える場合もある．炎症が強ければ，発熱の他，ワルトン管開口部での発赤や排膿，嚥下障害，開口障害，蜂窩織炎を示す．慢性化して腺が萎縮し分泌機能が消失すれば，腺は硬化したまま無症状で経過する．

診断

　双手診にて唾石を触れれば診断は容易である．画像検査により結石の数，存在部位や顎下腺の腫脹の程度を検索するが，単純X線検査（交合法など）や超音波検査に比し，単純CT検査が良好な唾石検出能を示す（図6-3）．

鑑別診断

　顎下腺炎では多くの場合で唾石が認められる．全身免疫低下や水分摂取不良などではまれに唾石がなくても逆行性感染による顎下腺炎が生じるが，その際，CTでの唾石検索と他疾患との十分な鑑別が必要である（図6-4）．

治療

　唾石に伴う顎下腺炎の起炎菌としてブドウ球菌や肺炎球菌が多い．自然排出も1割はあるとされる．抗菌薬投与で経過を見るが，症状の反復や炎症の拡大をみる場合は唾石摘出術が必要となる．これには局所麻酔下口内法と全身麻酔下口内法，全身麻酔下口外法（外切開による顎下腺摘出）とがある（図6-5）．

　各手技の要点を述べると，局所麻酔下口内法において，術中に唾石が触れやすいよう麻酔注射量は控えめにする．ブジーを結石が当たる部位まで挿入して持ち上げてワルトン管と平行に粘膜を切開すると行いやすい．切開は結石の後方直上から行い，結石が顎下腺側に移動するのを防ぐ．助手に命じて顎下部側から口腔底側に圧迫していてもらうのもよい．全身麻酔下口内法において，最近では唾液腺内視鏡を用いる施設があり，今後触知不能な管内・移行部唾石は内視鏡のよい適応になるかもしれない．また，触知できない耳下腺唾石についても同様と考えられる．ただし，現状の唾液腺内視鏡手術では，ワルトン管や開口部の狭窄，ならびに大きな唾石の際に，口腔粘膜切開がしばしば必要になり，また，ガマ腫や舌神経麻痺の発生の可能性を払拭できるものではない．口外法に際し癒着が強いと，下顎縁枝・舌神経の損傷や，口腔粘膜損傷による唾液瘻に繋がる．また，移行部唾石の顎下腺摘出術では，手術操作で結石が末梢へ移動し，管内に残存させたまま手術を終えることがある．したがって，術中に口内の観察と触診を行い，口腔粘膜損傷や結石残存のないことを確認する．結石が複数個存在する場合は，その存在部位に応じて口内法・口外法の両方も選択される．口外法でも一部で内視鏡手術も考案されており，今後の展開が望まれる．術式は症例や患者の意向，術者の経験に応じて決定されるべきである．顎下腺2腺で全唾液量の45％を担うため，たとえ両側腺内唾石が認められても機能が廃絶していないのであれば，唾液欠乏を防ぐためできるだけ1腺は温存するのが望ましい．

予後

　口内法の5％前後において唾石が再発し，また開放創としても数％でガマ腫が発生するとされる．

III 唾石症　101

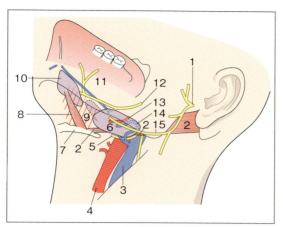

図6-1　頸部からみたワルトン管および周囲の解剖
1．顔面神経本幹，2．顎二腹筋後腹，3．内頸静脈，4．総頸動脈，5．舌下神経，6．顎下腺，7．舌骨，8．顎二腹筋前腹，9．顎舌骨筋，10．舌下腺，11．ワルトン管，12．舌神経，13．顔面動脈，14．顔面静脈，15．下顎縁枝．
舌神経とワルトン管は第2・3大臼歯付近で交差するため，口内法ではこの部位より移行部にかけての手術操作で舌神経損傷の可能性が高まる．

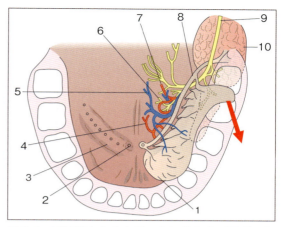

図6-2　口腔側からみたワルトン管および周辺の解剖
1．舌下腺，2．舌下小丘，3．舌下ヒダ，4．舌下動脈，5．舌深動脈，6．舌神経，7．舌動脈，8．ワルトン管，9．舌神経，10．顎下腺．
矢印：舌下腺後端を牽引している．舌下腺排泄管（10本前後）は，主に口腔底粘膜の舌下ヒダに開口するが，開口する直前のワルトン管に開口する1本の大舌下腺管を含め何本かがワルトン管に開口することがある．

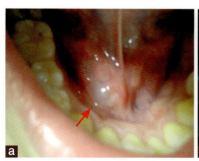
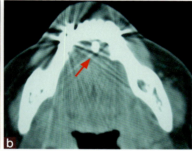

図6-3　ワルトン管内唾石症例
a：口腔所見，b：CT所見．CTによる唾石検出では，歯によるアーチファクトが問題となる場合がある．矢印：唾石．

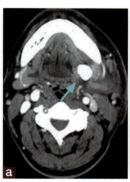
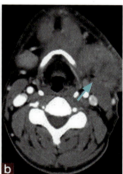

図6-5　一側唾石と顎下腺炎
基礎疾患（糖尿病など）のため他院で保存的治療がされてきた移行部唾石（a）（矢印）の症例である．顎下腺腫脹と周囲への炎症波及が認められた（b）（矢印）．口外法で顎下腺と唾石を摘出した．

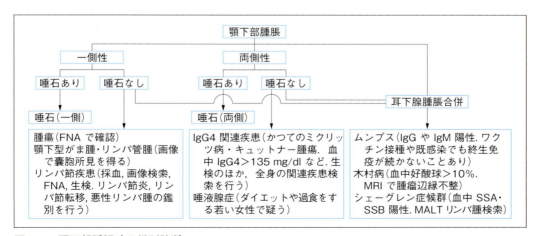

図6-4　顎下部腫脹時の鑑別診断
唾石症との鑑別診断：唾石症は症状の聴取，双手診，排泄管の発赤・排膿検索，X線，CT，エコーによる唾石確認や顎下腺炎の合併から診断する．一方，上記のような鑑別診断が行われる．

第6章 唾液腺疾患

IV IgG4関連疾患
IgG4-related disease

疾患の定義

IgG4関連疾患は本邦より提唱された新しい疾患概念であり，高IgG4血症とIgG4陽性形質細胞浸潤・線維化による腫瘤形成性，肥厚性病変を特徴とする全身疾患である．

頭頸部領域においては，IgG4関連涙腺・唾液腺炎(ミクリッツ病)，IgG4関連慢性鼻副鼻腔炎，反復性乳様突起炎，IgG4関連甲状腺炎(リーデル甲状腺炎)，IgG4関連リンパ節症などが報告されているが，ここでは最も罹患率の高いミクリッツ病を解説する．

病因・病態(図6-1)

IgG4関連疾患の罹患臓器において，制御性T細胞(Treg)浸潤やTh2優位の免疫応答が認められる．IL-4，5，10，13，TGF-βなどのサイトカインを介し，好酸球浸潤やIgE，IgG4産生，線維化が誘導される．しかしながら，このようなサイトカインバランスになるメカニズムはいまだ不明である．

症状と所見

IgG4関連涙腺・唾液腺炎の特徴は，涙腺，耳下腺，顎下腺が対称性に(2ペア以上)3か月以上持続して腫脹することである．典型例を図6-2に示す．

診断

IgG4関連疾患包括診断基準(表6-1，図6-3)

診断基準項目は，臨床的所見，血清学的所見，病理学的所見から構成されている．臨床所見として腫瘤形成性病変，肥厚性病変があること，血清学的に高IgG4血症(>135 mg/dl)を認めること，病理学的にIgG4陽性形質細胞数が10個以上(強拡大)でIgG4$^+$/IgG$^+$細胞比が40％以上とされている．

包括診断基準は，一般臨床医や専門外の医師でも診断できるという発想で作成されているため大変わかりやすいが，最低条件を満たす基準であることに注意が必要である．臓器別診断基準がある場合にはそれを優先し，包括診断基準のみで診断・治療を行わず，臨床像(理学所見，画像所見，血液所見など)と病理学的所見がIgG4関連疾患として矛盾がないかどうかをよく検討することが重要である．

IgG4関連ミクリッツ病の診断基準(表6-2，105頁)

2008年に提唱された診断基準で包括診断基準との相違点はあるが，感度，特異度，陽性的中率はいずれも90％以上であり，現時点ではこの診断基準を用いてIgG4関連ミクリッツ病を診断することが推奨される．

病理学的診断(図6-4，105頁)

"IgG4陽性形質細胞浸潤"は病理所見として重要ではあるが，IgG4陽性形質細胞数とIgG4$^+$/IgG$^+$細胞比>40％は補助所見にすぎない．IgG4関連疾患の病理学的主要所見には，著明なリンパ球および形質細胞浸潤，花筵様線維化，閉塞性静脈炎の3つの形態学的特徴がある．また，病理学的所見のみでIgG4関連疾患と診断せず，臨床像とよく照合することが重要である．

生検臓器

臨床的に腫脹が明らかな部位から生検を行うが，耳下腺や小唾液腺で花筵様線維化がみられるのはまれであること，小唾液腺による診断では特異度は高いものの感度が低いことに留意が必要であり，より確実な診断には顎下腺からの生検が勧められる．一方，IgG4関連ミクリッツ病の診断基準で確実例と診断できる場合や，他の臓器でIgG4関連疾患が認められた症例では，小唾液腺生検が第一選択となる．また明らかな腫脹があれば，涙腺生検も考慮すべきである．

鑑別診断

両側耳下腺，顎下腺，涙腺の対称性腫脹(ミクリッツ徴候)を示す疾患群のうち，基礎疾患の明らかなものをミクリッツ症候群といい，いずれもまれであるがIgG4関連ミクリッツ病と鑑別が必要となる．

悪性リンパ腫

全身のあらゆる臓器から発生するが，頭頸部領域に初発する症例が多く，ワルダイエル輪や頸部リンパ節はその好発部位である．唾液腺が原発の場合，自覚症状は腫瘤感のみのことが多く，通常疼痛や顔面神経麻痺を伴わない．シェーグレン症候群を代表とする慢性炎症性疾患を背景に，MALTリンパ腫が発生することがある．診断には，血清LDH，可溶性インターロイキン2受容体，CT，MRI(極めて低いADC値)などの画像診断，穿刺吸引細胞診も参考になるが，免疫組織化学や遺伝子再構成を含めた診断が必須であり，組織生検が極めて重要である．IgG4関連疾患の診断に組織学的診断が重要なのは，悪性リンパ腫を否定するという意味合いも大きい．

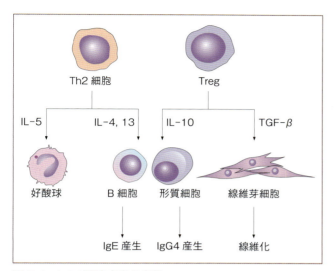

図 6-1　IgG4 関連疾患の病態
IgG4 関連疾患の罹患臓器において，制御性 T 細胞(Treg)浸潤や Th2 優位の免疫応答が認められる．IL-4，5，10，13，TGF-β などのサイトカインを介し，好酸球浸潤や IgE，IgG4 産生，線維化が誘導される．このサイトカインバランスの原因は不明である．

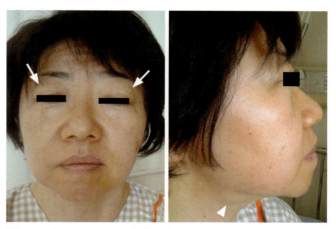

図 6-2　ミクリッツ病の臨床所見
両眼瞼・顎下部の腫脹を主訴に受診した．涙腺(矢印)，顎下腺(矢頭)の腫脹を認める．

表 6-1　IgG4 関連疾患包括診断基準項目

(1) 臨床所見：単一または複数臓器に，びまん性あるいは限局性腫大，腫瘤，結節，肥厚性病変を認めること．
(2) 血液所見：高 IgG4 血症(135 mg/dl 以上)を認めること．
(3) 病理学的所見：
　　a．著明なリンパ球，形質細胞の浸潤と線維化．
　　b．IgG4/IgG 陽性細胞比 40％以上　かつ　IgG4 陽性形質細胞が 10/HPF を超えること．

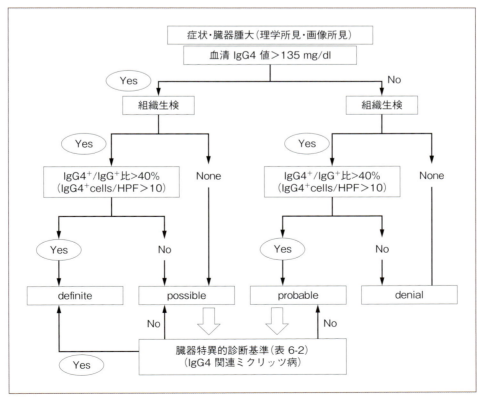

図 6-3　IgG4 関連疾患包括診断基準

鑑別診断

サルコイドーシス

原因不明の疾患で，病理学的には非乾酪性類上皮細胞肉芽腫である．全身の臓器（眼，皮膚，肺，心臓，腎臓，リンパ節，神経組織，筋組織など）にみられ，機能障害をきたすことがある．ぶどう膜炎，耳下腺腫脹，顔面神経麻痺を伴ったものを Heerfoldt 症候群といい，サルコイドーシスの数％の症例でみられる．両側肺門リンパ節腫脹（BHL），血清 ACE 活性高値，ツベルクリン反応陰性，ガリウムシンチグラムにおける著明な集積，気管支肺胞洗浄検査でリンパ球増加または CD4/CD8 比高値，血清あるいは尿中カルシウム高値などの検査所見が診断の参考となる．

木村病（軟部好酸球性肉芽腫症）

皮下軟部組織やリンパ節に無痛性腫瘤を形成する原因不明の慢性炎症性疾患である．全身の軟部組織に発生するが，約 8 割が頭頸部領域とくに耳下腺部や顎下部，頰部皮下に発生する．青年期から壮年期に好発し，男女比では約 5：1 と男性に多い．末梢血好酸球の増多や血清 IgE 高値，抗カンジダ抗体陽性例がみられ，アレルギー性鼻炎やアトピー性皮膚炎の合併が多い．診断確定は病理組織学的に行われ，大小さまざまな胚中心を伴うリンパ濾胞様構造の増生とその周囲への好酸球浸潤が特徴である．

結核

耳下腺結核は極めてまれな疾患であるが，無痛性耳下腺腫瘤を形成する．耳下腺結核においては，耳下腺腫脹とともに顔面神経麻痺を伴うこともある．まず結核を疑うことが重要であり，肺結核の既往，家族歴，糖尿病や膠原病などの基礎疾患を含め詳細に問診をとる．診断は結核菌を直接検出することであり，塗抹培養同定検査が診断検査の基本である．他にツベルクリン反応，クウォンティフェロン（QFT），胸部単純 X 線写真，核酸増幅法（PCR）や病理学的所見（乾酪壊死を伴う類上皮肉芽腫）が参考となる．唾液腺結核においては，生検で確定診断となることが多い．

アミロイドーシス

アミロイド蛋白が細胞周囲や組織間隙に沈着し機能障害をおこす原因不明の疾患である．耳鼻咽喉科領域では舌，喉頭，咽頭などの限局性アミロイドーシスや，全身性アミロイドーシスの部分症として舌や口唇に発症することがある．唾液腺に限局して発症する症例はまれであるが，唾液腺腫脹や口腔乾燥症状を認める．組織学的にアミロイド沈着を確認し，確定診断される．

治療

治療方針に一定の合意は得られていないが，治療の第 1 選択はグルココルチコイドである．IgG4 関連ミクリッツ病で，無症状であれば無治療経過観察も可能であるが，症状を有する場合はステロイド治療の適応である．プレドニゾロン 0.6 mg/kg/日から開始し 2～4 週間継続する．その後 4～6 か月かけて漸減し，5～10 mg/日を維持量とする（図 6-5）．

予後

ステロイド治療への反応がよいことが本疾患の特徴であり，初期治療で症状は速やかに改善する．逆に反応が悪いときは診断を再検討すべきである．しかし，ステロイド漸減中あるいは治療が中断になった症例では再発が多く，異なった臓器に病変が出現することがあるため，長期間にわたって全身を経過観察することが必要である．

表 6-2　IgG4 関連ミクリッツ病の診断基準

1. 涙腺，耳下腺，顎下腺の持続性(3か月以上)，対称性に2ペア以上の腫脹を認める．
2. 血清学的に高 IgG4 血症(135 mg/dl)を認める．
3. 涙腺，唾液腺組織に著明な IgG4 陽性形質細胞浸潤(強拡大5視野で IgG4 陽性/IgG 陽性細胞が50％以上)を認める．

上記項目1および2または3を満たすものを IgG4 関連ミクリッツ病と診断する．しかしサルコイドーシスやキャッスルマン病，ウェゲナー肉芽腫症，リンパ腫，癌を除外する必要がある．
〔日本シェーグレン症候群研究会，2008年より〕

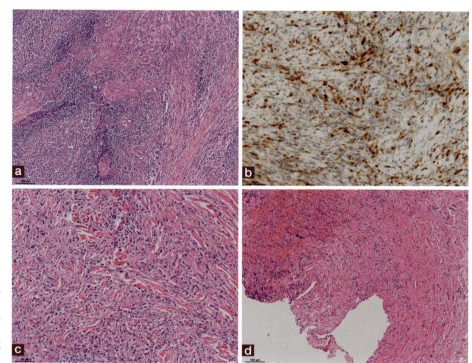

図 6-4　IgG4 関連疾患の病理所見（顎下腺）
高度リンパ球，形質細胞浸潤(a)．IgG4染色では IgG4 陽性形質細胞浸潤を認める(b)．花筵様線維化(c)．閉塞性静脈炎(d)．

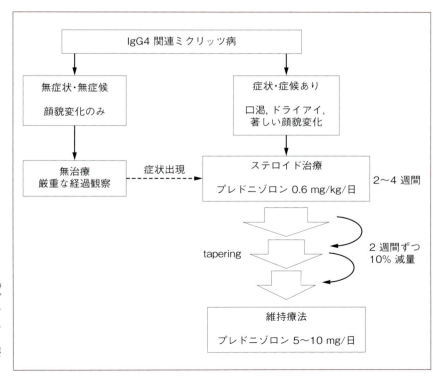

図 6-5　IgG4 関連ミクリッツ病の治療方針
無症状あるいは軽度な顔面変化のみであれば，無治療経過観察が可能である．症状がある場合，ステロイド治療の適応となる．プレドニゾロン 0.6 mg/kg/日で開始し，2～4週間継続する．その後2週間で10％ずつ減量し，プレドニゾロン 5～10 mg/日を維持量とする．ステロイドの効果が不十分な場合は，診断を見直す必要がある．

V 線維素性唾液管炎

sialodochitis fibrinosa, fibrous sialodochitis, Kussmaul's Disease

疾患の定義

唾液腺の反復性腫脹を示す疾患で，耳下腺，顎下腺いずれの腺にも発症しうる．とくにステノン管，ワルトン管から腺内導管系の拡張がみられる．特徴は腺管からの白色線維素塊の排出で，Kussmaulが報告して以来，Kussmaul唾液管炎，sialodochitis fibrinosa(fibrous sialodochitis)と称されている．組織学的特徴は線維素塊が好酸球の集積である．症例の多くはIgE(RIST)，IgE(RAST)とくにハウスダスト(HD)，ダニ，食物抗原に対する陽性所見を認める．Ⅰ型アレルギーの関与が推測されているが，アレルギーの関与を示す所見を有していない症例も存在することから，すべてがアレルギー性の唾液管炎と結論するには至っていない．

唾液腺，唾液管含めた切除標本から，腺実質の変化よりも唾液管組織の変化，とくに好酸球，好中球，剥離上皮からなる塊，管上皮肥厚，管周囲の硝子化，浮腫，好酸球浸潤を示している．過去，唾液管拡張症などの症例には本疾患が含まれている可能性があるが，排出物の好酸球の存在が診断の決め手となる．

症状と所見

筆者の施設で経験した9症例を**表6-1**に示すとともに，このうち典型例を以下に2症例呈示する．

症例1

26歳，女性．6年前より両側顎下腺腫脹を反復し，痒みを伴うことが多い．とくにパンを食した際に症状出現が多い．HD，ダニ，カンジダ，小麦，ネコなどのRAST陽性．ワルトン管開口部より顎下腺マッサージで白色線維素塊が排出される(**図6-1**)．顎下腺シアログラフィーにてワルトン管拡張を認める．線維素塊は好酸球の集積が著明で，フィブリン様物質が好酸球周囲に多数認められる(**図6-2**)．排出物は電顕的には好酸球と周囲にフィブリン様の電子密度の比較的高い物質が多数認められる．

症例2

31歳，女性．両側の反復性顎下腺腫脹が主訴である．両側ワルトン管開口部から口腔底全体にかけて腫脹が著明である(**図6-3a**)．MRIで両側ワルトン管から腺内の導管の拡張が著明である(**図6-3b**)．顎下腺内ワルトン管開口部から白色線維素小片が多数排出される(**図6-3c**)．ワルトン管の移行部から腺内に続く太い導管周囲に好酸球浸潤が著明であることを著者も報告している．

全9症例の内訳は，女性7名，男性2名，年齢は25～64歳，病変である腺は顎下腺8例，耳下腺は1例である．アレルギー性疾患の合併が多いのが特徴である．

診断

先に述べた臨床所見と，血液検査でIgE-RIST陽性，ハウスダストやダニ，ネコなどのペットのIgE-RASTが陽性であることが多く，排出された白色線維素塊の好酸球集積で診断は可能である．

鑑別診断

拡張性唾液管炎は同様に唾液腺腫大を示すが，マッサージにより粘稠な唾液を排出される．ただし，好酸球の集積する白色線維素塊とは異なる．唾液管の拡張は，炎症や唾石で狭窄が先行した可能性がある．臨床所見から鑑別は比較的容易である．

治療

抗アレルギー薬の内服，セレスタミン®の内服，腺のマッサージで対応する．効果が認められない場合，唾液腺造影針を用い直接腺管に生理食塩水で希釈した副腎皮質ステロイドを注入する．効果は永続的でないが軽減し，一定の間隔をあけて行うことでコントロール可能である．さらに難治例では顎下腺とワルトン管摘出(その際にはガマ腫発生予防に舌下腺摘出も必要になる)，あるいは顎下腺とワルトン管移行部を含め摘出を行うのも選択肢の1つである．耳下腺ステノン管の場合は腺摘出とステノン管摘出は侵襲が多いので，その適応は少ない．代わりにsialendoscope(唾液腺管内視鏡)により内腔観察と同時に生理食塩水洗浄，ステロイド注入はより効果的である．

予後

腫脹を反復する難治例も存在する一方で，マッサージやステロイド注入などにより症状の軽快に向かう例も存在する．

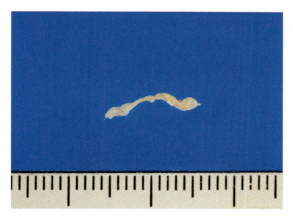

図6-1 線維素塊
ワルトン管から排出された白色線維素塊．

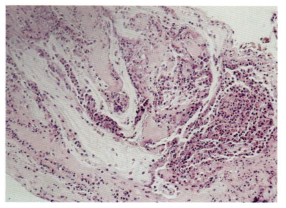

図6-2 線維素塊 H-E 組織所見
好酸球の集簇と線維素塊．

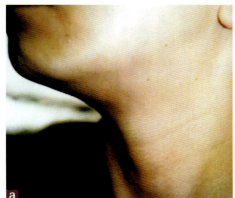
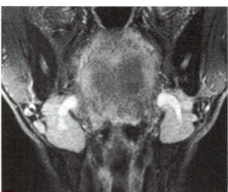
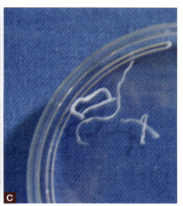

図6-3 線維素性唾液管炎の症例（31歳，女性）
a：顎下部の腫脹が認められる．b：MRI では両側顎下腺ワルトン管から腺内の導管の拡張と顎下腺腫大を認める．c：導管から排出された白色線維素塊．

表6-1 筆者の施設における線維素性唾液管炎症例

症例	1	2	3	4	5	6	7	8	9
年齢	26歳	31歳	32歳	64歳	25歳	42歳	42歳	37歳	54歳
性別	女性	女性	女性	男性	女性	女性	女性	女性	男性
腺	両顎下腺	両顎下腺	両顎下腺	両顎下腺	両顎下腺	左顎下腺	耳下腺（左＞右）	両顎下腺	両顎下腺
アレルギー疾患	喘息 鼻アレルギー	?	喘息	喘息 鼻アレルギー	鼻アレルギー	咳喘息	花粉症	?	喘息
RAST	ネコ3+ HD 2+ ダニ1+	?	HD 2+ ダニ2+ ネコ1+ カニ2+ エビ1+ イカ1+	スギ6+ ネコ3+ HD 2+ カンジダ1+ イヌ1+	HD 4+ ダニ4+	HD 6+ ダニ6+ シラカバ2+	スギ3+ カモガヤ3+ ヒノキ1+	?	HD 3+ ダニ3+
治療	デカドロン局注 セレスタミン®	?	デカドロン局注 セレスタミン® クラリチン®	プレドニン セレスタミン®	オノン®	ステロイド	デカドロン局注	デカドロン局注	ステロイド 種々
排出物病理検査	好酸球	好酸球	未施行	未施行	未施行	好酸球	好酸球	好酸球	好酸球
その他				魚介で痒み イカ，エビで喘息誘発	治療抵抗性 ネコ4匹飼育 顎下腺，ワルトン管全摘			月経前後でとくに腫脹	

第6章　唾液腺疾患

VI シェーグレン症候群
Sjögren syndrome

疾患の定義

　シェーグレン症候群(SS)は，中年女性に発症する涙腺，唾液腺をターゲットとした臓器特異的自己免疫疾患で，「目や口の乾き」を主症状とし，かつ多種類の自己抗体産生や多彩な全身性病変を発症する全身性自己免疫疾患としての特徴ももっている．また一部に悪性リンパ腫を発症することから，免疫異常と悪性腫瘍をつなぐ疾患として興味がもたれている．病因は不明であるが，最近遺伝的素因(HLA クラス II 領域)，唾液を介してのEBウイルス感染，HTLV-1感染などが指摘されている．

　SSはその病態によって大きく2つに分類される．1つは膠原病を合併しない原発性SS(約70%)で，これはさらに乾燥症状のみの腺性SS(45%)と何らかの他の症状，病変を伴う腺外性SS(55%)とに分けられる．もう1つは膠原病を合併する続発性SS(約30%)で，関節リウマチを合併するものが最も多い．日本における患者数は78,000人とされ，発症年齢は50歳代にピークがみられ，男女比は1：14と圧倒的に女性に多い．近年，小児期のSSも注目され，平均年齢10歳で女児に多い．成人と比べ乾燥症状が少ないこと，反復性耳下腺腫脹などを特徴とする．病態は以下のとおりである．

唾液腺病変

　SSの初期には唾液腺導管周囲にCD4 Tリンパ球が主として浸潤するが(図6-1)，進行するとBリンパ球が主体となり，リンパ濾胞の形成やリンパ上皮性病変がみられる(図6-2)．末梢血中を循環する自己反応Tリンパ球が唾液腺にホーミングすることによって病変が始まると考えられる．

自己抗体産生

　抗Ro/SS-A抗体は約70%に，抗La/SS-B抗体は約30%に認められる．その他に抗核抗体，リウマトイド因子が高率に認められる(表6-1)．また近年，抗セントロメア抗体(強皮症と関連性が深いが，原発性SSの10%に陽性を認める)，抗α-フォドリン抗体(細胞骨格蛋白の自己抗体でSSに対する特異度は90%と高く病初期に上昇する)，抗M3R抗体(ムスカリン受容体抗体の1つで，原発性SSの60～90%に陽性で唾液分泌低下と関係する)，Epstein-Barr virus(VCA-IgA抗体)なども注目されている．

リンパ増殖性病変

　原発性SS全体では，何らかの単クローン性病変が約17%に認められ，この中から悪性リンパ腫(5%)やMALT(mucosal-associated lymphoid tissue)リンパ腫が発症する．

症状と所見

- 乾燥病変：眼，口腔(図6-3)，鼻の乾燥がみられる．
- 耳下腺腫脹(図6-4)，涙腺腫脹，関節痛，夜間頻尿，レイノー現象，皮疹，日光過敏症などがみられる．
- 腺外病変：約半数の患者で病変は全身性に波及し，図6-5(110頁)のようなさまざまな様相を呈する．ただし傷害される臓器に選択性があり，1人の患者でこれらの病変をいくつも併せもつことは少ない．
- 悪性リンパ腫は唾液腺，涙腺，肺などに好発し，これらはMALTにあるBリンパ球の悪性化であるが，長期間局所にとどまり低悪性度型を示す．自己免疫性の慢性炎症が契機となり，徐々に高悪性度型に移行する．

診断

　表6-2の診断基準，表6-3の分類基準(111頁)に従う．口腔乾燥感を訴える場合の診断フローチャートを図6-6(111頁)に示した．生検病理組織検査の詳細ならびに唾液腺造影のstage分類は第2章検査法III「唾液」の項(16頁)を参照されたい．

鑑別診断

　唾液腺腫脹をきたす疾患として，IgG4関連疾患(ミクリッツ病：唾液腺腫脹＋涙腺腫脹)，Heerfoldt症候群(唾液腺腫脹＋ぶどう膜炎，顔面神経麻痺)，軟部好酸球性肉芽腫症(唾液腺腫脹＋血中好酸球増加)，唾液腺症(唾液腺腫脹のみ)などが鑑別疾患として挙げられる．

治療

　SSの腺症状の治療は主に対症療法が中心となるが，重篤な腺外症状に対しては高用量のステロイド薬や免疫抑制薬などが必要となる．

眼乾燥の治療

- 涙の補充として人工涙液や点眼薬を使用する．自己血清を薄めて使用することも推奨されている．
- 涙の蒸発を防ぐためにドライアイ眼鏡を使用する．
- 涙の排出を低下させるために涙点をプラグで詰める．
- 涙液の分泌を促すために，ステロイド薬，セビメリン塩酸塩水和物(エボザック®，サリグレン®)が一部

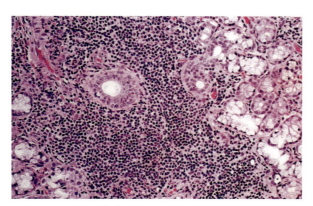

図 6-1 小唾液腺生検組織像
導管周囲のリンパ球浸潤がみられる．

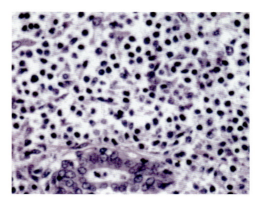

図 6-2 耳下腺におけるリンパ上皮性病変

表 6-1 自己抗体陽性率（261 例，1995 年）

抗核抗体	80.0%	抗 SS-B 抗体	21.4%
リウマトイド因子	64.6%	抗 RNP 抗体	7.7%
抗 SS-A 抗体	60.1%	抗 Sm 抗体	3.5%

〔菅井　進（監）：目で見るシェーグレン症候群，2014 年改訂版，p8，日本化学株式会社，2014 より〕

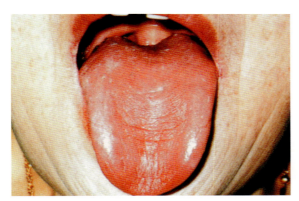

図 6-3 舌，口腔の乾燥

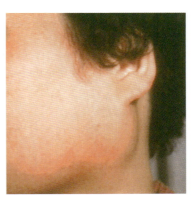

図 6-4 耳下腺の腫脹
〔菅井　進（監）：目で見るシェーグレン症候群，2014 年改訂版，p6，日本化学株式会社，2014 より〕

表 6-2 シェーグレン症候群診断基準（1999 年改訂）

Ⅰ　生検病理組織検査で次のいずれかの陽性所見を認めること
　　A）口唇腺組織で 4 mm^2 あたり 1 focus（導管周囲に 50 個以上のリンパ球浸潤）以上
　　B）涙腺組織で 4 mm^2 あたり 1 focus（導管周囲に 50 個以上のリンパ球浸潤）以上
Ⅱ　口腔検査で次のいずれかの陽性所見を認めること
　　A）唾液腺造影で Stage I（直径 1 mm 未満の小点状陰影）以上の異常所見
　　B）唾液分泌量低下（ガム試験にて 10 分間で 10 ml 以下，またはサクソンテストにて 2 分間で 2 g 以下）があり，かつ唾液腺シンチグラフィーにて機能低下の所見
Ⅲ　眼科検査で次のいずれかの陽性所見を認めること
　　A）シルマー試験で 5 分間に 5 mm 以下で，かつローズベンガル試験（van Bijsterveld スコア）で 3 以上
　　B）シルマー試験で 5 分間に 5 mm 以下で，かつ蛍光色素試験で陽性
Ⅳ　血清検査で次のいずれかの陽性所見を認めること
　　A）抗 Ro/SS-A 抗体陽性
　　B）抗 La/SS-B 抗体陽性
【診断基準】
　　上の 4 項目のうち，いずれかの 2 項目以上が陽性であればシェーグレン症候群と診断する。

〔藤林孝司，他：厚生省特定疾患免疫疾患調査研究班平成 10 年度研究報告，pp135-138，1999 より〕

治療

で期待される．

口腔乾燥の治療
- 口腔乾燥をきたす薬剤(抗うつ薬，抗パーキンソン薬，降圧薬など)の使用を控える．
- 唾液分泌促進薬として，セビメリン塩酸塩水和物(サリグレン®，エボザック®)が約60%に有効であるが，一方副作用(消化器症状，発汗)も約30%にみられるため，1錠を1週間服用し，順次2錠，3錠と増量するのがよい．また口内リンス法として，50 mlの水に溶かし2分間含んだあとに吐き出す方法がある．またピロカルピン塩酸塩(サラジェン®)5 mg，3錠/日投与も同等の効果が得られるが，多汗などの副作用の頻度が高い．
- 唾液の補充は，2%メチルセルロースや人工唾液(サリベート®)を用いる．
- その他に口腔内ケア，う歯の予防に努める．

将来的治療戦略
- 生物学的製剤：リツキシマブ(CD20に対するキメラ型抗体)，インフリキシマブ(TNF-αに対するキメラ型抗体)，エタネルセプト(可溶性TNF受容体)
- M3Rを標的とした抗原特異的治療

予後

10年の経過をみると大きく2つのグループに分けられる．第1のグループは，乾燥症状に悪化はなく，症状に変化をきたさない群で約半数を占める．第2のグループは，間質性肺炎，癌や悪性リンパ腫，レイノー現象，末梢神経症，腎病変，ミオパチーなどを発症する．死亡例は，癌，悪性リンパ腫などで全体の約半数を占めている．

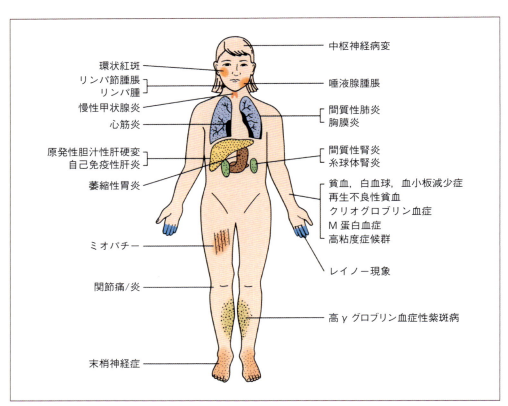

図6-5　全身性病変
〔菅井　進(監)：目で見るシェーグレン症候群，2014年改訂版，p7，日本化学株式会社，2014より〕

表 6-3 シェーグレン症候群の分類基準（ACR 2011 年）

シェーグレン症候群を示唆する徴候や症状を有する人で，下記の 3 項目中 2 項目以上が陽性のときシェーグレン症候群と分類できる．
1．抗 SS-A(Ro)抗体及び/又は抗 SS-B(La)抗体が陽性，又はリウマトイド因子陽性で抗核抗体≧1：320
2．口唇小唾液腺生検でリンパ球浸潤のフォーカススコア≧1/4 mm^2
3．乾燥性角結膜炎があり眼の染色スコア≧3
　（緑内障の目薬を毎日使用していない，過去 5 年間に角膜手術や瞼の美容整形を受けていないこと）

除外項目：
　以前に下記の診断を受けた人はシェーグレン症候群の研究や治療研究から除く．
　頭頸部放射線治療歴，C 型肝炎，エイズ，サルコイドーシス，アミロイドーシス，GVH 病，IgG4 関連疾患

〔菅井　進(監)：目で見るシェーグレン症候群，2014 年改訂版，p8，日本化学株式会社，2014 より〕

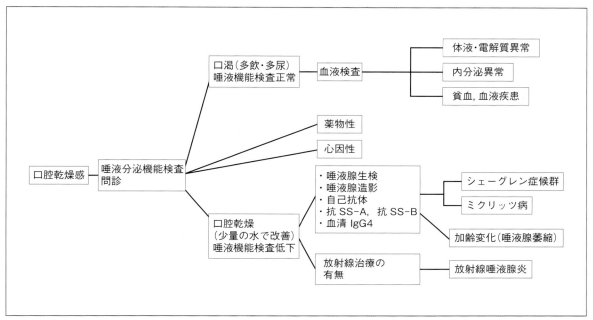

図 6-6　口腔乾燥感を訴える場合の診断フローチャート

VII 木村病
Kimura's disease

疾患の定義
　軟部好酸球性肉芽腫症は，1948年にその特異的な病理学的組織像を示す症例が報告され，1959年に臨床所見と病理所見を基に木村病と命名された．全身の軟部組織，リンパ節に無痛性腫瘤を形成するが，頭頸部，とくに耳下腺部に最も好発し，顕著な好酸球浸潤をはじめとする病理組織像と，末梢血の好酸球およびIgE高値を特徴とする．Th2型炎症で，組織内のTh2サイトカイン(IL-4やIL-5など)の発現亢進がみられる．

症状と所見
　頸部リンパ節腫脹を伴う無痛性の皮下腫瘤は，しばしば多発性に形成される．アジア地域の青年期から壮年期の男性に多い．好発部位は耳下部や顎下部，耳後部，眼瞼などの頭頸部領域で，その他鎖骨下や四肢にも出現する．腫脹や消退を繰り返し，感冒，疲労，妊娠やストレスなどで腫脹は増悪する．病変は瘙痒感を伴う場合が多く，腫脹の増悪に伴い瘙痒感も増強する．アレルギー性鼻炎やアトピー性皮膚炎，喘息などのアレルギー疾患を合併することが多いが，ネフローゼ症候群などの腎疾患を合併する場合もある．

診断
局所所見
　皮下腫瘤の表層部はしばしばマシュマロ様であるが，深層部には弾性軟から弾性硬の腫瘤を認める(図6-1)．

血液学的所見
　末梢血好酸球と血清IgE値の著明な上昇を認める．また，高頻度でカンジダの特異的IgE抗体がみられる．

画像所見
　CTやMRIにおいては境界は通常不明瞭で，隣接するリンパ節の腫大を伴うことがある．MRIは，T1強調像で中等度からやや高信号，T2強調像でも中等度から高信号を示すことが多い(図6-2)．また造影剤で増強効果を示す．

病理組織学的所見
　皮下から軟部組織にかけて胚中心を伴うリンパ濾胞の新生がみられる．リンパ濾胞間には多くの好酸球を認める(図6-3)．さらに肥満細胞や好塩基球浸潤(図6-4)や，リンパ球，マクロファージの浸潤，Th2サイトカイン(IL-4やIL-5など)の発現亢進もみられる．

鑑別診断
　唾液腺腫瘍，脂肪腫，唾石症，シェーグレン症候群，サルコイドーシス，悪性リンパ腫，IgG4関連疾患(ミクリッツ病，キュットナー腫瘍)などが挙げられるが，木村病は特異的な臨床像，検査所見を呈するので，鑑別は難しくない．

治療
　薬物療法や外科的治療があるが，残念ながら決め手となる治療法がないのが現状である．薬物療法では，抗アレルギー薬(抗ヒスタミン薬，抗ロイコトリエン薬)，メディエーター遊離抑制薬，非ステロイド系消炎鎮痛薬などがあるが，維持療法として用いられることが多い．副腎皮質ステロイド薬は一般に著効するが，減量や中止で再燃するため継続投与が必要となる．
　外科的治療に関しては，薬物療法の効果が不十分で整容的に希望があれば適応となるが，明らかな被膜がなく完全摘出は困難である．放射線療法によっても縮小や消失するが，放射線誘発癌や唾液分泌障害などの副作用が問題となること，悪性腫瘍でないことから推奨しにくい治療法である．
　近年，抗IgE抗体(オマリズマブ)療法による有効性が喘息で報告されている．抗IgE抗体療法は，オマリズマブが血中遊離IgEに結合することにより，IgEのマスト細胞や好塩基球といった炎症細胞への結合を阻害し，炎症細胞の活性化を抑制してヒスタミン，ロイコトリエンなどの炎症性メディエーターの放出を抑制することで有効性を発揮する．
　木村病に対しても有効で，オマリズマブを投与後腫瘤は縮小し(図6-5)，血中好酸球や抗塩基球は減少した．抗IgE抗体療法は木村病において承認されていないが，今後根治治療として重要な治療法となる可能性を秘めている．

予後
　難治性で消退再燃を繰り返すが，悪性転化は報告されておらず，予後は良好である．

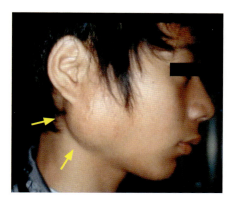

図 6-1 局所所見（17 歳，男児）
右耳下腺部の腫脹を認める（矢印）．

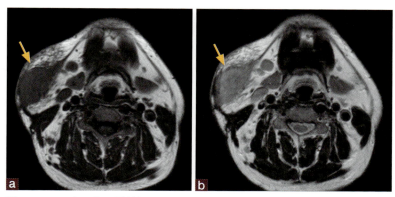

図 6-2 MRI（34 歳，男性）
T1 強調像（a），T2 強調像（b）ともに境界不明瞭で筋肉より高信号を示す（矢印）．

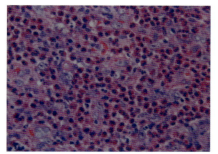

図 6-3 耳下腺部病変（H-E 染色）
顕著な好酸球浸潤を認める．

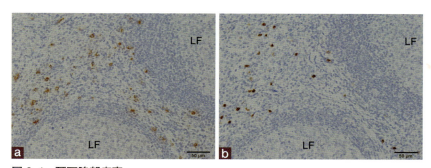

図 6-4 耳下腺部病変
濾胞間に肥満細胞，好塩基球の浸潤を認める．
肥満細胞（a）は tryptase の免疫染色，好塩基球（b）は ProMBP-1 の免疫染色．DAB 発色．
LF：リンパ濾胞

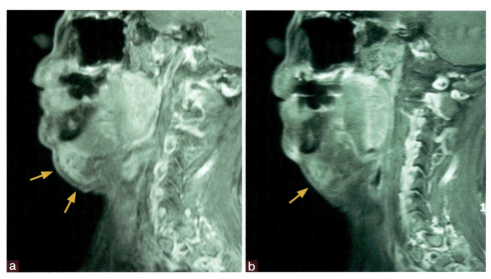

図 6-5 抗 IgE 抗体療法前後の MRI
オマリズマブ投与後に腫瘤（矢印）は縮小している．
a：抗 IgE 抗体療法前，b：抗 IgE 抗体療法後．
〔Nonaka M, et al：Anti-IgE therapy to Kimura's disease：A pilot study. Auris Nasus Larynx 41：384-388, 2014 より〕

第 6 章 唾液腺疾患

VIII 唾液腺症
sialadenosis, sialosis

疾患の定義

唾液腺症は1959年Rauchによって報告され，非炎症性，非腫瘍性に両側唾液腺腫脹をきたす疾患の総称である．多くは無痛性で，腫脹は持続性のものと反復性のものがみられる．原因のすべては明らかではないが，①自律神経の変性による分泌顆粒の合成・放出障害，②持続性の分泌刺激による腺の肥大(work hypertrophy)，③筋上皮細胞の変性，などが推測されている．Seifertらは臨床的特徴から内分泌性，代謝性，神経性に分類しているが，多くの症例は発症要因として次のようなさまざまな基礎疾患が報告されている．摂食障害である拒食症や過食症，過剰ダイエット，栄養失調，糖尿病，先端巨大症，アルコール依存症，性ホルモン機能異常，降圧薬や向精神薬の連用，甲状腺機能異常，尿崩症などに伴う唾液腺腫脹をみた場合は本疾患を疑う必要がある．

症状と所見

とくに摂食障害に起因する場合は10～20歳の女性に多く，近年のダイエットブームから増加傾向にある．その他，向精神薬連用，糖尿病，降圧薬服用，アルコール依存症に伴う症例がみられる．両側耳下腺のみ(図6-1)，両側顎下腺のみ(図6-2)の腫脹，あるいは両者同時の腫脹を呈し，腺全体は触診上弾性軟で緊満感を有する．多くは無痛性だが，圧迫感や軽度の痛みを伴うこともある．口腔乾燥症状はみられない．過食と嘔吐を繰り返す症例では，嘔吐により腫脹が軽快することがあり，しばしば腫脹を防ぐため食事と無関係に嘔吐が習慣となっている例がみられる．先端巨大症などのホルモン異常に起因する例も存在する(図6-3)．

診断

診断のフローチャートを図6-4に示す．基礎疾患と自律神経系に作用する服用薬物に関する詳細な問診と唾液腺の触診を行う．とくに摂食障害によると考えられる例では過激なダイエットの有無，体重減少，生理不順の有無，嘔吐の習慣について問診する．CTやMRIでは唾液腺の均質な腫大像が得られる(図6-5)．必ずしも生検は必須ではないが，診断に苦慮する場合は耳後部よりごく小さい切開線で組織採取をする．生検による組織学的検査では腺房細胞の腫大と淡明化が特徴で，正常の1.5～2倍の大きさを示し，一方でリンパ球や炎症細胞浸潤，腺萎縮や脂肪変性は認められない(図6-6)．血液検査で唾液型アミラーゼ上昇を示す例が多い．耳下腺造影ではシェーグレン症候群のような漏洩像はみられず，むしろ腺細胞自体の腫脹に起因する枯れ枝状にひろがる末梢導管系が描出される(図6-7)．

鑑別診断

シェーグレン症候群，IgG4関連唾液腺疾患，ミクリッツ症候群，木村病，悪性リンパ腫，脂肪腫症などが挙げられる．唾液腺症ではシェーグレン症候群でみられる抗SS-A，B抗体の陽性所見，木村病における好酸球増多や抗カンジダIgE抗体陽性所見，ミクリッツ病・キュットナー腫瘍の多くの例でみられるIgG4上昇などの異常所見はみられない．悪性リンパ腫や脂肪腫とはMRI，CTなどの画像所見から容易に鑑別される．臨床症状として唾液腺症では炎症症状，乾燥症状，涙腺腫脹，アレルギー症状，リンパ節腫脹などはみられないことから上記疾患の多くと鑑別される．

治療

まず基礎疾患の治療を優先する．基礎疾患のコントロールはしばしば困難であるが，とくに摂食障害による場合，症例により内科や精神科に依頼し精神療法，家族療法，行動療法，抗うつ薬治療を行うことが必要となる．唾液腺腫脹に対する内服治療としては，口腔乾燥症に用いるムスカリン作動薬が有効な例がある．副交感神経刺激薬であるムスカリン作動薬には唾液分泌作用とともに細胞内分泌顆粒放出作用があり，顆粒放出による腺房細胞の縮小から腺全体の縮小効果を期待するものである．

予後

さまざまな治療に効果を示し徐々に腫脹が目立たなくなる例も少なくないが，摂食障害や糖尿病など基礎疾患自体の治療に難渋するものも多い．

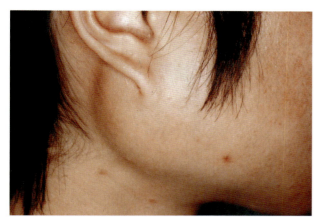

図6-1 唾液腺症，拒食症を基礎に有する両側耳下腺腫脹

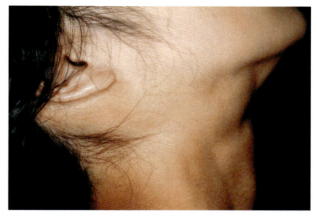

図6-2 唾液腺症，拒食症を基礎に有する両側顎下腺腫脹

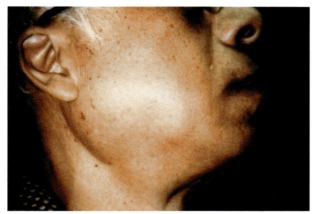

図6-3 唾液腺症，先端巨大症を基礎とする両側耳下腺腫脹

図6-4 唾液腺症診断のフローチャート

問診	基礎疾患や食生活の聴取と，薬物服用についての聴取
視診・触診	左右対称の唾液腺腫脹，びまん性かつ緊満性腫脹
検査	血液検査：唾液型アミラーゼ上昇 組織学的検査：腺房細胞の淡明化と腫大
他科との連携	→ 内科，精神科

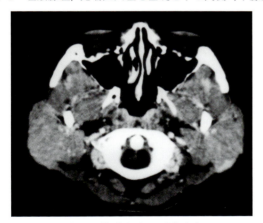

図6-5 拒食症を基礎とする唾液腺症
CTにて両側耳下腺の腫脹が著明である．

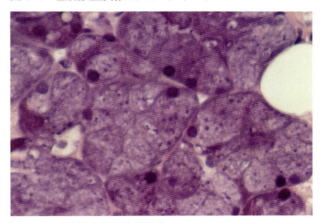

図6-6 唾液腺症耳下腺組織像
腺房細胞の淡明化と腫大が特徴的である．

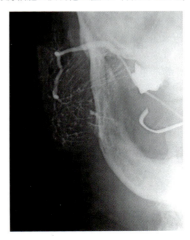

図6-7 耳下腺造影検査
シェーグレン症候群のような漏洩像はみられず，枯れ枝状の導管所見が特徴である．

第6章 唾液腺疾患

IX ガマ腫（ラヌラ）

ranula

疾患の定義

ガマ腫は舌下腺導管が何らかの原因によって損傷，破綻し，唾液が舌下腺から漏出することによって生じ，組織学的には囊胞壁に上皮細胞を欠く偽囊胞である．口腔底の無痛性，表面平滑な腫瘤として認められることが多いが，囊胞が顎舌骨筋を越えて顎下部，頸部に進展し腫瘤を形成する場合もある．

症状と所見

ガマ腫は以下の3つに分類され，それぞれの型によって症状が異なる．
- 舌下型：ガマ腫の約80％を占め，口腔底に無痛性腫瘤が認められる．
- 顎下型：顎舌骨筋の間隙から顎下部に進展し腫瘤を形成する．通常は一側性である．
- 顎下舌下型：上記の両部に生じたもので，通常両者に交通がある．口腔底と顎下部の腫脹を呈する．

診断

診断のフローチャートを図6-1に示す．

問診

ガマ腫では食事の前後など唾液の漏出の程度によってその大きさが変化することが多く，発症の時期についても患者の自覚があることが多い．この点を踏まえて，『食事の前後で大きさは変わりませんか？』，『いつ頃から腫れてきましたか？』などが問診のポイントとなる（図6-1）．

検査所見

MRIではT2強調像で均一な白色像，CTでは均一なlow densityとして認められる（図6-2b, c）．陰影の形状は舌下型では丸みを帯びていることがほとんどであるが，顎下型ではさまざまな間隙に進展するため，不規則な形をしている場合もある（図6-2b, c）．

試験穿刺

試験穿刺による内容液の性状の確認が診断の決め手となる．ガマ腫ではきわめて粘稠な粘液であるが（図6-3），リンパ管腫では黄色で漿液性（図6-4），類皮囊胞では米ぬか様の泥状物や毛髪が吸引される（図6-5）．また，腫瘍性疾患と鑑別するために，得られた穿刺液中の腫瘍細胞の有無についても検討することが重要である．

鑑別診断

口腔底に蒼黒い囊胞が透見される場合は診断が容易であるが，とくに顎下型の場合には局所所見と画像所見の類似する類皮囊胞との鑑別が重要である（図6-6）．鑑別のポイントはMRIによる不均一な成分の有無と試験穿刺の内容物である．その他，リンパ管腫や脂肪腫なども鑑別を要する．

治療

ガマ腫は舌下腺から唾液が漏れて生じた偽囊胞であることを十分に考慮したうえで，治療方針を決定する必要がある．囊胞を完全摘出しても唾液漏出が続いていれば，中・長期的に再発の可能性が高い．主な治療方法を以下に示す．

開窓術

口腔底側の囊胞壁を切除し，断端を周囲と縫合して永久排泄孔の形成を期待する方法であるが，再発が多い．

囊胞摘出術

完全な摘出は技術的に困難であり，かつ完全に摘出できても再発する場合がある．

舌下腺摘出術

唾液漏出の根本的な原因を除去する手術で，顎下型ガマ腫では口腔内からの舌下腺摘出術で再発率は2％以下になると報告されている．

OK-432局所注入療法

小児の囊胞状リンパ管腫の治療として開発され，現在第1選択になった治療である．単純，簡便で安全性が高く，ガマ腫にもきわめて有効である（図6-2）．OK-432は溶連菌製剤で強い炎症を引き起こすことによってガマ腫を消失させる．ガマ腫の直径が2 cm以下では0.5 KE，2 cm以上では1 KEのOK-432を確実に腔内に局所注入する．注入翌日〜1週間後まで発熱や反応性の腫脹の増大が認められるが，その後徐々に縮小し，治療後6週で囊胞は消失する（図6-2d, e）．効果不十分の場合は，増量し6週間ごとに治療を繰り返す．

予後

舌下腺摘出以外の手術では再発を繰り返すことがある．

IX ガマ腫(ラヌラ)

病歴	食事による大きさの変化		
	あり	なし	なし
触診	軟らかい	軟らかい	やや硬い
CT・MRI	不規則	不規則	規則的
試験穿刺	粘液性	漿液性	米ぬか様, 毛髪
診断	ガマ腫	リンパ管腫	類皮嚢胞

図6-1 ガマ腫診断のフローチャート

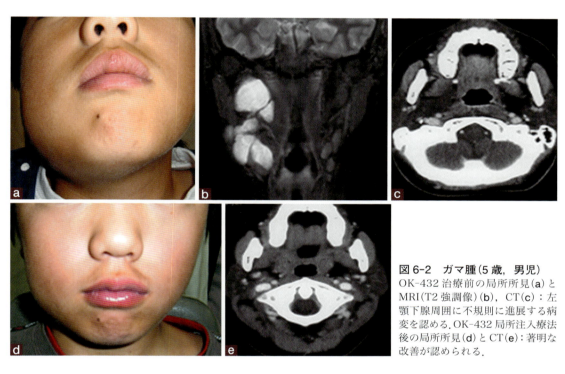

図6-2 ガマ腫(5歳, 男児)
OK-432治療前の局所所見(a)とMRI(T2強調像)(b), CT(c):左顎下腺周囲に不規則に進展する病変を認める. OK-432局所注入療法後の局所所見(d)とCT(e):著明な改善が認められる.

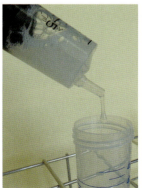

図6-3 ガマ腫の試験穿刺の内容液
粘稠な白色の粘液が吸引された.

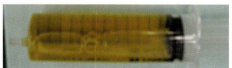

図6-4 リンパ管腫の試験穿刺の内容液
黄色の漿液性のリンパ液が吸引された.

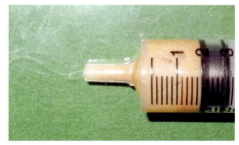

図6-5 類皮嚢胞の試験穿刺の内容物
米ぬか様の茶褐色の泥状物と毛髪が吸引された.

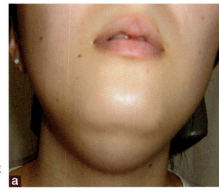
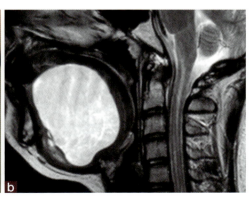

図6-6 類皮嚢胞(21歳, 女性)
a:オトガイ下部の腫脹. b:MRI(T2強調像)にて高信号の病変を認める.

手術手技 1
唾液腺内視鏡
sialendoscope

　唾石(sialolith)は脱落した上皮，管内に迷入した異物，細菌などが核となって，周囲にリン酸カルシウム，炭酸カルシウムなどが同心円状に層構造を呈して沈着し形成される．その9割以上は顎下腺にみられ，まれに耳下腺にできるといわれている．最新の欧米の報告では耳下腺唾石の割合が最も高く，30～40％に上るとされる．唾石は唾液疝痛と呼ばれる食事時の疼痛や腫脹などを引き起こすため，これらの症状が反復する場合，治療の対象となる．

　従来，顎下腺唾石，とくに移行部唾石については頸部外切開による顎下腺摘出となるケースがみられるが，頸部に瘢痕を残しうることや顔面神経下顎縁枝の麻痺などの後遺症が問題となりうる．また，本神経を保存しても，不適切な鉤引きや術中の乾燥により神経の損傷がおこりうる．また，舌神経損傷による舌の感覚障害，舌下神経損傷による舌運動麻痺，顔面動・静脈損傷による出血・血腫形成などがおこりうる．

　近年，ヨーロッパを中心とした海外において大唾液腺の腺管の観察を目的とする専用内視鏡が開発され，臨床応用が拡大しつつある．この専用内視鏡はsialendoscope(唾液腺内視鏡)と呼ばれている．頭頸部領域において低侵襲手術が拡大しているが，唾石治療の分野においてもヨーロッパにおいて治療の主役は頸部外切開による顎下腺摘出からsialendoscopeを用いた低侵襲手術にシフトしつつある．

手術器具
　現在では"all-in-one"タイプのsialendoscopeが主流(**図1a**)である．このタイプは光源と生食灌流用チャネルと手術器具用のチャネルが一体となっており，径が1.1 mm，1.3 mm，1.6 mmのものが主流である．いずれもKarl Storz Endoscopy社製で現在本邦において入手できる内視鏡はMarchal式とErlangen式であるが，Marchal式のほうがやや主流のようであり，筆者の施設でもこれを用いている．ワーキングチャネルに把持鉗子，バスケット鉗子，レーザー照射破砕用のケーブルを挿入することができる．Marchalらは，把持鉗子(Foreign body forceps, Karl Storz Endoscopy社，**図1b, c**)や泌尿器科領域での結石摘出に用いられるバスケット鉗子(NサークルナイチノールチップレスストラクKター，Cook Medical社，**図1d, e**)を用いて唾石を摘出する場合，唾石のサイズが重要であると述べている．それによるとサイズが3 mm未満の唾石や辺縁の形状が入り組んでいない唾石の場合，上記で摘出することができると述べているが，サイズが3 mm以上の唾石や辺縁の形状が入り組んでいる唾石の場合には粉砕処置を行ってから摘出することが必要であるとしている．粉砕は把持鉗子で可能なこともあるが，一定以上の力をかけると鉗子を破損する恐れがあるのでホルミウム(Ho)-YAGレーザーとの併用がよい．

内視鏡の挿入手技
　従来本邦では顎下腺管，耳下腺管の開口部をブジーし拡張を図るのに涙管ブジーを用いてきた．しかしながらこの涙管ブジーを用いてもスムースにsialendoscopeを挿入できないことが多い．唾液腺管拡張用の専用のブジーは12のサイズがありこれらと専用のダイレータを順次用いる．損傷させないように丁寧に拡張することが重要である．日本人はとくに顎下腺管開口部が狭小でありスムースに拡張できない例が多くみられる．その場合は開口部付近に粘膜切開を加え，顎下腺管を丁寧に露出し，開口部形成を施行した後に内視鏡を挿入する．

手術適応
　sialendoscopeの適応としては，原因不明の大唾液腺腫脹の反復，ワルトン管やステノン管内の唾石の摘出，唾液腺管の閉塞の解除，顎下腺炎や耳下腺炎の治療，小児唾液腺疾患も適応とされている．禁忌は急性唾液腺炎とされており，このような炎症性の病態においては腺管の脆弱性が増しており，穿孔などの危険性が増すからである．

症例呈示
|症例| 39歳，女性

　主訴：左顎下部腫脹・圧痛
　現症：摂食に伴う右顎下部痛を自覚し近医受診．CT(**図2a**)にて左顎下腺移行部唾石を指摘され，筆者の施設に紹介受診となった．

既往歴：特記すべきものなし．

経過：頸部 CT では右ワルトン管内の移行部に 3 mm 大の結石が認められ，内視鏡下顎下腺唾石摘出術を施行した．全身麻酔，経鼻挿管とし，左ワルトン管開口部より sialendoscope を挿入し結石を観察後，バスケット鉗子にて摘出しえた（**図 2b〜d**）．手術直後より自覚症状は消失し，現在術後 2 年であるが，唾液流出良好である．

合併症

唾液腺管内視鏡の合併症には術中，術直後におこりうる急性のものと，晩発性のものがある．急性の合併症は腺管損傷による口腔底浮腫などが挙げられるが，ある程度の口腔底浮腫が生じても明らかな腺管損傷が生じない限り，術後数日で消退する．予防としては腺管に穿孔を作らないようにすること，および内視鏡挿入部の開口部切開を最小限にとどめることが重要と考えられる．また，顔面神経麻痺，口腔底出血，血腫も挙げられているが，実際には海外の文献も含めて報告はみられない．慢性期のトラブルであるが，術後腺管狭窄，ラヌラなどが挙げられる．外傷性ラヌラも不適切な口腔底処置によるものと考えられる．術後腺管狭窄予防に関しては，術後経管栄養用のアトムチューブや輸液用のサーフローカテーテル，硬膜外カテーテルを一定期間留置することなどで予防できるとされている．

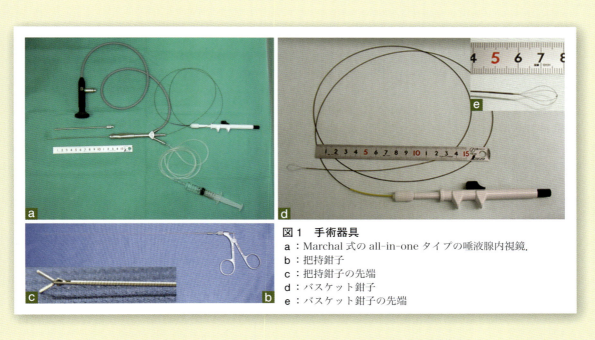

図 1　手術器具
a：Marchal 式の all-in-one タイプの唾液腺内視鏡．
b：把持鉗子
c：把持鉗子の先端
d：バスケット鉗子
e：バスケット鉗子の先端

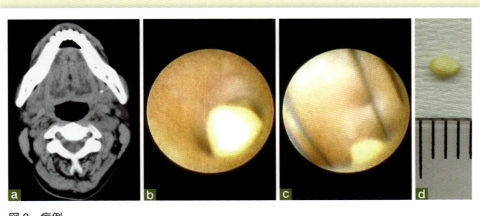

図 2　症例
a：CT．移行部唾石が認められる．
b：腺管内に浮遊唾石を観察できる．
c：バスケット鉗子を用いて唾石を除去している．
d：除去した唾石．

第7章　いびきと睡眠時無呼吸症候群

I 成人

疾患の定義

無呼吸＋低呼吸指数(apnea＋hypopnea index；AHI)が5回/hr以上で，臨床症状(日中過眠，睡眠中の窒息感やあえぎ，繰り返す覚醒，起床時の爽快感欠如，日中の疲労感，集中力欠如)を伴ったときに睡眠時無呼吸症候群と診断される．2005年の睡眠障害国際分類からは，自覚症状を伴わなくともAHI≧15も睡眠時無呼吸症候群と診断されるとの項目が加わった．これはAHI≧15では将来的に高血圧や心血管障害など臨床的に重症な合併症をきたす可能性が高いことによる．

睡眠時無呼吸症候群(sleep apnea syndrome；SAS)は閉塞性睡眠時無呼吸症候群(obstructive sleep apnea syndrome；OSAS)とほぼ同義と用いられることが多いが，疫学研究においては，眠気の症状の有無を考慮しないときを睡眠時呼吸障害(sleep-disordered breathing；SDB)とし，眠気を伴ったときにOSAS(あるいはSAS)と定義している．

症状と所見

いびきや睡眠時無呼吸の病態は以下のように説明される．

入眠とともに上気道を構成する骨格筋の緊張がゆるみ，上気道の保腔力が弱まって圧変動の影響を受け，気道が狭小化する(図7-1)．とくに仰臥位では，軟口蓋や舌根が後方へ沈下して咽頭腔の狭窄が増す．上気道に構造的または機能的異常がない健常者では，この程度の生理的な上気道狭窄では，睡眠中に必要な換気は安静呼吸力で維持され，寝息またはときおり軽いいびきを生じる程度である．

上気道にさらなる狭窄が加わると，睡眠時の安静呼吸運動では必要量の換気が妨げられ，持続性のいびきや，換気阻止(無呼吸)と，続いておこるいびきを伴う過換気からなる睡眠時無呼吸を生じる．いびきから睡眠時無呼吸症候群までの病態は，図7-2のように連続的なスペクトラムを示す．

入眠とともに呼吸障害が生じ，覚醒反応がおきて，気道が開通して換気がなされることを睡眠中に何度も繰り返す(図7-3)．頻回の微小覚醒は睡眠障害をひき起こし，睡眠障害は，生活習慣病の発症要因となり，集中力・記憶力・学習能力や感情のコントロール，作業能率などを障害し，事故などの原因となる．典型的なOSAS症状を表7-1，合併症を図7-4に示す．

覚醒時の症状

1) 日中過眠，記憶力・集中力低下

無呼吸によって生じる睡眠の断片化と深睡眠の欠如は，結果として高度の睡眠不足となり，日中過眠，記憶力・集中力低下，疲労感，起床時の爽快感の欠如などをひき起こす．

2) 起床時の頭痛・頭重感

睡眠時から持続する高二酸化炭素血症によって脳血流量が増大し，頭蓋内圧が上昇することが原因とされている．

3) 性欲低下，インポテンツ

OSASとインポテンツは相互に高頻度で合併すると報告されている．機序は明らかでないが，慢性低酸素症による末梢神経障害説，深睡眠欠如によるテストステロン低下説，日中疲労感による性的欲求減退説などがある．

4) 性格変化，抑うつ状態

OSASは精神疾患とも深く関連している．OSASの18％に抑うつ状態が合併し，逆にうつ病患者の18％でOSASが合併している．外来診療で抑うつ症状を合併したOSAS例に遭遇する頻度も少なくない．

睡眠時の症状

1) 睡眠中交互に繰り返されるいびきと呼吸停止

2) 体動(無呼吸関連)

OSASでは無呼吸後呼吸再開時の覚醒反応に伴い，四肢を激しく動かす，顔や胸を手でこするなどの行動を示すことがある．またOSASには睡眠中に脚が動くことにより脳の微小覚醒をひき起こし，睡眠障害の原因となる周期性四肢運動障害を合併するとの報告もある．

3) 不眠，中途覚醒

無呼吸によって生じる睡眠の断片化と深睡眠の欠如から惹起される日中過眠とは対照的に，夜間の不眠症(とくに中途覚醒)を訴える場合がある．

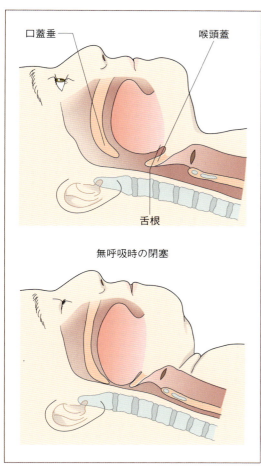

図7-1 覚醒時と睡眠時無呼吸時の上気道形態の差異

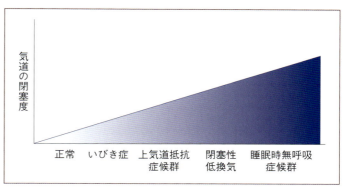

図7-2 睡眠呼吸障害のスペクトラム
〔Loughlin GM：Obstructive sleep apnea syndrome in children：diagnosis and management. In：Loughlin GM, et al(eds)：Sleep and Breathing in Children：A Developmental Approach, pp625-650, Marcel Dekker, New York, 2000 を改変〕

表7-1 睡眠時無呼吸症候群の典型的な症状

- 大きないびきや無呼吸
- 日中の耐え難い眠気
- 夜間2回以上のトイレ
- 熟睡感の欠如
- 起床時の疲労や頭痛，口内乾燥
- 集中力，記憶力，意欲の低下

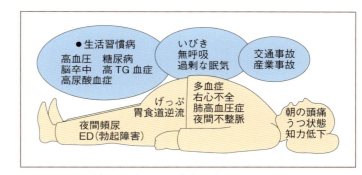

図7-4 睡眠時無呼吸症候群の多彩な症候

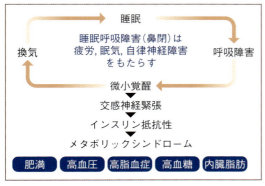

図7-3 睡眠時無呼吸症候群とメタボリックシンドロームの因果関係

睡眠呼吸障害は睡眠障害をひき起こし，頻回の覚醒は交感神経緊張を生じ，インスリン抵抗性を高め，メタボリックシンドロームの誘因となる．

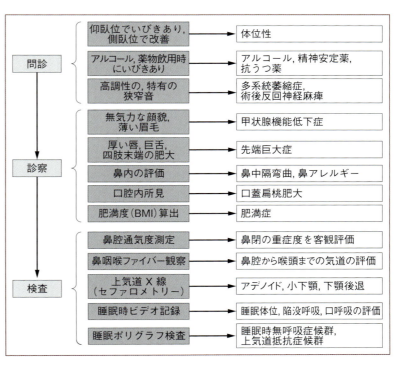

図7-5 睡眠時無呼吸症候群(成人)診断のフローチャート

症状と所見

4）夜間頻尿

無呼吸による胸腔内圧の高度陰圧化，還流静脈量の増加の結果，睡眠中に心房性ナトリウム利尿ペプタイドが持続分泌することにより，夜間尿量が増えると考えられている．

診断

近年，OSASの有病率は，従来よりも数倍は高い報告が相次いでいる．米国の大規模調査によると，AHI≧5以上のSDBは男性の57.6%，女性の36.1%であった．大阪府の某企業男性を対象とした疫学調査では，AHI≧5以上は59.7%，AHI≧15以上は22.3%であり，AHI≧5でかつ眠気のあるOSASは17.6%であった．OSASでは潜在的患者数が膨大であり，そのうちごくわずかの患者しか診断・治療を受けていないことが問題である．

OSASの診断にあたっては，いびきや無呼吸が高頻度に認められるが，眠気以外の自覚症状に乏しい例が多いので注意を要する．OSASにおいては家族や同僚からのいびき，無呼吸に関する聴取が重要である．診断のフローチャートを図7-5（121頁）に示す．

OSASの原因として，肥満は主要因子であるが，必ずしも肥満が原因とは限らない．肥満，小下顎，扁桃肥大，鼻閉が単独，またはさまざまな割合で複合して睡眠時無呼吸を形成する．

肥満では脂肪組織が外側に向かって肥大するだけでなく，舌根，咽頭組織内にも脂肪が沈着するために，気動が狭小化すると推測され，OSASの最も重要な危険因子となる（図7-6）．

OSAS患者では手術治療を必要とする扁桃肥大を成人でも20%で，また鼻疾患を30%程度で合併している．さらに，肥満，小下顎などの形態の要素が加わることによって，いびきや無呼吸が生じる．

鑑別診断

表7-2にOSASをきたす疾患を示すが，その他のOSASの誘因として，仰臥位での睡眠や，飲酒がある．また，甲状腺機能低下症や先端巨大症もOSASを合併する．甲状腺機能低下症では舌および上気道が粘液水腫様組織となり，物理的に上気道が狭小化すると考えられている．甲状腺機能低下症を伴うOSAS患者に甲状腺ホルモンを投与すると，無呼吸の改善が認められる．先端巨大症は成長ホルモンの分泌過剰であり，舌や軟部組織の過剰による気道狭窄が睡眠時無呼吸の要因となる．先端巨大症患者における無呼吸には，中枢性無呼吸も含まれる．

睡眠不足症候群

睡眠呼吸外来診療において多く遭遇するのは，睡眠不足症候群と称せられる疾患である．この疾患は，単に睡眠時間が不足したためにひき起こされる症候群であるが，症候として，過度の眠気，いびきや無呼吸を主訴に来院することがある．仕事などの社会生活上の要因によって生理的に必要とされる量の睡眠が確保できないために，日中に強い眠気や集中力の低下，イライラなどの症状が現れる．平日の睡眠時間に比べて休日に2時間以上長く眠っている傾向がある．十分な睡眠をとることで，いびきや眠気などの症状は消失する．

治療

睡眠時無呼吸症候群患者の約30%に上気道疾患が合併し，その中には手術治療（図7-7）によって呼吸障害の改善が見込まれるものも少なくない．高度な扁桃肥大など，上気道の形態異常が睡眠呼吸障害の主な要因の場合は，手術のみで完治を目指すことが可能な例もある．高度な鼻閉がある例では持続陽圧気道圧（continuous positive airway pressure；CPAP）のコンプライアンスが低下するため，CPAP治療開始に際して鼻閉の治療を先行して行う必要がある．

厚生労働省研究班による睡眠呼吸障害診療連携ガイドライン治療アルゴリズムによると，AHI≧20ではCPAPが第一選択，5≦AHI≦20では口腔内装置が第一選択となっているが，治療前に上気道疾患の評価を行い，適応があれば外科的治療を行うことがすすめられている．

手術単独で十分改善しなくともCPAPのコンプライアンスが改善する例や，口腔内装置，減量などを組み合わせることによりCPAPの離脱が可能な例もある．

予後

OSASというと眠気や交通事故のリスクが強調されているが，OSASは眠気のみならず，長期的な生命予後に大きく影響することが相次いで報告されている．OSASは二次性の高血圧の原因として筆頭に挙げられている．さらに重症OSASが無治療のままだと心臓血管病や脳梗塞のリスクを高くし（図7-8），適切な治療でそのリスクが軽減できることから，いまでは心筋梗塞や脳梗塞の予防が重症OSASの治療目標とされている．

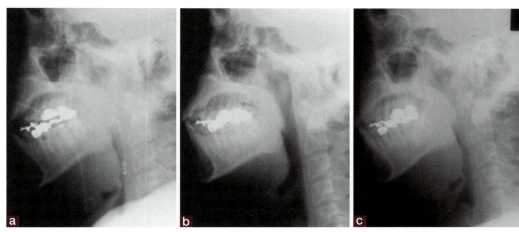

図 7-6　睡眠時無呼吸症候群患者の減量による気道変化
a：減量前 112 kg，b：減量後 89 kg，c：リバウンド 111 kg．20 kg の減量により，減量前に比べて気道は著明に拡大していた．しかしその後のリバウンドにより，再度気道は狭小化した．

表 7-2　いびき，無呼吸の原因

上気道の狭窄に関連したいびき
　肥満
　小下顎，下顎後退
　アデノイド・口蓋扁桃肥大
　鼻閉（鼻中隔弯曲，鼻アレルギー，他）
　仰臥位睡眠
全身性疾患に関連したいびき
　甲状腺機能低下症
　多系統萎縮症（脊髄小脳変性症）
　先端巨大症
　アーノルド・キアリ奇形
薬物に関連したいびき
　アルコール飲用
　精神安定薬，抗うつ薬
睡眠不足
　不適切な睡眠時間

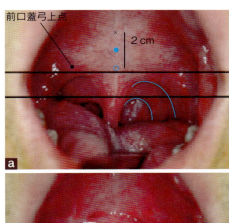
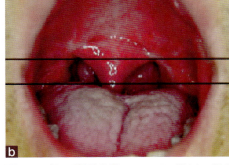

図 7-7　軟口蓋形成術　Two-P4（駒田一朗氏より提供）
a：手術前（×：硬口蓋後端，●：1 cm の位置，○：2 cm の位置，—：前口蓋弓，後口蓋弓）
b：手術後

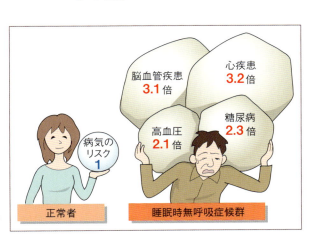

図 7-8　睡眠時無呼吸症候群の合併症
〔宮崎総一郎：病気の原因は眠りにあった，実業之日本社，p41, 2012 より改変〕

第7章 いびきと睡眠時無呼吸症候群

II 小児

疾患の定義

小児の睡眠時無呼吸症候群は閉塞性，中枢性，混合性に分類される．ほとんどが閉塞性睡眠時無呼吸症候群(obstructive sleep apnea syndrome；OSAS)で，睡眠中の正常な呼吸と睡眠パターンを乱す上気道の部分的な閉塞，または間歇的な完全閉塞を特徴とする呼吸障害である．小児におけるOSASの有症率は1.2～5.7％と報告されている．

いびきは上気道の狭窄によって睡眠中の呼吸運動に伴い生じる異常な雑音である．小児では短時間の無呼吸により血中酸素飽和度が低下しやすい一方で，成人に比べ気道が虚脱しにくい．したがって，無呼吸が明らかでなくても高度のいびきは呼吸障害と考えて対処しなければならない．

症状と所見

習慣的ないびき，無呼吸ないし低呼吸により睡眠障害をきたし，多彩な症状を呈する(表7-1)．寝返りが多い，寝相が悪い，夜中に苦しそうに起きるなど「ぐっすり眠れていないように思う」という保護者の印象は大切である．睡眠時間が極端に長い，寝起きが悪い，園や学校から帰宅すると眠ってしまう，などのほか，小児ではむしろ日中に過活動になることもある．

身体所見では，下顎の大きさなどの顔貌とともに診察中の口呼吸や呼吸雑音に注意する．上気道の閉塞による陥没呼吸が長期間持続していると，胸郭変形が認められる．しばしば呼吸障害による成長抑制のため体格が小さいが，逆に咽頭狭窄の増悪因子としての肥満が存在することもある．

診断

診断のフローチャートを図7-1に示す．保護者からの情報収集にはOSA-18(表7-2)が便利で，これは小児OSASのQOL評価表で，5項目18問からなり，過去4週間の状況について保護者が1～7点で評価したものを合計する．治療前後の比較にも役立つ．カットオフ値は50～60点とする報告が多い．また睡眠中のビデオ記録(図7-2)も有用である．家庭で顔面と胸部が同時に入るよう記録してもらい，無呼吸や努力性呼吸，陥没呼吸を観察する．

小児OSASはさまざまな原因によって生じるが(表7-3)，最も重要なのはアデノイド・口蓋扁桃肥大である．鼻腔と咽頭をよく観察し，視診だけでなく咽頭側面のX線撮影，鼻咽腔喉頭内視鏡検査を併用して評価を行う．アレルギー性鼻炎はしばしばアデノイド・口蓋扁桃肥大に合併するが，単独でもいびきの原因となりうる．アレルギー性鼻炎の診断は，くしゃみや水性鼻汁，鼻閉などの症状があり鼻汁中好酸球陽性で，症状に見合った血清特異的IgE抗体検査陽性であれば確実である．鼻副鼻腔炎は鼻粘膜の腫脹や後鼻漏により症状を悪化させる要因になるため，内視鏡検査の際に膿性鼻汁や後鼻漏の有無を観察する．

OSASの確定診断に終夜睡眠ポリグラフ検査(PSG)は有用だが，小児では困難である．自宅で行う簡易型検査であれば4歳くらいから実施できる．アメリカ睡眠学会による国際分類(ICSD，第2版)では，1時間に1回以上の低呼吸ないし無呼吸を診断基準の1つとしている．睡眠時の動脈血酸素飽和度(SpO_2)測定とビデオ記録のみでもある程度の判定が可能である．

鑑別診断

中枢性の無呼吸や，てんかんによる症状などとの鑑別を要する．

治療

アデノイド・口蓋扁桃肥大によるOSASと診断されれば，口蓋扁桃摘出術とアデノイド切除術を行う．重症であれば1歳前後でも適応であるが，低年齢児や基礎疾患をもつ児では術後の呼吸管理に注意する．鼻疾患があればそれに対する治療を行い，肥満症では減量指導を行う．手術治療の適応とならない顎顔面奇形や基礎疾患などによるものでは，経鼻エアウェイや持続陽圧気道圧(continuous positive airway pressure；CPAP)により保存的治療を行う．

予後

アデノイド・口蓋扁桃肥大によるOSASは，口蓋扁桃摘出術とアデノイド切除術により劇的に改善する．低年齢でアデノイド切除を行うと時に再肥大をきたすが，再手術を要することはまれである．アレルギー性鼻炎合併例では手術のみで十分な改善が得られないこともある．鼻炎に対する継続的な治療で症状のコントロールを目指す．

表 7-1 小児の OSAS の症状と徴候

症状

- 頻繁ないびき（≥3 夜/週）
- 睡眠中の努力性呼吸
- 無呼吸時にみられるあえぎ/鼻を鳴らす音
- 夜尿症（とくに二次性の夜尿症）
- ※少なくとも 6 か月以上続く
- 座位または頸部伸展位での睡眠
- チアノーゼ
- 起床時の頭痛
- 日中の眠気
- 注意欠陥多動性障害
- 学習上の問題

身体的所見

- 低体重または過体重
- 扁桃肥大
- アデノイド顔貌
- 小顎症/下顎後退
- 高口蓋
- 成長障害
- 高血圧

〔Marcus CL, et al：Diagnosis and Management of Childhood Obstructive Sleep Apnea Syndrome. Pediatrics 130：576, 2012 より〕

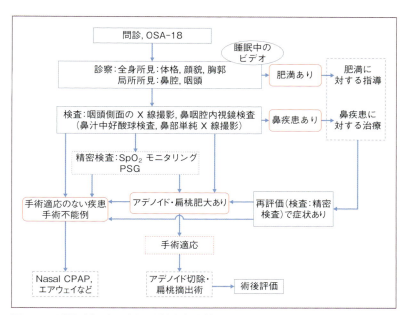

図 7-1　睡眠時無呼吸症候群（小児）診断のフローチャート

表 7-2　小児睡眠時呼吸障害 QOL 評価質問票 OSA-18（日本語版）

以下の問いの答えとして，下記の 1～7 のいずれかをお選び下さい
1. なかった　2. ほとんどなかった　3. ときどきあった　4. よくあった　5. 結構あった　6. 大分あった　7. いつもあった

I．あなたのお子さまは過去 4 週間の間にどのくらい

- （　）大きないびきをかいていましたか
- （　）夜中に息をこらえたり，息が止まったりしていましたか
- （　）寝ている間にのどに物を詰まらせたような音をさせたり，あえいだりしていましたか
- （　）頻繁に寝返りを打ったり，たびたび夜中に目を覚ましたりしていましたか

- （　）鼻がつまるせいで口をあけて息をしていましたか
- （　）たびたび風邪をひいたりしましたか
- （　）鼻水が出ていましたか
- （　）食べ物が飲み込みづらそうでしたか

- （　）感情的に不安定でしたか
- （　）攻撃的であったり，はしゃぎすぎたりしていましたか
- （　）反抗的でしたか

- （　）昼間にひどく眠たそうでしたか
- （　）集中力に欠けたり，集中できる時間が短かったりしましたか
- （　）朝起きるときにぐずったりしましたか

II．過去 4 週間に，以上のようなお子さまの症状により

- （　）お子さまの健康状態に不安を抱きましたか
- （　）お子さまが十分に息を吸えていないのではないかと思われましたか
- （　）あなたの日常生活に支障をきたしましたか
- （　）あなたをイライラさせましたか

〔宮内裕爾, 他：小児睡眠呼吸障害に対する手術療法の検討. 口咽科 18：469-475, 2006 より〕

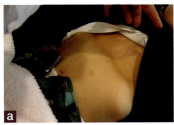 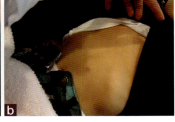

図 7-2　睡眠中のビデオ記録
a：吸気時，b：呼気時．開口し，吸気時（a）に前胸部の著明な陥没を認める．

表 7-3　小児 OSAS の原因

解剖学的な閉塞

アデノイド，口蓋扁桃肥大，鼻閉（アレルギー性鼻炎，ポリープ，咽頭弁術後）

顎顔面奇形

小顎症，下顎後退，巨舌，上顎発育不全

疾病，症候群

病的肥満，甲状腺機能低下症，ダウン症，ムコ多糖症，脳性麻痺，Arnold-Chiari 奇形

〔宮崎総一郎, 他：睡眠時無呼吸症候群. 日本小児耳鼻咽喉科学会（編）：小児耳鼻咽喉科診療指針, pp246-251, 金原出版, 2009 より〕

第 8 章　摂食嚥下障害

I 摂食嚥下の仕組み

　「物を食べる」という行為，すなわち"摂食"は，①食物の認知を行う先行期，②食物を取り込んで嚥下に適した状態に加工する準備期，③随意運動により食塊を口腔から咽頭に送り込む口腔期，④嚥下反射により食塊が食道まで輸送される咽頭期，⑤蠕動運動により食塊が胃まで輸送される食道期，の 5 段階に区分できる(図 8-1)．このなかで「飲み込む」という動作が"嚥下"で，口腔内にある食物が咽頭を通過して食道・胃へ送り込まれる過程であり，口腔期・咽頭期・食道期の 3 段階に分類される．

先行期と準備期

先行期
　覚醒し食物を摂取する意思がある状態で，感覚や記憶などから目の前にある食物が何であるかを認知し，どれだけ口に取り込むか，どのように処理するかを判断する．視床下部の摂食中枢や大脳皮質の前頭葉などが関与する．

準備期
　食物を口腔内へ取り込んでから，嚥下に適した状態にする時期で，「捕食」，「咀嚼」，「食塊形成」で構成される．口腔準備期とも呼ばれるが，嚥下の口腔期とは区別すべきである．
　捕食：口唇・歯列・顎の運動を利用して，食物を口腔内に取り込む．
　咀嚼：食物は舌により上下歯列間に置かれ下顎の運動により粉砕・臼磨，唾液と撹拌される．歯列外側と頬粘膜とが密着し食物の口腔前庭への流出が，口唇閉鎖により口腔外への脱出が防がれる．舌根と軟口蓋が離れるため，食物の一部が中咽頭に入り込む場合もあるが，咀嚼中には反射は起こらない．
　食塊形成：嚥下に適した状態になった食物(食塊 bolus)は，舌尖と舌側縁が硬口蓋に密着してできた舌背中央の陥凹部に集められる．

嚥下のメカニズム

嚥下反射の神経支配(図 8-2)
　咽頭期における嚥下反射は食塊が咽頭・喉頭にある知覚受容体を刺激し，舌咽神経や迷走神経を介し，情報が延髄網様体の孤束核間質亜核に入力することで始まる．網様体内の嚥下中枢にプログラムされているパターン運動が疑核，三叉神経核，顔面神経核，舌下神経核などの運動核より出力される．この嚥下のパターン形成器(central pattern generator；CPG)は，知覚入力の一定の閾値をもって活性化される．
　嚥下はパターン化された極めて再現性の高い運動であるが，食塊の量や粘度などにより微調整が行われるようである．口腔期の舌の随意運動には大脳皮質の運動領野が関与しており，この情報が孤束核や嚥下中枢，運動核に投射，咽頭反射の閾値を下げ，スムーズな咽頭期への移行を助ける．

嚥下のステージ(図 8-3)
　口腔期(第 1 期)：舌の随意運動により口腔から咽頭へ食塊が移動する過程で，随意的な運動である．舌根が挙上して軟口蓋と接し，舌と口蓋弓が収縮し，口峡部が遮断される．口唇，頬部も緊張する．舌は前端から順次硬口蓋に押し付けるように挙上し，食塊は後方へ移動，咽頭に押し出される．舌骨と喉頭がわずかに挙上する．食塊の後方移動終了と同時に舌根部は前下方に移動し，軟口蓋は後上方へ挙上して上咽頭が遮断，口峡部が開放され，食塊は咽頭に送り込まれる．

　咽頭期(第 2 期)：嚥下反射によって誘発される不随意運動で，咽頭に入った食塊の後端が食道入口部を通過するまでの過程をいう．食塊が舌により口腔後方へ移動するとき，舌背の大部分は硬口蓋に密着し，口腔が遮断される．軟口蓋は挙上し，咽頭後壁に生じる隆起(パッサーバン隆起)に接して鼻咽腔は遮断される．口腔，鼻咽腔遮断と同時に口峡部が開放されると食塊は中咽頭に送り込まれ，嚥下反射が誘発される．咽頭は収縮し蠕動様運動波が生じ，食塊が食道入口部に到達すると同部は開大して食道へ送り込まれる．食道入口部の開大は輪状咽頭筋弛緩と喉頭の前上方挙上により生ずる．
　①舌骨と喉頭が前上方に挙上し，舌根の後方運動と相まって，喉頭が舌根部に押し付けられ喉頭蓋が口腔前庭を覆う，②披裂軟骨は前方傾斜し，仮声帯レベルで閉鎖がおこる，③声帯の内転による声門が閉鎖

する．以上により喉頭は閉鎖し，食塊が気道に流れ込むのを防ぐ．

食道期(第3期)：蠕動運動と重力により食道入口部から胃まで食塊が移動する過程をいう．食塊は咽頭収縮筋の蠕動様運動に引き続く第1次蠕動波と重力により胃に向かい輸送されるが，通過時に食道の感覚受容器が刺激され第2次蠕動波がおこり，輸送は促進される．食塊後端が食道入口部を通過後，喉頭は急速に下降し，輪状咽頭筋は再び収縮する．

咀嚼と嚥下：プロセスモデル

単純な嚥下動作(命令嚥下)においては前述した嚥下のステージで説明されうるが，実際の食事動作は，単に口腔内に保持した食塊を嚥下するだけではない．咀嚼運動が加わった嚥下動作となり，咀嚼と嚥下は完全に切り離されず，口腔期が混在した状態となる．咀嚼に伴い食塊は徐々に口腔から咽頭へ送り込まれるが，嚥下反射は生じずに食塊の一部が喉頭蓋谷から梨状陥凹にまで達する所見が認められる．

摂食嚥下機能の年齢変化

嚥下機能の発達

嚥下機能の発達は胎生期の嚥下運動から認められ，出生後は検索・吸啜・咬反射からなる哺乳反射に始まる．乳児期には吸啜と嚥下を一連の動作として行いつつ，呼吸運動が可能であるが，成人より上方に位置する喉頭蓋が嚥下時に気道を閉鎖せず，そのままの位置で舌根部に接し，両側を液体が通過することで(lateral food channel)，吸啜と嚥下，呼吸を同時に行えると考えられている．

生後1年より，成人型の呼吸抑制を伴う嚥下動作へと徐々に移行し，幼児期に完成される．

嚥下機能の加齢変化

口腔期：味覚低下，唾液分泌能低下，咀嚼機能低下，舌運動の低下などが認められ，食塊の保持能力は低下し，嚥下後に口腔内に残渣を残しやすくなる．

咽頭期：神経系の機能低下，嚥下関連筋群の筋緊張の低下，靱帯のゆるみなどから，嚥下反射の遅延や安静時の喉頭下垂などが生じるため，食塊の咽頭流入に対し喉頭挙上のタイミングは遅延する．またその結果，咽頭クリアランスの低下がみられるようになる．

誤嚥：嚥下時に喉頭流入を生ずる機会が多くなる．喉頭内および下気道の知覚低下により気道防御反射が低下すると，誤嚥の危険が高まる．また，心肺機能や全身状態の低下が加わると，若年者と比較し軽度の誤嚥からも肺炎など重篤な状態を引き起こすことになる．

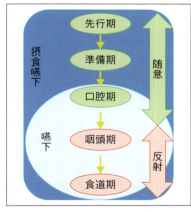

図 8-1　摂食嚥下のステージ

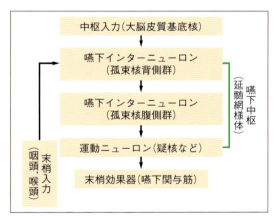

図 8-2　嚥下反射

〔進 武幹，他：嚥下障害．口咽科 1：93-101，1989 より改変〕

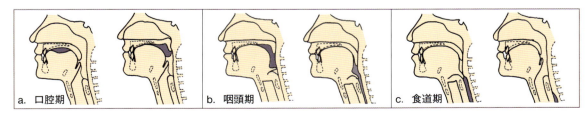

図 8-3　嚥下のステージ

a：**口腔期**　食塊形成，後方移動，咽頭への送り込み，b：**咽頭期**　鼻咽腔閉鎖，口腔との遮断，嚥下反射惹起，喉頭挙上・喉頭腔閉鎖，食道入口部開大，c：**食道期**　第1次蠕動波，第2次蠕動波，喉頭下降・喉頭腔開放

II 摂食嚥下障害の診断

診断のための問診と診察

問診
　症状としては嚥下困難，むせ，鼻咽腔逆流，嚥下時痛，咽頭残留感，湿性嗄声，喀痰増加などがある．嚥下障害が進むと摂取量の減少や食事内容の変化，食事時間の延長，体重減少などがおこる．重要な合併症は誤嚥による呼吸器感染症であり，持続的な喀痰や発熱がみられる．

　発症や進行の状況は原因診断に有用であり，急性の発症は脳血管障害や多発性神経炎，緩徐進行では腫瘍や神経変性疾患が疑われる．

　既往歴・基礎疾患の聴取は重要で，精神疾患，神経筋疾患，脳血管障害，呼吸器疾患，頭頸部手術や放射線治療の既往，認知症，意識レベルの低下はすべて嚥下障害の原因となり増悪因子となる．副作用で嚥下機能に影響することがあるので服薬内容を把握する．日常生活動作(ADL)の低下は嚥下性肺炎の発症と予後に関係し，介護状況は治療方針や指導を行ううえで重要である．

精神機能・身体機能の評価
　安全で十分量の経口摂取には，食事に対する意欲があり，食物を適切に認識することが前提となる．意識レベルでは清明であることが必要であり，Japan Coma Scaleで1桁(刺激しないで覚醒している状態)が必要である．認知機能の障害では，食事に対する意欲や食物の認識に問題を生じる．運動機能では姿勢保持，上肢関節の可動域，移動能力を観察する．姿勢保持では頸部に緊張がかからないことが重要であり，頸部後屈や不安定さは円滑な嚥下運動の障害となる．呼吸機能の低下は誤嚥物の喀出力の低下となり，嚥下性肺炎の発症や嚥下障害の増悪につながる．随意的な咳嗽による痰の喀出力を評価する．

口腔・咽頭・喉頭などの診察
　顔面・口腔・咽頭・喉頭・頸部の診察は，嚥下障害の原因や病態を知るうえで重要である．器質的病変の有無，分泌物の貯留，運動障害，感覚障害，気管切開の状況について評価する．

原因診断と病態診断
　摂食嚥下障害の診断には，その原因を診断する「原因診断」と，障害の機序を診断する「病態診断」がある．異物や炎症，腫瘍などの器質的な疾患の場合は原因疾患に対する治療で改善することも多いが，脳血管障害や神経麻痺などでは原因疾患の治療では改善しないことが多く，嚥下障害の病態に応じた代償的手段や嚥下訓練などのリハビリテーションが必要になるため，病態診断は重要である．

原因診断
　問診，身体所見，局所の診察が重要で，内視鏡検査，神経学的検査やMRIなどの画像検査が有用である．図8-1に原因診断のためのフローチャートを示した．通過障害や逆流があると食道疾患を疑う．嚥下痛がある場合には炎症疾患・異物・進行癌などの器質性嚥下障害を疑い，局所診察や内視鏡検査で除外する．神経症状を有する場合には運動障害性嚥下障害を疑い，急性発症であれば脳血管障害や多発神経炎，緩徐進行であれば神経筋疾患や脳腫瘍などを考える．神経学的検査やMRIなどの画像診断が有用である．既往歴，手術歴などの聴取が重要である．

病態診断
　摂食嚥下障害の病態診断には，嚥下内視鏡や嚥下造影検査が有用であり，その結果をもとに障害の機序を解明する．その機序を大きく分けると，嚥下反射の惹起障害，喉頭閉鎖の障害，咽頭クリアランスの障害に分類できる．表8-1に嚥下障害の病態と誤嚥の分類についてまとめた．嚥下反射が高度に障害されると嚥下運動前の誤嚥を生じ，嚥下反射の遅延や喉頭閉鎖障害があると嚥下運動中の誤嚥を生じる．クリアランスの障害があり咽頭残留が多いと嚥下運動後の誤嚥を生じる．嚥下障害の病態をもとにリハビリテーションや嚥下機能改善手術を計画する．

嚥下障害診療アルゴリズム (図8-2)
　「嚥下障害診療ガイドライン 耳鼻咽喉科外来における対応, 2012年版」では，一般耳鼻咽喉科医師が嚥

下障害あるいはそれを疑う患者を診察する際に，以下の判断と対応ができるように支援している．

耳鼻咽喉科一般外来において経過観察を行う：精神機能・身体機能が良好で，嚥下内視鏡検査で異常を認めない場合．

耳鼻咽喉科一般外来において嚥下指導を行う：嚥下内視鏡検査で何らかの異常を認めるが，明らかな誤嚥がなく，精神機能・身体機能は嚥下指導を行ううえで十分に維持されており，自らが嚥下指導を行えると判断した場合．

より専門的な医療機関へ紹介する：嚥下内視鏡検査などで異常を認め，嚥下造影検査などにより詳細な嚥下機能評価が必要と判断した場合やリハビリテーションや外科的治療が必要と判断した場合．また，経過中により専門的な評価が必要と判断した場合．

「評価や治療の適応外」と判断する：全身状態や意識レベルが不良，もしくは重篤な合併症のため嚥下障害に対する検査や治療が行えない場合．患者および家族に経口摂取への希望や意欲がなく，十分に説明しても誤嚥に対するリスクの受け入れができない場合．

表 8-1　嚥下障害の病態と誤嚥の分類

嚥下の神経機序からみた病態生理（進ら）	咽頭期嚥下の惹起不全型障害	咽頭期嚥下の惹起遅延型障害　喉頭の挙上閉鎖の障害	咽頭期嚥下の停滞型障害（嚥下圧低下と食道入口部開大不全）
Logemann の分類	嚥下運動前の誤嚥（嚥下反射がおこる前に誤嚥）	嚥下運動中の誤嚥（喉頭閉鎖が不完全，嚥下反射の遅れ）	嚥下運動後の誤嚥（嚥下後に咽頭の残留物を誤嚥）
平野らの分類	嚥下運動不全型誤嚥	喉頭挙上期型誤嚥	喉頭下降期型誤嚥
		混合型誤嚥	

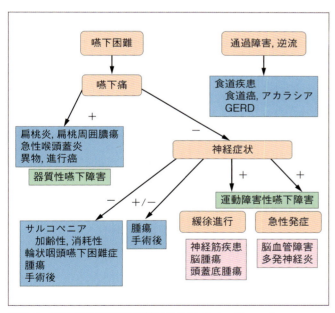

図 8-1　嚥下障害の原因診断のためのフローチャート

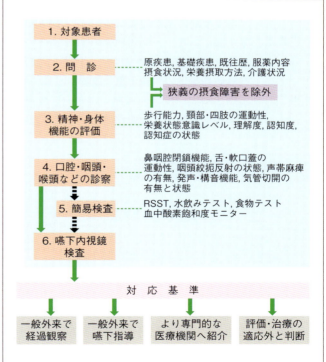

図 8-2　嚥下障害診療アルゴリズム

〔日本耳鼻咽喉科学会（編）：嚥下障害診療ガイドライン 耳鼻咽喉科外来における対応 2012 年版, p11, 金原出版, 2012 より〕

第8章 摂食嚥下障害

III 摂食嚥下障害のリハビリテーション

摂食嚥下障害に対するリハビリテーション訓練(以下,リハ訓練)は,摂食および嚥下機能の改善もしくは維持を目的として行われる(図8-1).

リハ訓練の計画

リハ訓練は,間接訓練(食塊を用いない訓練)と直接訓練(食塊を用いる訓練)に分けられる.直接訓練への導入は,①意識が覚醒し摂食に対する意欲がある,②全身状態が安定している,③姿勢の保持が可能である程度の咳嗽反射がある,などが目安となる.

リハ訓練のアプローチ

代償的アプローチ 現状の機能を最大限に活用して誤嚥のリスクを最小限にすることを目指したさまざまな工夫である.頸部前屈位は嚥下反射の惹起遅延に対して有用である.頸部回旋位や側臥位は片側の喉頭麻痺や咽頭麻痺に効果が期待できる(図8-2).食形態の選択は,咀嚼や嚥下運動の出力に見合う食塊をタイミングよく移動させることを目的としている.嚥下反射の遅延した症例では必要に応じて粘性のある食形態を指導する.頭頸部癌術後など嚥下圧の低下した症例では,液体が訓練食として適切なこともある.

治療的アプローチ 咀嚼・嚥下運動のある部分を補強して摂食嚥下機能の改善を企図した訓練法である.

咀嚼・嚥下関連器官の機能訓練:筋力強化とストレッチを目的とする.舌可動訓練や構音訓練を実施する.ブローイング訓練やプッシング法は,声帯閉鎖機能・鼻咽腔閉鎖機能・呼吸機能の補強に役立つ.Shaker法は,舌骨上筋群を強化し喉頭挙上に伴う食道入口部開大を企図した訓練法である.

姿勢コントロールと頸部のリラクセーション:嚥下障害を有する症例では,体幹が安定せず頸部に過度な緊張がかかりやすい.リハ訓練を導入する際には,骨盤を安定させ体幹や頸部に緊張のかからないリラックスできる姿勢の保持を最優先する.

嚥下反射の惹起促通:thermal stimulationは,前口蓋弓に冷圧刺激を加えることで嚥下反射の惹起を促す手法である.偽性球麻痺で開口障害のある症例にK-point(臼後三角後縁のやや後方の内側にあるポイント)を刺激すると,下顎の上下運動と咀嚼様運動に続き嚥下反射が惹起されやすくなる.

咽頭期嚥下の改善・強化訓練:息止め嚥下法は,喉頭閉鎖を補強することで喉頭流入のリスクを軽減する嚥下法で,嚥下→呼気のパターンを習得する訓練法にもなる(図8-3).メンデルソン手技は,嚥下時に喉頭が挙上することを意識化させ喉頭の挙上運動を強化する手法である.アンカー強調嚥下法は,舌と硬

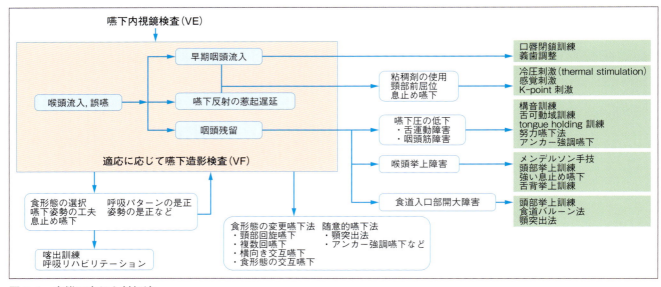

図8-1 病態に応じた対処法

口蓋とが接触しアンカーが形成されることを意識化させ，舌根運動の補強と嚥下圧の上昇が期待できる（図8-4）．食道入口部の弛緩不全に対しては，顎突出嚥下法やバルーンカテーテル拡張法を実施する．

嚥下パターン訓練：嚥下運動を反復することが嚥下機能の改善に繋がる．空嚥下や少量の水嚥下などを繰り返し実施し，誤嚥のリスクの少ない嚥下や呼吸のパターンの習得を目指す（図8-5）．

気管切開に対する対応

気管切開の存在は嚥下にとって不利な状況となるため，適切な気管切開の管理は経口摂食に向けての大きな前進となる．実際には，呼吸訓練や喀出訓練などの理学療法を併用しながら，気管カニューレのカフの脱気 → 一方弁の装着 → 気管カニューレの抜去などを状況に応じて実施していく（図8-6）．

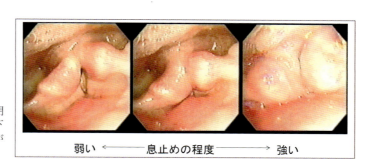

図8-3　息止め嚥下法の喉頭像
息止めの程度によって，披裂部の閉鎖 → 声帯・仮声帯の閉鎖 → 喉頭前庭の閉鎖と喉頭閉鎖が補強される．息止め嚥下法の習得には喉頭内視鏡下のバイオフィードバック訓練が有用である．

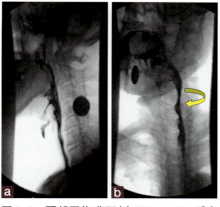

図8-2　頸部回旋嚥下（右ワレンベルグ症候群）
a：側面位，b：頸部回旋位．麻痺側への頸部回旋位で，造影剤が左側の梨状陥凹を経由して食道に流入し，誤嚥も消失した．

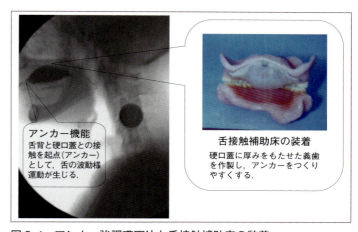

図8-4　アンカー強調嚥下法と舌接触補助床の装着
アンカー強調嚥下：アンカーを意識して嚥下するよう指導する．

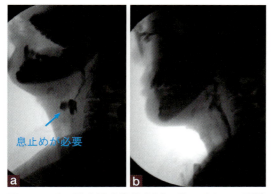

図8-5　舌口腔底腫瘍術後症例の嚥下パターン訓練
頸部の後屈によって食塊を口腔から咽頭へ移送する．その際，息止めをすることで誤嚥を防止する（a）．その後，頸部の位置を戻して嚥下するパターン訓練をする（b）．

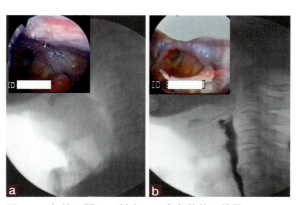

図8-6　気管切開への対応――方弁装着の効果
a：装着前，b：装着後．気管切開チューブに一方弁を装着し，嚥下訓練と呼吸訓練を実施した．喉頭クリアランスが改善し，経口摂食も可能となった．

第 8 章　摂食嚥下障害

IV　嚥下障害の手術

　嚥下障害に対する治療の最終目標は必要な量の食物を安全に経口摂取させることであり，各種の嚥下リハビリテーションや食物形態の調整などが重要な役割を担う．しかし，嚥下障害が高度の場合には経口摂取能力の回復に至らないばかりか，誤嚥による嚥下性肺炎を繰り返すことにもなる．また，意識レベルや認知機能が低下した症例に対する保存的治療にも限界がある．このような例に対しては外科的治療が大きな役割を果たす．

　嚥下障害に対する外科的治療は嚥下機能改善手術と誤嚥防止手術に分けられる(表8-1)．嚥下機能改善手術は発声などの喉頭機能を温存して，経口摂取能力を回復させることを目的とする．一方，誤嚥防止手術は嚥下障害が極めて高度もしくは進行性で，嚥下性肺炎を反復するか，あるいはその危険性が高い症例に対して行われる手術で，喉頭機能を犠牲にしてでも嚥下性肺炎を防止することを第一の目的とする．

嚥下機能改善手術

　嚥下の咽頭期には鼻咽腔閉鎖，喉頭挙上，声門閉鎖，咽頭収縮，食道入口部開大などの運動がおこる．嚥下機能改善手術はこのような咽頭期の運動を手術により補強あるいは代償しようとするものである(図8-1)．したがって咽頭期障害が主体となる嚥下障害が手術適応となり，口腔期障害や嚥下反射惹起障害が強い例は適応外となる．さらに，①リハビリテーションなどの保存的治療を行っても十分な改善が得られないこと，②原疾患の病状が安定しており進行性でないこと，③患者自身に経口摂取の意欲があること，④術後に嚥下訓練を行えるだけの意識レベルとADLが保たれていること，⑤家族または介護者の理解とサポートがあること，などもポイントとなる．

輪状咽頭筋切断術

　輪状咽頭筋は食道入口部括約筋として機能し，中枢からの精密な神経制御を受ける．安静時には持続収縮して食道入口部を閉鎖し，咽頭期には一時的に活動を停止して食道入口部を開大させる．嚥下障害ではしばしばこの機能が障害され，食物の食道入口部通過障害をきたす．輪状咽頭筋切断を外科的に切断することで，食道入口部の食物通過を容易にする．最も代表的な嚥下機能改善手術である．手術適応の判断においては嚥下造影検査などによる食道入口部の開大性の観察が必要であるが，嚥下圧検査も食道入口部の機能を直接評価できる点で有用性が高い．

　手術は甲状咽頭筋および頸部食道筋の一部も含めて，筋線維を約1 cmの幅で短冊状に両側で「切除」すると手術効果が高い(図8-2)．結合織を含めて筋線維を確実に切断することがポイントである．筋線維が確実に切断されれば食道入口部の粘膜が膨隆してくる(図8-3)．なお，術後には食道入口部の括約機構がなくなるので，呑気と胃食道逆流に注意する必要がある．

喉頭挙上術

　嚥下の咽頭期には喉頭が挙上し，それにより喉頭蓋の後屈による喉頭の閉鎖と食道入口部の開大をきたす．したがって，喉頭挙上術は喉頭挙上度が減少している例や喉頭挙上のタイミングが遅い例が適応となり，その判断には嚥下造影検査が必須である．喉頭を下顎骨や舌骨に接近させることで(図8-4, 5)，喉頭が舌根の下方へ潜り込むとともに喉頭蓋が後屈しやすくなり，喉頭閉鎖が強化される．喉頭が前上方へ移動することで，食道入口部が開大される効果もある(図8-6, 7)．

　通常は輪状咽頭筋切断術や舌骨下筋群切断術を併用する．また，術式にもよるが喉頭を強く挙上する場合には，喉頭蓋の後屈や披裂部の浮腫などにより一過性に気道狭窄をきたすため，気道管理目的に気管切開術も併用することが望ましい．

声帯内方移動術

　脳幹の障害や頸部手術などにより一側声帯麻痺があると，嚥下時の声門閉鎖が不十分になり誤嚥をきたしやすくなる．このような例に対しては麻痺声帯を外科的に内方へ移動させることで，嚥下時の声門閉鎖を強化することができる．術式としては甲状軟骨形成術Ⅰ型，披裂軟骨内転術，声帯内注入術などがある．内視鏡検査による声帯麻痺の有無と発声時の声門閉鎖不全の観察が適応判断のポイントになる．

表 8-1　嚥下機能改善手術

1. 鼻咽腔閉鎖の強化
   咽頭弁形成術
2. 喉頭挙上
   喉頭挙上術（甲状軟骨下顎骨接近術など）
   舌骨下筋群切断術
3. 声門閉鎖の強化
   声帯内方移動術（披裂軟骨内転術，甲状軟骨形成術Ⅰ型，声帯内注入術など）
4. 咽頭内圧の上昇
   咽頭縫縮術
   甲状軟骨側板切除術
5. 食道入口部開大
   輪状咽頭筋切断術

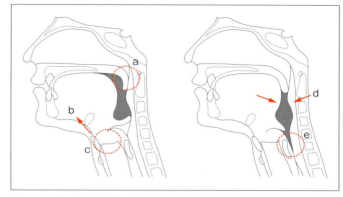

図 8-1　嚥下機能改善手術
a：咽頭弁手術，b：喉頭挙上術，c：声門閉鎖術，d：咽頭縫縮術，e：輪状咽頭筋切断術．

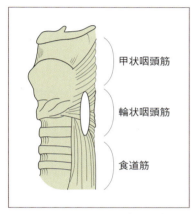

図 8-2　輪状咽頭筋切断術の模式図
輪状咽頭筋を側方で短冊状に切除する．

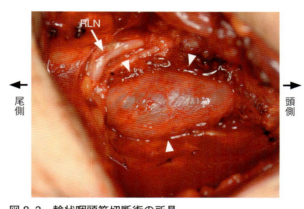

図 8-3　輪状咽頭筋切断術の所見
輪状咽頭筋を切断することで下咽頭から食道入口部の粘膜が膨隆してくる（矢頭）．RLN：反回神経

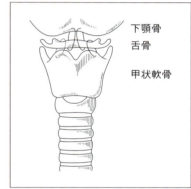

図 8-4　喉頭挙上術の模式図
甲状軟骨を舌骨とともに下顎骨に接近させて固定する．

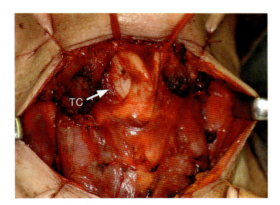

図 8-5　喉頭挙上術の所見
甲状軟骨（TC）を下顎骨に接近させて固定する．

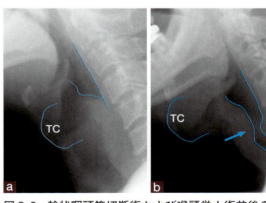

図 8-6　輪状咽頭筋切断術および喉頭挙上術前後の咽頭側面像
a：術前，b：術後．甲状軟骨（TC）は前上方に移動し，安静時にも食道入口部は開大している（矢印）．

図 8-7　輪状咽頭筋切断術および喉頭挙上術前後の内視鏡所見
術前（a）には梨状陥凹に唾液残留が著明であるが，術後（b）は安静時にも食道入口部が開大し，唾液残留はわずかである．

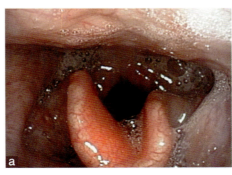
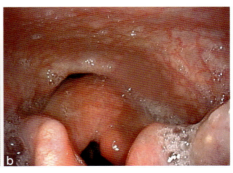

嚥下機能改善手術のポイント

このように嚥下機能改善手術は，発声などの喉頭機能を温存して嚥下機能を回復させることができ（図8-8），嚥下障害治療において重要な役割を担っている．その要点は，咽頭期の障害様式に応じて術式を選択・併用することである．一方，手術のみで嚥下機能が改善するわけではなく，術後の嚥下リハビリテーションも不可欠である．術前にはこの点も十分に説明しておくことが必要となる．

誤嚥防止手術

高度の嚥下障害は慢性的な下気道感染をもたらし，その結果，患者は嚥下性肺炎を反復することになる．したがって，嚥下障害患者の診療においては嚥下性肺炎の予防と対策が必要である．誤嚥防止手術は，高度の嚥下障害例に対し，下気道と咽頭・喉頭を分離することで誤嚥物の気管内流入を防止する手術である．本手術では喉頭機能は犠牲になるものの，誤嚥による下気道感染を防止するうえで確実な方法である．誤嚥防止手術の適応は，①嚥下障害が高度でリハビリテーションや嚥下機能改善手術では回復が期待できない，②嚥下性肺炎の反復がある，もしくはその危険性が高い，③発声機能や構音機能がすでに高度に障害されている，④発声機能を失うことを患者および家族が納得している，などが条件となる．いずれも術後には気管を前頸部皮膚に縫合して永久気管口とする．また，誤嚥防止が目的であり必ずしも術後の経口摂取を保証するものではない．誤嚥防止手術は表8-2に示すような術式が報告されている．

喉頭温存手術

喉頭の形態そのものは温存して食道を分離する．喉頭レベルで閉鎖する方法として，喉頭蓋披裂部縫合術，仮声帯縫着術，声帯縫合術などがある．手術を局所麻酔で行うことも可能な場合がある．気管レベルで分離する方法にはいくつかの術式があるが，Lindeman法（原法）による気管食道吻合術では，離断した気管の頭側断端を食道に端側吻合する（図8-9a, 10）．術後は誤嚥物が気管を通って食道に流入する（図8-11, 12）．喉頭気管分離術（図8-9b）では，離断した気管断端を閉鎖して盲端とする．その他の術式として，気管を完全には離断せず閉鎖する気管閉鎖術（気管弁法）などもある．これらの手術法の特徴は，喉頭を温存しうることで，理論的には嚥下障害が改善すれば離断した気管を吻合して，発声機能を再獲得することも可能である．手術侵襲が比較的小さいことから，小児や全身状態が不良な例にも適応しやすい．

喉頭摘出術

最も一般的で従来から行われてきた術式は喉頭摘出術である．手術法は比較的単純であり，喉頭がなくなることで食塊の食道入口部通過も容易になる．一方で手術侵襲がやや大きく，とくに小児例などでは喉頭を摘出するという心理的な負担も軽視できない．

誤嚥防止手術のポイント

嚥下反射や身体機能が高度に障害されているような例では嚥下機能改善手術での経口摂取能力の回復が困難であるが，誤嚥防止手術はこのような例に対しても有効である．また，意識レベルや認知機能が不良な例にも対応できる点で適応範囲が広い．嚥下機能改善を直接の目的とした手術ではないが，手術後には誤嚥による下気道感染のリスクを回避できることから，経口摂取が可能になる例も少なくない．また，頻回の気管内吸引などから解放されるため，患者・家族・介護者などの負担を著しく軽減することもできる．このようなことから在宅医療が可能になる患者も多く，遷延する嚥下障害患者にとっては意義が大きい．

表 8-2　誤嚥防止手術

1．喉頭温存
　1）喉頭レベルでの閉鎖
　　　喉頭蓋披裂部縫合術
　　　仮声帯縫着術
　　　声帯縫合術
　2）気管レベルでの閉鎖
　　　気管食道吻合術
　　　喉頭気管分離術
　　　気管閉鎖術
2．喉頭非温存
　　　喉頭摘出術

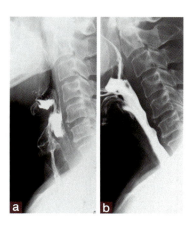

図 8-8　輪状咽頭筋切断術および喉頭挙上術前後の嚥下造影検査所見
術前(a)には高度の誤嚥を認めるが，術後(b)にはほとんど誤嚥を認めない．

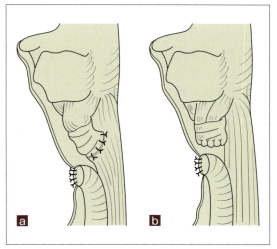

図 8-9　誤嚥防止手術（Lindeman 法）術の模式図
a：気管を食道に端側吻合する（気管食道吻合術），b：気管断端を縫合閉鎖して盲端にする（喉頭気管分離術）．

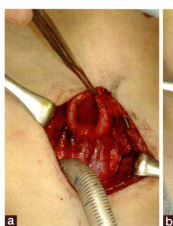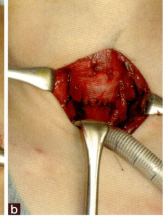

図 8-10　気管食道吻合術の術中所見
気管を離断し(a)，食道に吻合している(b)．

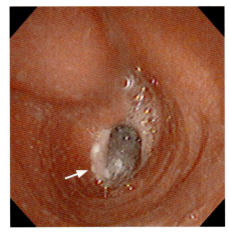

図 8-11　気管食道吻合術後の内視鏡所見
気管と食道の吻合部を通して唾液が食道内に流入している．

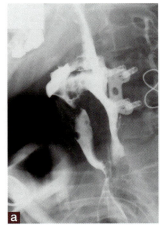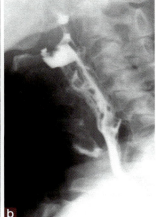

図 8-12　誤嚥防止手術後の嚥下造影検査所見
a：気管食道吻合術，b：喉頭気管分離術．

第9章　構音障害

I 構音の仕組み

　人間同士のコミュニケーションにはさまざまな方法がある．電子メールやソーシャル・ネットワーキング・サービスが発達した現代においても，コミュニケーション手段で最も重要なのはことばである．ことばの生成には発声と構音という過程が必要である．発声に比較して構音ではより広範囲の器官が関与し，単純な生理学的運動のみならず，知的機能と密接な関係をもつ．

構音とは

　発声という生理現象で生成された喉頭原音にさまざまな性質を付加し，コミュニケーション手段である言語音に変換する動作を構音と呼ぶ．呼気が声門を通過することで喉頭原音が生成される．声門上の音声波は喉頭，咽頭，口腔，口唇を経て口前に達する．その際，鼻咽腔，鼻腔を含めたこれらの管腔内で共鳴し，音の性質が変化する．これらの共鳴腔の形状を連続して短時間に変化させることで言語音を生成することを構音と呼ぶ．この生理現象の中枢制御には高度な知的機能が必要になる．

　人間は，口唇，口腔，咽頭という消化器官や鼻腔，喉頭という呼吸器官を利用して構音を行う．ことばをもたない動物でも構音動作は行うが，一部の動物を除き，構音器官の形状を連続して変化させ，複雑な意味のある言語音を生成することはできない．これには構音器官の形状も関与しているが，知的能力の差が大きい．われわれの言語音生成能力はことばを生成するために構音動作を学習した結果である．

構音器官

　喉頭で生成された喉頭原音は咽頭，口腔，口唇を経て口前に達する．この器官を声道と呼ぶ．これらに鼻咽腔と鼻腔を加えた範囲が言語音の生成や特性に関与する器官である．このなかで構音動作に関与する器官は軟口蓋，舌，口唇，下顎である．

　軟口蓋の下後方を形成する口蓋帆が挙上すると声道と鼻咽腔が遮断される．口蓋帆を挙上あるいは緊張させる筋には口蓋帆張筋，口蓋帆挙筋，口蓋垂筋，口蓋舌筋，口蓋咽頭筋がある．このなかで口蓋帆張筋は下顎神経の運動線維支配であるが，他の筋はすべて迷走神経咽頭枝の支配を受ける．

　舌筋には内舌筋（上縦舌筋，下縦舌筋，横舌筋，垂直舌筋）と外舌筋（茎突舌筋，舌骨舌筋，オトガイ舌筋）がある．これらは舌下神経に支配される．これらの筋肉が協調して緊張することで，舌はさまざまな運動が可能になり，その形状を短時間に変化させることができる．

　口唇は口輪筋，上唇挙筋，口角挙筋，下唇下制筋などの顔面神経支配の筋群により，開閉のみならずさまざまな形状を短時間につくることができる．

　下顎が開閉するだけでも言語音に変化は起こるが，実際は舌の運動と協調して開閉する．

構音動作

　構音での軟口蓋の役割は声道と鼻咽腔との閉鎖である．口蓋帆挙筋をはじめとする前述した筋群により，発声時に軟口蓋が後上方に挙上し，鼻咽腔や鼻腔での共鳴を遮断する．これら声道側管での共鳴を必要とする鼻音，すなわちマ行やナ行の発声では，軟口蓋は挙上しない．

　舌は構音において中心的な役割を果たす．外舌筋は舌と周囲の骨の間にあり，舌全体を移動させる．内舌筋は舌の形状を変化させる．母音では主に外舌筋が関与し，子音では舌の形状を部分的に変化させ，主に内舌筋が関与する．

　口唇では言語音に最終的な特徴を付加する．パ行，バ行，マ行は口唇の閉鎖により作成される．

　下顎は舌と協調し母音発声に関与する．ア段，オ段では口腔内の声道を広くするために顎は開大し，イ段では下顎は下後方に移動する．

構音様式

　母音発声では声道は開放した状態になる．舌の隆起の有無や部位による違い，口唇を円形に開くか，平らに開くかなどにより各母音を作成する（図9-1）．子音では声道に狭窄部や閉鎖がおこる（図9-2）．狭窄

部や閉鎖部を構音点と呼ぶ．構音点における雑音生成の機序により子音は以下のように分類される．

　構音点で声道を遮断し，急激に開放すると狭窄部を呼気が速い速度で流出する．その際，狭窄部と接する部分で呼気流に乱流が生じ，雑音になる．これを破裂音または閉鎖音と呼ぶ．/p/や/b/では口唇が，/t/や/d/では歯茎が，/k/や/g/では軟口蓋が構音点になる．

　不完全な閉鎖，すなわち狭窄をつくり呼気を流出するものを摩擦音と呼ぶ．乱流による雑音が特徴である．/s/や/z/は歯茎が，/h/は声門部が構音点になる．

　閉鎖音に続き摩擦音が連続するものを破擦音と呼ぶ．/ts/や/dz/は歯茎が，/tʃ/や/dʒ/は前硬口蓋が構音点になる．

　これらの音には声帯が振動する有声子音と振動を伴わない無声子音がある．破裂音を例に挙げると，口唇が構音点になる/p/と/b/，歯茎が構音点になる/t/と/d/，軟口蓋が構音点になる/k/と/g/などでは，それぞれ前者が無声子音で後者が有声子音である．

　弾音は舌尖で歯茎部を1回弾く音である．/r/が相当し，歯茎が構音点になる．

　口腔で声道を閉鎖し，鼻咽腔から鼻腔へ呼気を流出する音を鼻音という．/m/は口唇が構音点となり，/n/では歯茎が構音点となり呼気を遮断する．

　/w/や/j/は半母音と呼ばれる．/w/は口唇が，/j/は硬口蓋が構音点になるが，声道を狭窄する程度が低く，母音に近い音の特性をもつ．

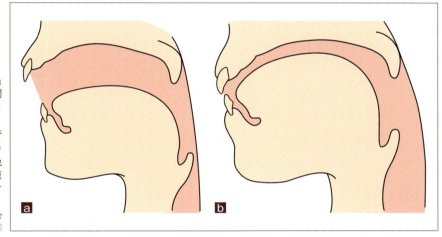

図9-1　母音の構音
日本語の母音「ア」(**a**)と「イ」(**b**)の構音．「ア」の構音では舌の筋肉は比較的ゆるみ，顎は開いている．口腔は広く咽頭は狭い．これに対して「イ」は舌が前方へ高く挙上し口腔は狭く，咽頭は広くなる．口腔や咽頭でつくられる管腔(正確には声門から口唇の開放までの管腔)を声道といい，共鳴腔として働き，母音の音色を特徴づける働きをする．このように喉頭原音を話しことばに用いられる言語音に形成する動作を構音という．
〔新美成二：咀嚼・構音障害．日本口腔・咽頭科学会(編)：口腔咽頭の臨床，pp58-59, 医学書院, 1998より〕

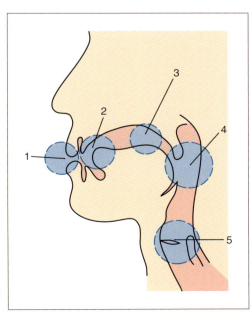

図9-2　子音の発音と構音点
母音が周期性をもった複合音であるのに対し，子音は周期性のない雑音である．その雑音は声道内につくられる狭めや，気流の断絶によってつくられる．その雑音の生成される場所を構音点という．
1. **口唇部**：日本語の「パ，バ，マ」行音がこれである
2. **歯茎部・舌尖部**：「タ，ダ，ラ，サ，ザ」行音など
3. **軟口蓋部**：舌背と軟口蓋の間で構音される．「カ，ガ」行音
4. **口蓋垂・咽頭部**：普通日本語ではこのような音はないといわれている
5. **声門部**：日本語の「ヘ」の子音部分．病的な場合は，口蓋裂などでみられる声門破裂音など

〔新美成二：咀嚼・構音障害．日本口腔・咽頭科学会(編)：口腔咽頭の臨床，pp58-59, 医学書院, 1998より〕

第 9 章　構音障害

II 構音障害の診断

構音障害とは

　構音障害とは，ことばの生成にあたって，思考過程と言語学的過程には異常がない(すなわちいわゆる内言語が正しく構成されている)にもかかわらず，話し手が所属している言語社会の音韻体系のなかで，話し手の年齢や知能，社会的環境などからみて正常とされている語音とは異なった語音を産生し，習慣化している状態をいう．

分類

　発症時期からは，構音習得の過程で生じうる発達性(先天性)構音障害と構音習得後に生じる獲得性(後天性)構音障害に分類される．
　原因からは，構音器官の器質的な疾患や形態異常によりおこる器質性構音障害，構音器官の麻痺や不随意運動によっておこる運動障害性構音障害，原因の特定ができないか構音動作における悪習慣と考えられる場合もある機能性構音障害に分類される．分類と代表的な原因を表9-1に示す．

構音の評価

　構音そのものの詳細な検査は専門家に委ねるとしても，まずは実際に構音に異常があるか否かを判断しなければならない．自由な会話から異常が疑われれば，文章，単語や単音節の復唱や音読，物品呼称などの検査をする．子音/p/，/b/(パ行，バ行)は口唇，/t/，/d/(タ行，ダ行)は舌尖，/k/，/g/(カ行，ガ行)は舌背の動きを反映する．また，母音のなかでは/i/が軽度の鼻咽腔閉鎖不全でも鼻音化しやすいので異常を検出しやすい．異なった語音の産生には表9-2のような場合がある．構音の誤り方に恒常性があるか否かも重要な点である．

診断手順

　口腔・咽頭・喉頭などの診察は，構音障害の原因や病態を知るうえで重要である．通常の耳鼻咽喉科的な診察が基本になり，形態的異常や運動障害の有無を内視鏡なども積極的に用いて観察する．構音障害を初発症状とする器質的疾患や神経・筋疾患もあり，注意を要する．機能性構音障害の診断に関しては，他の病因を否定する必要がある．
　大まかな診断の流れを図9-1に示す．まず，構音器官の形態異常の有無をみる．器質性構音障害の原因疾患で注意を要するものは，小児における構音器官の奇形である．見過ごされやすいものの1つに粘膜下口蓋裂がある．二分口蓋垂(口蓋垂裂)，軟口蓋正中部の菲薄化(筋肉の離断と走行異常による)，硬口蓋後端の(粘膜下)V字型骨欠損を特徴とする(Calnanの3徴候)．
　運動障害性構音障害の分類と原因を表9-3に示す．原因疾患としては，社会の高齢化に伴い脳血管障害によるものがますます増加すると考えられる．また，筋萎縮性側索硬化症や重症筋無力症などの神経・筋疾患患者が軽度の構音障害や嚥下障害を唯一の初発症状として耳鼻咽喉科を訪れる場合もあり，注意を要する．形態異常や運動障害が認められた場合，それらによる障害で構音の異常が説明可能か否か，他に要因がないかを検討する．
　小児においては難聴の可能性も考慮することが重要である．高度難聴でなくとも高音急墜型の難聴でサ行やシャ行などの高音成分に富む子音の構音障害をきたすこともあり，構音動作の獲得過程を踏まえたうえで，可能なかぎり高音域を含めた聴力を確認しておく必要がある．一方成人においては，一度習得された構音動作が難聴により影響を受けることは，罹病期間がよほど長くないかぎりまれである．
　形態異常や運動異常，難聴が否定されても，小児の場合にはさらに健常児の言語や構音動作の発達を考慮する必要がある．/s/(サ行)，/ts/(ツ)，/dz/(ザ，ズ，ゾ)，/r/(ラ行)は4歳代で完成していなくても必ずしも異常とはいえないので，他の音の異常の有無を確認することや構音発達の経過観察を要する．音の習得には個人差が大きいが，6～7歳で90％以上の小児がほとんどの子音を習得するといわれている．言語獲得過程においては家族歴・家庭環境の影響も大きい．

構音障害には複数の要因が関与していることも少なくなく，1つの疾病が特定されても，実際の構音動作の異常が説明可能か否か，代償的な構音動作による修飾なのか，などの検討も必要である．

表 9-1 構音障害の分類と原因

A. 発症時期より

1. 発達性（先天性）構音障害（構音習得の過程で生じる）
   口腔・顎・顔面奇形（唇・顎・口蓋裂など），軟口蓋麻痺，先天性鼻咽腔閉鎖不全（いわゆる deep pharynx など），神経・筋疾患，誤った習慣，不適切な言語発達環境，高度難聴・聾，頭頸部腫瘍（切除・再建後を含む）など
2. 獲得性（後天性）構音障害（構音習得後に生じる）
   脳血管障害（後遺症を含む），神経・筋疾患，頭頸部腫瘍（切除・再建後を含む），誤った習慣など

B. 原因より

1. 器質性構音障害
   - （ア）唇・顎・口蓋裂
   - （イ）舌形態異常，舌小帯短縮症
   - （ウ）頭頸部腫瘍（切除・再建後を含む），外傷など
2. 運動障害性構音障害
   - （ア）偽性球麻痺
   - （イ）球麻痺
   - （ウ）錐体外路疾患
   - （エ）小脳疾患
   - （オ）末梢神経疾患
   - （カ）筋疾患など
3. 機能性構音障害
   - （ア）誤った習慣
   - （イ）不適切な言語発達環境など

注：難聴・聾に伴う構音障害は上記の分類とは別に扱われることが多い．

表 9-2 構音障害の症状

置換	ある音の他の音への置き換え（置き換わっている音自体は母国語の音韻体系に存在する） 例：さかな→たかな　など
省略	ある音の省略 例：さかな→あかな（子音/s/の省略）　など
歪み	母国語の音韻体系にない音に変わる 例：さかなの「さ」を/s/ではなく歯間音/th/に置き換える　など

表 9-3 運動障害性構音障害の分類と原因

分類（運動障害に基づく）	原因（病変部位）
弛緩性構音障害	下位運動ニューロンの障害 例：末梢神経損傷
痙性構音障害	（両側性）上位運動ニューロンの障害 例：偽性球麻痺
失調性構音障害	小脳・小脳路の障害 例：脊髄小脳変性症
運動低下性構音障害	錐体外路の障害 例：パーキンソン病
運動過多性構音障害 　急速型運動過多性 　緩徐型運動過多性	錐体外路の障害 例：舞踏病 例：ジストニア
混合型構音障害 　痙性─弛緩性 　痙性─失調性─運動低下性 　不定性	複数の系の障害 例：筋萎縮性側索硬化症 例：ウィルソン病 例：多発性硬化症

〔熊倉勇美：成人構音障害．廣瀬 肇（監）：言語聴覚士テキスト，第2版，pp365-373，医歯薬出版，2011 より改変〕

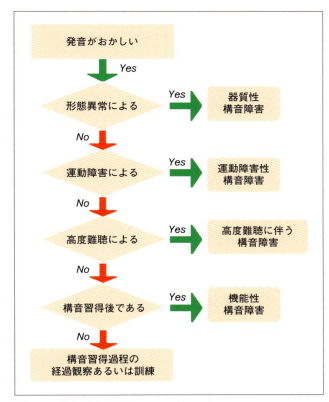

図 9-1 構音障害診断のフローチャート

第9章 構音障害

III 構音障害のリハビリテーション

　構音障害はコミュニケーションを阻害し，社会生活上のさまざまな困難を生じさせるため，リハビリテーションが必須である．構音障害のリハビリテーションは，大きくはコミュニケーション障害の軽減を目指して行われるものであるが，器質性構音障害，運動障害性構音障害，機能性構音障害など，障害の種類によってリハビリテーションの達成目標は異なり，方法にも違いがある．

構音障害のリハビリテーションの概要（表9-1）

　器質性の要因を外科的に改善しうる口蓋裂やその類似疾患，および機能性構音障害の場合は，構音訓練による誤った構音の修正が可能であり，正常構音の習得をリハビリテーションの到達目標にすることができる．これに対し，運動障害性構音障害や後天的に構音器官を広範に失った器質性構音障害においては，正常な構音の回復を期待することは難しく，実用的なコミュニケーションの確保が到達目標となる．残された機能を最大限に活用し，必要に応じて補綴など補助的手段で運動障害や器官の欠損を補ったうえで，構音動作への意識を高め，発話上の工夫も加えて，発話明瞭度の向上や異常度の軽減を図る．さらに重症度の高い場合は，代替手段（拡大・代替コミュニケーション：augmentative and alternative communication；AAC，表9-2）の活用を考慮する．

障害の種類とリハビリテーション

器質性構音障害（構音器官の形態の異常に由来する構音障害）

　口蓋裂とその類似疾患に伴う構音障害，および口腔・中咽頭腫瘍術後の後天性の構音障害で代表される．口蓋裂は鼻咽腔閉鎖不全を主体とする先天性疾患であり，過度の鼻腔共鳴と特異な構音の誤りが生じる．外科的に良好な鼻咽腔閉鎖を確保した後も，構音の誤りが残存し固定化した場合には，系統的な構音訓練（図9-1）によって正常構音を目指す．

　後天性の障害では，摘出手術や外傷による構音器官の欠損の部位や量によって症状は多様である．舌の半側を越える広範囲切除で音の省略，歪みは顕著となり，切除が軟口蓋に及ぶと鼻咽腔閉鎖不全も生じる．残存部位による代償的な運動を活用し，明瞭度向上を目指す．舌の質量不足に対しては舌接触補助床，鼻咽腔閉鎖不全に対しては種々の鼻咽腔部補綴（栓塞子，スピーチエイドなど）の導入を検討する．

運動障害性構音障害（発話に関与する筋・神経系の異常による構音障害）

　原疾患によって運動障害の様相は異なり，発話にも特徴的な症状が現れる．さらに，変性疾患では障害が徐々に進行し重度化する．原疾患のタイプ，予後，構音障害の重症度を十分考慮してリハビリテーションの目標を設定し，方法を選択する．

　運動障害の影響は，呼吸，発声，共鳴，構音と，発話に関与するすべての過程に及びうる．それぞれの機能に生じた障害が重なり影響し合って，発話の症状が現れる．リハビリテーションにあたっては，発話の明瞭度や異常度に大きく関与する問題が何かを見極め，優先順位を付けて働きかける．具体的には，発声発語器官の運動性の改善を図る機能訓練，意識的な構音動作を促す構音訓練，発話速度や強勢，区切り方などを調整して明瞭度の改善を図る発話訓練，不明瞭な発話を補うコミュニケーションストラテジーの指導（図9-2）などの方法がある．

機能性構音障害（構音器官の形態や運動の異常，聴覚障害はないが構音に異常を呈す）

　明らかな原因がないにもかかわらず，誤った構音動作が習慣化した状態をいう．構音のための運動パターンの誤学習というだけでなく，母語の音韻体系の誤学習や未習得が構音の誤りとして現れる場合があることを考慮し，言語発達全体を視野に入れ，運動の巧緻性，音韻意識，聴覚的弁別・把持力などを評価して，訓練の開始時期や方法を検討する．適切な時期を選び，系統的な構音訓練（図9-1）を集中的に実施することで，比較的短期間で正常構音の習得に至る例も多い．

表9-1 構音障害のリハビリテーションの概要

構音障害の種類 リハビリテーション	機能性 構音障害	器質性構音障害		運動障害性 構音障害
		口蓋裂・類似疾患	舌腫瘍術後など	
目標	正常構音の習得		発話の明瞭度・異常度の改善 実用的なコミュニケーションの確保	
基本的な方法	系統的な構音訓練		残存機能の最大限の賦活化 構音の意識化・発話上の工夫 補助手段・代替手段の活用 コミュニケーション上の工夫	

訓練の適応
自然治癒が期待できない
訓練による改善が期待できる
　ほぼ4, 5歳以上の言語発達
　音韻意識, 聴覚的弁別・把持力など
2次的な問題が生じている

訓練の形式
言語聴覚士による個別訓練
1～2週間隔の通院
20～40分の集中訓練
保護者などの同伴・同室
家庭での反復練習課題

訓練の基本的な流れ
1. 目標音の構音動作を誘導する*
　明確なモデル呈示
　↓
　クライアントの反応
　↓
　正否判断のフィードバック
2. 目標音の構音動作を定着させる
　音に母音を後続させ音節を生成
　無意味な音節連続で反復練習
3. 目標音を語音として運用する
　知覚訓練で目標音の聴覚像形成
　単語内で使用する
　句, 短文, 文章で使用する
　会話で使用する
4. 習得された目標音を維持する
　間隔をあけて経過を追う

*音の誘導法

構音位置づけ法
目標音のための構音器官の使い方
＝構音位置・構音操作を教える

漸次接近法
可能な類似音から徐々に目標音に近づくように適切な刺激で反応を誘導する

音声環境の活用
特定の後続母音や鍵語では正しく出せる音を活用する

聴覚・視覚刺激による模倣

図9-1 系統的な構音訓練の原則

表9-2 拡大・代替コミュニケーション手段（AAC）

1. 機器を使わない手段

ジェスチャー・動作による合図
　うなずき, 首振り, まばたきなどで yes-no 表示するなど
コミュニケーションボード, ブック
　要求を表す単語・句・文の一覧表
文字盤
　50音表から仮名1文字ずつ選択して単語・文を表現
透明文字盤
　透明な文字盤を本人と介助者がはさんで対面, 視線を合わせ文字を特定する
口述文字盤
　介助者の音声から仮名1文字（1音）を選択し, 表現に活用
筆記・空書
　空間やベッド上に手指などで文字を書く

2. AAC機器

呼び鈴（ナースコール）
　介助者を呼ぶための機器
意思伝達装置
　1, 2個のスイッチで文字入力 ⇒ 音声出力
　登録済みのメッセージの選択 ⇒ 音声出力
　専用パソコンで文字入力 ⇒ 音声出力, 文字出力（印刷）など
パソコン・タブレット型端末を用いる意思伝達ソフトウェア
　他の用途も可能な機器で, 意思伝達装置に準じた機能を活用し得る

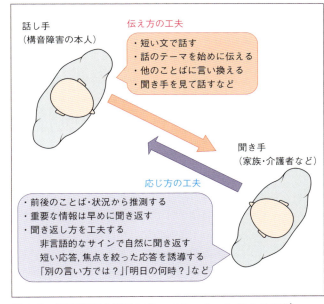

図9-2 構音障害を補うコミュニケーションストラテジー

第9章 構音障害

IV 構音障害の手術

構音障害の治療

　構音障害に対する治療は保存的治療と外科的治療（以下，手術）の2つに分けられる．保存的治療とは広義のリハビリテーションで，機能訓練のみならず補綴や代替コミュニケーション手段の確保，環境整備などを含む．

　構音障害に対する手術の適応は限られる．器質性構音障害の場合は原疾患そのものに対する手術が中心になる．一方，運動障害性構音障害の場合には原疾患に対する治療によっても構音障害が改善しない場合や，後遺症としての構音障害に対して手術が選択されることがある．機能性構音障害に対して手術が選択されることはない．以下に，構音障害に対して行われる手術を示す．

舌小帯短縮症による構音障害に対する手術

　舌小帯短縮症は，その程度により舌小帯強直症，舌小帯癒着症などとも呼ばれる．哺乳障害や摂食嚥下障害とともに構音障害をきたすことがある．舌小帯の延長を図る手術としては水平切開，V-Y形成，Z形成などがある（図9-1）．

唇裂・口蓋裂による構音障害に対する手術

　片側唇裂に対してはMillard法などが，両側唇裂に対してはManchester法やMulliken法などが行われることが多い．口蓋裂に対して口蓋後方移動術（push back法）として粘膜・骨膜弁を用いるWardill-Kilner法（図9-2）などが行われることが多い．Z形成により裂の閉鎖と軟口蓋の延長を図るFurlow法（図9-3）も近年多用されるようになってきた．

巨舌症による構音障害に対する手術

　巨舌症は「原因の如何を問わず舌が部分的または全体的に肥大したもの」と定義されるが，一定の診断基準はない．主観的な視診所見のみならず，原疾患や合併症，年齢などを総合的に判断し，閉塞性の呼吸障害や摂食嚥下障害が強い場合には気道確保とともに手術を考慮すべきである．先天性の場合，症状が強ければ7か月前後の早期手術が勧められる．一方，年長児や成人例では症状や原疾患などを考慮して手術時期を決定する．

　手術は舌部分切除術が一般的である．辺縁切除は整容的にはよいが，味覚障害や神経損傷の可能性が高い．機能維持と減量を達成できるV字切除と中央切除を組み合わせた術式（図9-4：Egyedi-Obwegeser法など）が好ましい．過剰な切除は新たな摂食嚥下障害や構音障害をきたす可能性がある．

鼻咽腔閉鎖不全による構音障害に対する手術

　口蓋裂一次治療後や頭頸部腫瘍治療後，各種神経・筋疾患などによる鼻咽腔閉鎖不全に対して咽頭弁形成術が行われることがある．Schoenbornが1875年に下茎法，1886年に上茎法を考案して以来，多くの変法が開発されてきた．作成する弁の高さは，鼻咽腔が最も狭められる高さに弁を作成することが理想であるため，鼻咽腔側に粘膜筋弁の茎を有する上茎法が一般的である．重要なことは，弁そのものと弁採取部の開放創面の被覆である．開放創面があると，術後瘢痕収縮のため弁自体が萎縮したり位置が移動してしまうことがある．萎縮防止のため折りたたみ弁法（図9-5）などが汎用される．その他の術式としては咽頭縫縮術，咽頭後壁隆起形成術，口蓋咽頭側面縫縮術などがある．

　咽頭弁形成術の術後合併症の頻度は報告により異なるが，呼吸動態の変化による睡眠時無呼吸や，循環器系への負荷による突然死などのような重篤な報告もあり，小顎症や心肺に基礎疾患を有する場合には慎重な対応が必要である．

IV 構音障害の手術　143

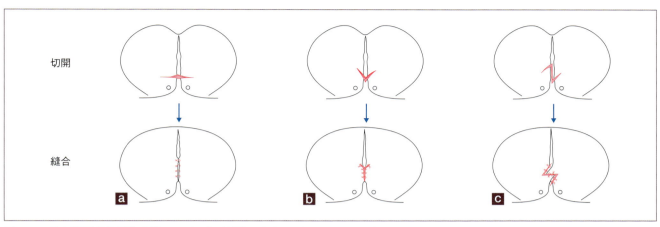

図 9-1　舌小帯形成（延長）手術　a：水平切開（横切開-縦縫合），b：V-Y 形成，c：Z 形成．

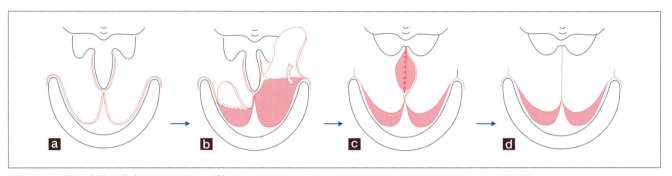

図 9-2　口蓋後方移動術（Wardill-Kilner 法）　a：切開，b：粘膜・骨膜弁挙上，c：鼻腔側縫合，d：口腔側縫合．

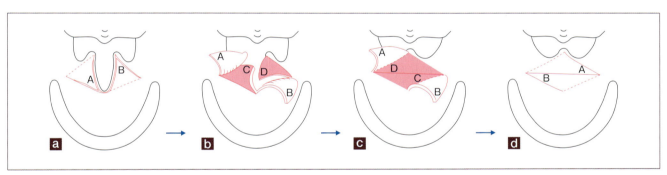

図 9-3　口蓋形成術（Furlow 法）　a：口腔側切開，b：粘膜・筋弁挙上，c：鼻腔側縫合，d：口腔側縫合．

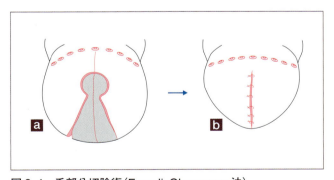

図 9-4　舌部分切除術（Egyedi-Obwegeser 法）
a：切除範囲（V 字切除＋中央切除），b：縫縮．

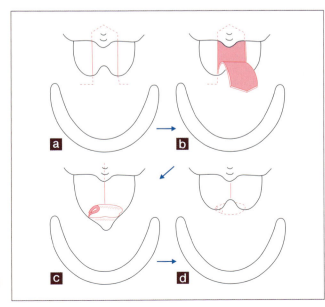

図 9-5　咽頭弁形成術（折りたたみ弁法）
a：咽頭後壁切開，b：咽頭弁挙上，c：咽頭後壁縫縮・弁折りたたみ，d：咽頭弁縫着．

第10章　腫瘍

I 口腔(口唇・口蓋・歯肉・臼後部)の腫瘍
tumor of the oral cavity

疾患の定義

口腔腫瘍は，顎口腔領域に発生する腫瘍の総称で，他の臓器と同様に良性および悪性腫瘍が認められる．良性腫瘍では，歯原性腫瘍としてエナメル上皮腫，角化嚢胞性歯原性腫瘍などがあり，非歯原性腫瘍には乳頭腫，線維腫，血管腫などが認められる．悪性腫瘍は，扁平上皮癌が大多数を占めるが，その他の組織型として唾液腺に由来する腺系癌，顎骨に生じる骨肉腫，悪性リンパ腫，悪性黒色腫などが挙げられる．

口腔癌は，UICC/AJCCにより解剖学的に6亜部位(頬粘膜，上歯肉，下歯肉，硬口蓋，舌，口腔底)に分類されるが，本邦では口唇赤唇部も含めてこれらの発生した癌腫を口腔癌として取り扱われることが多い．本項では悪性腫瘍，とくに頻度が高い扁平上皮癌を中心に述べる．

口唇腫瘍 tumor of the lip

症状と所見

口唇は白唇皮膚から赤唇皮膚，赤唇部の皮膚粘膜移行部を介して口腔粘膜へと移行する特殊な構造となっている．良性腫瘍では血管腫(図10-1)，静脈湖，線維腫などがあり，悪性腫瘍では，病理組織学的には98〜99％が扁平上皮癌で，大半が下口唇に発生し，日光曝露，喫煙，飲酒，口腔内衛生不良，外傷，摂食刺激が危険因子として挙げられている．本邦の口腔癌は1〜3％と欧米に比べて極めて低い．初期には楕円形の腫瘤，あるいは乳頭状の隆起を呈するが，潰瘍を生じる場合もある．増大すると潰瘍を形成することが多い．

診断

生検によって確定診断を得る．生検組織の採取には，正常部位を含め5mm以上の大きさでできるだけ深部まで含めることが重要である．

鑑別診断

口唇の悪性腫瘍は，日光角化症，扁平上皮癌(有棘細胞癌)，基底細胞癌があり，まれに悪性黒色腫も発生する．日光角化症は表皮内癌で，下口唇赤唇部に日光性口唇炎から発症することが多いとされ，同部位に角化性の紅斑やびらんを呈する．基底細胞癌は黒真珠様の光沢を認め，中央に蚕食性の潰瘍を認めることもある．不均一な黒色斑や黒色腫瘤などを認めれば悪性黒色腫を疑う．可能であれば，切開生検より切除生検が勧められる．

治療

早期癌に対しては，以前は放射線治療が選択されていたが，放射線口唇炎，知覚過敏など有害事象が少なくないため，現在では外科的治療が第1選択となってきた．外科的治療においては，安全領域を付けた切除および機能的，美容的に優れた切除後の再建が必須である．一般的に，切除範囲が一側口唇の1/3以下であれば単純縫合，1/3以上で口角が残存している場合は口唇反転皮弁術(図10-2，Abbe法，Abbe-Estlander法など)，全欠損の場合は頬部伸展皮弁術(図10-3，fan flap法，fan-shaped flap法など)が行われている．

予後

T1，2で5年生存率は90％以上，T3，4で50％，頸部リンパ節転移を認めれば，さらに悪くなる．

口蓋腫瘍 tumor of the palate

症状と所見

硬口蓋部が口腔として扱われる部位で，後方の軟口蓋部(ah-lineより後方の口蓋部)は中咽頭の上壁に分類される．硬口蓋癌の発生頻度は低く，口腔癌の3.1％である．喫煙，不良補綴物による慢性の機械的刺激などが原因として考えられ，歯肉寄りに発生することが多い．初期には感染を伴った炎症の併発を除いて疼痛症状を訴えることは少ない．

診断

上皮内癌の場合，浅い陥凹や肥厚を伴った紅斑，白斑またはそれらの混在病変が認められる．口蓋粘膜下層までの浸潤で骨吸収を認めない表在型は，びらんあるいは紅斑と白斑の混在病変を呈することが多い．外向型は乳頭状，肉芽様増殖を示す．内向型は，びらん，潰瘍形成を認め，口蓋骨への浸潤を認める．進行すると壊死による不整な潰瘍を形成するとともに，上顎歯肉や軟口蓋への浸潤と口蓋骨の破壊・吸収をきたす．CTなどの画像診断で，口蓋骨への浸潤範囲を評価することが重要である．

鑑別診断

難治性の潰瘍病変として，口蓋部の小唾液腺に好発し，数週間で自然治癒する壊死性唾液腺化生との鑑別は重要である．また，頻度は少ないが，小唾液腺に由来する腺系癌(多形腺腫由来癌，腺様嚢胞癌など)が発生することがある(図10-4)．比較的緩慢に発育し，正常粘膜で覆われることがあり，良性腫瘍に類似した限局性腫瘤として認めるため，注意が必要である．

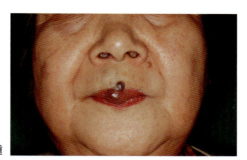

図 10-1　上口唇血管腫

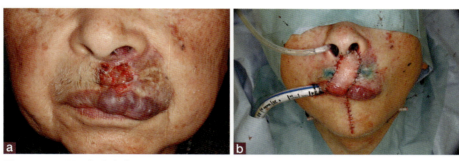

図 10-2　口唇反転皮弁術
a：上口唇扁平上皮癌．潰瘍形成を伴った約 18 mm の腫瘍を認める．
b：Abbe-Estlander 法による上口唇部の再建．

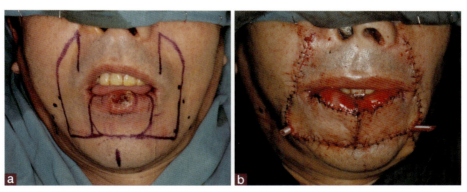

図 10-3　頰部伸展皮弁術
a：下口唇扁平上皮癌．潰瘍および角化を伴った約 15 mm の腫瘍を認める．
b：両側の fan flap 法による下口唇部の再建．

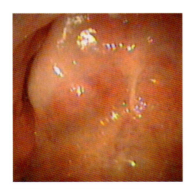

図 10-4　多形腺腫由来癌
粘膜下に腫瘤性病変を認める．

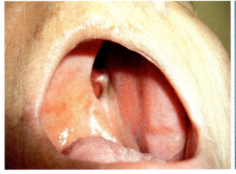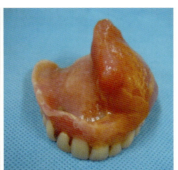

図 10-5　上顎部分切除後の再建
無歯顎症例に対する腹直筋皮弁および顎補綴．

| 治療 | 扁平上皮癌においては，初期には外科的治療および放射線治療いずれも同程度の成績であるが，進行癌では外科的治療に化学療法，放射線治療を併用した集学的治療が用いられることが多い．術式としては，早期癌に対しては口内法による上顎部分切除術や上顎亜全摘が行われるが，進行癌では上顎癌に準じた上顎全摘術や拡大上顎全摘術が適応になる．欠損部には顎補綴や遊離組織移植による再建が行われる（図10-5，145頁）．小唾液腺由来の腫瘍は外科的治療が第1選択である． |
| 予後 | 早期癌では，5年生存率は75%と比較的良好であるが，進行癌では40〜60%と悪くなる． |

■ 歯肉癌 carcinoma of the gingiva

症状と所見	上下顎では下顎に多く，歯周病による炎症性刺激や不良補綴物による慢性の機械的刺激などが原因で，大臼歯部歯肉に好発する（図10-6a）．初期は臨床症状に乏しく，肉芽，白斑などの所見を呈する．その後，口腔内の腫脹，疼痛，違和感，麻痺感などの初発症状から始まり，腫瘤状あるいは潰瘍形成し，関連歯の弛緩動揺がみられる．上顎歯肉癌が進行すると頬粘膜や口蓋粘膜，上顎洞，咀嚼筋などに浸潤し，頬部腫脹や開口障害が生じる．一方，下顎歯肉癌の場合は口腔底や下顎骨に進展し，下歯槽神経麻痺や疼痛が出現するようになる．上顎歯肉に比べて下顎のほうが早期より所属リンパ節へ転移を認める．
診断	歯肉癌は直下に顎骨が存在し，容易に浸潤進展，拡大するため，顎骨に対する正確な浸潤範囲を診断することが重要であり，オルソパノラマX線に加えCTおよびMRIによる画像診断が有用である．口腔外科領域では，下顎骨歯肉癌の骨吸収様式において下顎管分類の有用性を提唱している．
鑑別診断	慢性歯周炎では比較的不規則な吸収像を示すため，注意が必要である．とくに，歯槽骨の破壊とともに歯が動揺を呈するようになると二次感染をおこし，慢性歯周炎と誤診されることがある．また，歯肉の限局性腫瘤性病変としてエプーリスがある．潰瘍形成，周囲の硬結は認めず，経過が長く上顎に多い．
治療	歯肉癌は早期に顎骨に浸潤し，骨破壊を呈するため，第1選択は外科的治療である．進行癌に対しては，術後放射線治療を含め集学的治療が必要になる．原発巣の範囲によって，顎切除術（下顎：辺縁切除術，区域切除術，下顎半側切除術，下顎亜全摘術，上顎：部分切除術，上顎全摘術，拡大上顎全摘術）が選択される（図10-6b，c）．下顎再建ではチタンプレート，腓骨，肩甲骨などの遊離移植，上顎再建では，顎補綴物が装用され，広範囲であれば遊離腹直筋皮弁が使用される．
予後	下顎歯肉癌は上顎歯肉癌に比べ，リンパ節転移の頻度が高く予後が悪い．5年生存率では，上顎歯肉癌で70%前後，下顎歯肉癌で60〜65%といわれている．しかし，上顎歯肉癌ではルビエール転移などの所属外転移がまれに認められるため，注意が必要である．

■ 臼後部癌 carcinoma of the retromolar trigone

症状と所見	臼後部は下顎最終臼歯の後方で，上顎結節後端を頂点とし，筋突起から頬筋稜が2つに分かれ歯槽縁に伸びる三角部をさし，臼後三角と呼ばれており，頭頸部癌取扱い規約の解剖学的分類で頬粘膜に分類されている．この部位は翼突下顎隙，側咽頭隙，側頭下窩など周囲臓器の接点となっているため，早期に進展する傾向がある．症状としては，開口痛，接触痛，嚥下痛，耳放散痛などの疼痛が多く，進展すると開口障害を認め摂食困難になる．肉眼的所見としては潰瘍型，腫瘤潰瘍型，肉芽型などがある（図10-7a）．
診断	内側翼突筋，咬筋，中頭蓋窩，下顎骨などの深部臓器への浸潤範囲を画像検査にて正確に把握する必要がある．
鑑別診断	骨肉腫は，上下顎臼歯部に好発し，骨を破壊しながら増大し，歯肉表面に潰瘍を形成する．転移性腫瘍としては，下顎骨の臼歯部から下顎枝にかけて好発し，男性では肺癌，女性では乳癌からの下顎骨転移が多い．
治療	放射線治療に抵抗性であることが多く，外科的治療が主体となる．臼後部癌は下顎骨，咀嚼筋，下顎神経経由で頭蓋底など周囲組織に容易に浸潤するため，局所再発が多く，予後不良因子の原因となっている．したがって進行症例に対して確実な1回切除を行うためには，いわゆるコマンド手術に準じて術野を確保することが必要である．下顎骨辺縁切除を予定した場合は，cheek flapを挙上し，臼後部にアプローチする．切除後は，腹直筋皮弁などの遊離移植による再建が行われる（図10-7b，c）．開口障害が高度，頭蓋底近傍に進展した場合は，顔面の外側からのアプローチで一塊切除を行う場合もある．
予後	頬粘膜癌のなかでは，臼後部癌が最も予後が悪く，5年生存率は50%前後である．

I　口腔（口唇・口蓋・歯肉・臼後部）の腫瘍　**147**

口腔癌とHPV

疾患の概要　頭頸部領域の癌とHPV（human papilloma virus）の関連が近年注目されている．HPVによる発癌機序については，ウイルス由来の発癌遺伝子蛋白によりアポトーシス誘導が阻害されるためおきることが判明しており，とりわけ非喫煙者などにおいては中咽頭癌において予後予測のバイオマーカーであることが追認されている．HPVの陽性率が中咽頭癌では40〜50％であるのに対し，口腔癌での陽性率は10％前後といわれている．この理由として，口腔粘膜は食事やブラッシングなどで脱落する角化細胞が多いことや角化細胞自身のターンオーバーが速いことが考えられる．HPV陽性の中咽頭癌は予後良好因子であるとされており，今後口腔癌においても予後との関連性の解明が期待される．

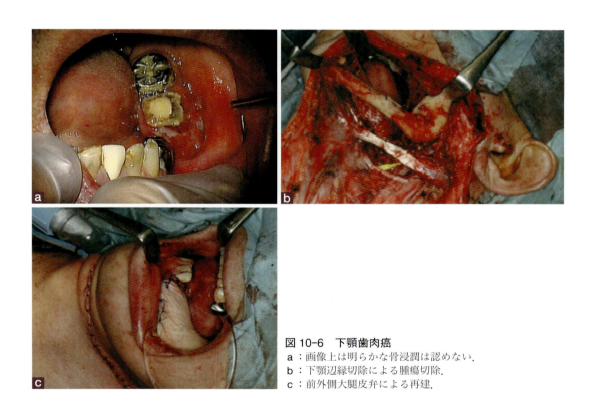

図10-6　下顎歯肉癌
a：画像上は明らかな骨浸潤は認めない．
b：下顎辺縁切除による腫瘍切除．
c：前外側大腿皮弁による再建．

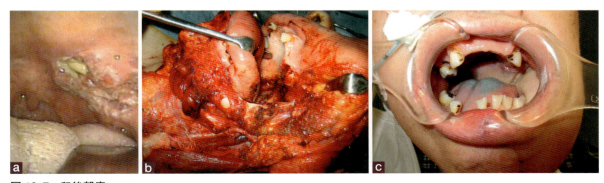

図10-7　臼後部癌
a：画像上，内側翼突筋への浸潤を認めた．
b：cheek flapを挙上し，術野を展開した．
c：腹直筋皮弁による再建．

第10章 腫瘍

II 舌良性腫瘍
benign tongue tumor

疾患の定義

舌は有郭乳頭より前方で全体の前2/3に相当する可動部舌と，後1/3の舌根部に分けられる．舌根部は中咽頭前壁に分類されるため，一般に舌腫瘍と呼ぶのは可動部舌に生じたものである．

良性腫瘍の組織型にはさまざまなものがあり，乳頭腫，線維腫，神経鞘腫などの発生頻度が高い．

血管成分に富む腫瘍性病変は慣用的に「血管腫」と呼称されてきたが，国際的には1980年代から血管内皮細胞の異常増殖に基づく真性「血管腫」と，それがなく血管形成異常による「血管奇形」に分類されるようになり，わが国でも2013年にその診療ガイドラインが発行されている．

症状と所見

無痛性腫瘤であることがほとんどで，健康診断や歯科を受診した際に偶然発見されることも多く，あるいは家族などに指摘されて受診する．発育は緩慢で膨張性，圧排性である．増大した場合，歯牙や義歯などの刺激を受けて，潰瘍形成がみられることがある．

乳頭腫は，乳頭状，カリフラワー状の形態を呈し，比較的軟らかい（図10-1）．病理組織学的には重層扁平上皮が乳頭状，樹枝状に増殖し，ヒト乳頭腫ウイルスの関与が指摘されている．

線維腫は表面平滑な弾性軟あるいは硬の半球状腫瘤で，大部分が歯牙や義歯による慢性刺激などに起因する反応性の過形成病変であり，線維芽細胞が産生する膠原線維成分の多寡によって硬度が異なる（図10-2）．

血管奇形は紫色から暗赤色の粘膜下腫瘤としてみられ，時に多発性に発生する（図10-3）．

真の腫瘍ではないが，有棘細胞の増殖によるアカントーシス（図10-4）や炎症性肉芽もある．後者は表面不整で，出血することがあり，疼痛と硬結を伴うと悪性腫瘍との鑑別が難しいことがある．

診断

舌の良性腫瘍は表在性病変が多く，視診と触診で容易に診断可能であるが，生検にて病理組織学的診断を得ることが望ましい．粘膜下腫瘤については，穿刺吸引細胞診を行うことがある．しかし，神経鞘腫では他の部位に発生した場合と同様に正診率が低い．血管腫や血管奇形が疑われる場合には生検は禁忌である．

画像診断

粘膜下病変には有用であるが，歯科用金属によって発生するアーチファクトのため，評価が困難になることがある．比較的典型的な所見として，血管奇形（図10-5）ではMRIのT1強調像で筋肉と同等か低信号，T2強調像で高信号を呈し，ガドリニウムで増強され，静脈性血管奇形ではCTで静脈石がみられる．神経鞘腫ではMRIで辺縁は高信号・内部はやや低信号の"target sign"を呈することがある．

鑑別診断

悪性腫瘍との鑑別が最も重要である．急速な増大傾向，自発痛，圧痛，表面不整，浸潤・硬結などの病歴と所見があれば，悪性腫瘍を疑い生検を行う．

治療

ほとんどの腫瘍が薬剤による治癒は見込めない．病理組織学的診断も可能となることから，切除術が第1選択である．しかし，無症候性で悪性腫瘍の疑いがなく，患者が手術を希望しなければ経過観察する．

舌尖部の乳頭腫や線維腫などでは，局所麻酔下に切除を行えるものが多いが，後方の腫瘍では全身麻酔・経鼻挿管で行うと，良好な術野が得られ操作がしやすい．

いずれの腫瘍であっても若干の正常組織をつけて切除する．とくに乳頭腫では基部の正常粘膜をつけて切除する．

小児期の血管腫は生後6か月くらいで発育が止まり，その後数年で自然退縮するのでとくに治療を必要としない．成人にみられる血管奇形は消退することがなく，小さなものでは切除，レーザー治療が可能であるが，硬化療法（図10-6），塞栓療法が行われることがある．

予後

舌良性腫瘍の予後は一般に良好である．

II 舌良性腫瘍　149

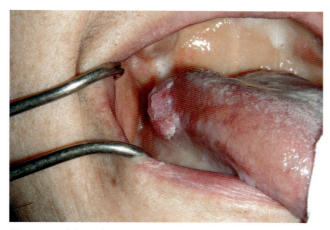

図 10-1　舌乳頭腫
〔冨田俊樹：舌良性腫瘍．日本口腔・咽頭科学会（編）：口腔咽頭の臨床第2版，pp164-165, 医学書院，2009 より〕

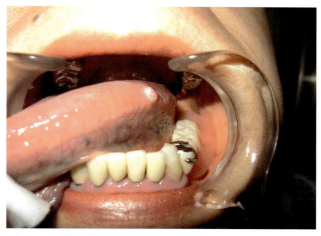

図 10-2　舌線維腫
義歯を使用している．

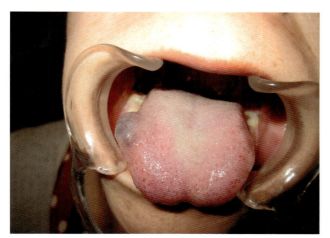

図 10-3　舌血管奇形

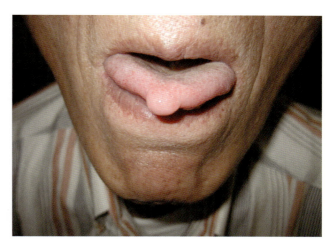

図 10-4　舌アカントーシス

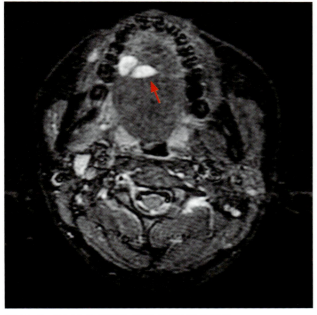

図 10-5　図 10-3 症例の MRI STIR 軸位断像
舌縁だけでなく深部にも腫瘤影を認める（矢印）．

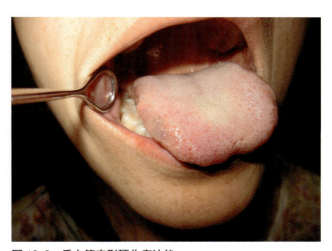

図 10-6　舌血管奇形硬化療法後
図 10-3 症例でオレイン酸モノエタノールアミン注入し，2 か月後の所見．

第10章 腫瘍

III 舌・口腔底癌
cancer of tongue and oral floor

疾患の定義

舌(可動舌)ならびに口腔底(図10-1)に発症する癌で扁平上皮癌が主であるが，小唾液腺由来の腺様嚢胞癌，粘表皮癌なども含まれる．舌癌は口腔内に発生する癌の約50％を占め，口腔底癌は約10％を占める(図10-2, 3)．

症状と所見

無痛性硬結，潰瘍形成，痛み，刺激感，咬合異常，頸部腫脹など多様かつ非特異的な訴えが多い．舌癌は舌辺縁からの発生が多く(90％)，口腔底癌では正中から舌小帯外側にかけてが好発部位であるが，容易に舌深部，歯肉，下顎骨など周囲に進展する．いずれもリンパ節に転移しやすく，とくに舌癌ではN0症例においても潜在的頸部リンパ節転移はT1で約10％，T2で約30％，T3では約45～90％に認められるとされている．リンパ流は口腔前方からはオトガイ部，顎下部を経由して上・中深頸リンパ節群へ，口腔後方からは直接上深頸リンパ節群へ流れるが，反対側へのリンパ行路や腫瘍によるリンパ管の閉塞によりリンパ行路が変化したり，離れた場所に転移が認められることもある．

診断

診断のフローチャートを図10-4に示す．

診察

通常の視診以外に舌の運動性の確認を行い，かつ触診，とくに双手診が重要で，顎下部から口腔底を持ち上げながら，反対側の手指で挟むように触診する．舌深部，ワルトン管に沿った進展，下顎内側骨膜への浸潤も含め，進展範囲の把握に努める．また，頸部リンパ節の触知の有無も確認する．ただし触診は痛みを伴うことも多く，患者への慎重な配慮が重要である．

組織生検

最終診断は組織診に基づく．ただし痛みを伴うため，的確にかつ侵襲を少なくして行うことが重要である．一方，再度の組織検査が求められることもあり，必要なときにはためらわずに再検査することも重要である．視診，触診から悪性腫瘍を強く疑う姿勢をもつことが必要である．

画像検査

CT，MRI検査は病変の進展評価に不可欠である．MRIはT1強調像，脂肪抑制T2強調像，脂肪抑制造影T1強調像での評価が通常行われる．とくにMRI冠状断像は癌の深部進展の評価に適している(図10-5)．下顎骨への進展の有無の評価には，単純X線検査は簡便でocculusal法やパノラマ撮影が用いられるが感度は高くない．CT検査では1mm程度のスライスで造影も行い3次元的に評価する．骨皮質や骨梁の欠損の有無を確認する(図10-6)．歯周病など歯疾患が鑑別となる．骨髄浸潤の検出にはMRIが有用である(図10-7, 153頁)．骨皮質はいずれの撮影でも無信号であり，骨髄脂肪はT1強調像で高信号を示すが腫瘍の浸潤の有無を評価する．やはり，歯周病，抜歯後の変化，骨髄炎との鑑別が問題となり，腫瘍の進展を考慮しながらの判断になる．

骨シンチグラフィーは下顎骨への浸潤の評価に有用なときもあるが，通常はCT，MRI検査に及ばない．

超音波検査は頸部リンパ節転移の評価に有用性が高い．

進行癌では肺CT検査は必須である．PET検査も考慮したい．

鑑別診断

良性腫瘍

辺縁，表面が平滑で境界が明瞭な隆起性病変として認められることが多い．癌では表面不整で境界不明瞭な隆起あるいは潰瘍病変としてみられる．また，癌では白斑症，赤斑症の合併，う歯の合併もよくみられる．小唾液腺原発の腫瘍は悪性でも表面の所見は一見正常粘膜にみられることが多く，触診により硬さや周囲への浸潤を確認することが重要である．いずれにせよ，確定診断は的確な組織生検による．

非特異的潰瘍

触診が重要である．圧痛はあっても周囲への浸潤はみられない．

嚢胞

内容が透見されることがあり，また触診での軟らかさから鑑別は難しくはない．

治療

治療計画にあたっては，病変の広がり以外に患者の合併症，年齢や全身状態，さらに患者の社会的背景を考慮する．これは手術そのものの選択の可否にとどまらず，手術内容にも影響する．たとえば，肺疾患の合併のある高齢者の舌広範切除では喉頭全摘出術も考慮される．家族の支援体制の有無の確認も重要で

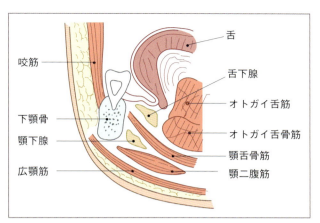

図 10-1　舌・口腔底と周囲組織

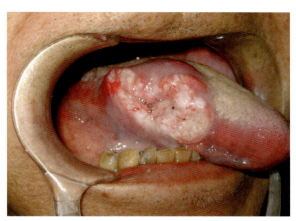

図 10-2　舌右縁の潰瘍を形成する浸潤癌

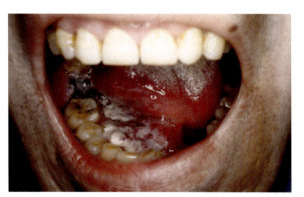

図 10-3　口腔底癌（扁平上皮癌）

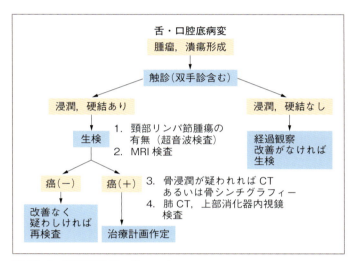

図 10-4　診断のフローチャート

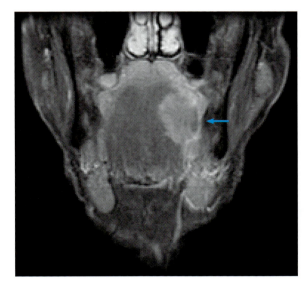

図 10-5　舌癌（MRI 像）
深部に進展している（矢印）．

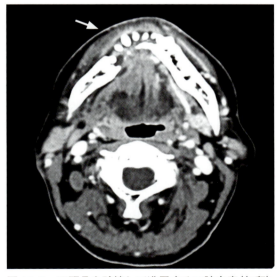

図 10-6　下顎骨を破壊して進展する口腔底癌（矢印）

治療

あり，最終的には患者，家族との話し合いに基づいて，治療方針が決定される．

T1，T2の早期癌では組織内照射あるいは切除後に単純縫縮，あるいは創が広ければ植皮や人工被覆材が行われる．舌癌T1N0では組織内照射も行われているが，口腔底癌では下顎骨に近接することも多く，放射線骨壊死の危険を考慮して適応は限定されることが多い．

外照射による根治は通常望み難いが，化学療法，とくに動注化学療法を併用した進展癌への高い効果も報告されている．晩発性副作用や長期予後については依然として不明である．

一般に進行した口腔癌では三者併用療法が行われるが，その組み合わせ方はさまざまで，neo-adjuvant化学療法，adjuvant化学療法，術前照射，術後照射とそれぞれ一長一短がある．

切除は癌の進展範囲に応じて行われる．口腔底癌では下顎骨の辺縁切除が必要なく，また下顎骨に明らかに浸潤がある場合には区域切除が必要となる．浸潤性腫瘍ではN0であっても予防的頸部郭清が考慮される．

切除が舌の半分以上，あるいは口腔底の欠損が大きくなれば再建手術が必要となる(図10-8)．再建法は癌の大きさ，部位，患者側の条件(性別，年齢，合併症，全身状態，外傷・手術創の有無，肥満の有無)を考慮して決定される．血行の安定性が高く，また一般的には患者負担が少ないといった理由で外側大腿皮弁，前腕皮弁，腹直筋穿通動脈皮弁といった遊離皮弁・筋皮弁が用いられることが多い．それぞれの皮弁にも一長一短があり，前述した条件を考慮して決定される．舌亜全摘出術，舌全摘出術症例では，容積があり皮弁の位置が自由に調節できる遊離の腹直筋皮弁，あるいは肥満者や妊娠が可能で希望する女性には腹直筋皮弁に代わって広背筋皮弁を欠損部の約1.5倍の面積で採取して，口腔底に隆起をつくることが術後の嚥下能の改善に重要である(図10-9)．

口腔底癌においても口腔底切除後は隆起をつくる必要がある．下顎骨の区域切除を行った症例では，下顎骨の再建が必要となる(図10-10)．再建を行わないと創部収縮と下顎の健側偏位のために構音能，咀嚼・嚥下能の低下が著しい．肩甲骨(肩甲下動・静脈)，腸骨(深腸骨回旋動・静脈)が用いられるが，いずれも血管柄が短いため，前腕皮弁との複合皮弁として用いられることも少なくない．

予後

舌癌は進行例でも5年生存率は70％を超えて良好なことが多い．ただしIV期では遠隔転移，局所再発もみられやすい．口腔底癌も同様であるが，舌癌に比較して治療成績は全体にやや劣る．下顎骨に大きく進展した場合は遠隔転移の頻度が高く，予後は不良である．

術後の構音能，咀嚼・嚥下能は，切除範囲，年齢，歯牙の残存の有無，再建の有無，再建方法が大きく関与する．高齢者を除くと，舌癌では一般的には舌根が1/3残存すれば再建により経口摂取や会話は可能となる．口腔底癌治療後に口腔底が陥没してしまうと構音能は不良となる．十分な口腔底隆起を形成し，残存舌の後退を防止するため，大きすぎない筋皮弁で再建する必要があるが，それでも舌筋の停止部の切除が両側に広く及ぶと機能低下が著しい．

舌癌は早い段階で自覚症状が出現することや口腔内から容易に観察可能な部位であることから，比較的早期に発見されやすい癌の1つである．一方，早期に頸部リンパ節転移を起こす症例や，原発巣が進行した状態で受診する症例もある．現在，舌癌の予後因子としては他の頭頸部癌と同様にリンパ節転移の有無が重要とされている．I，II期のN0症例では，予防的頸部郭清術の適応については従来から議論のあるところであり，後発頸部リンパ節再発の頻度はI期20％，II期30％前後と報告されているが，再発後の救済治療の成績が不良である．ただ，I期，II期症例への予防的郭清術施行の意義についてのコンセンサスは得られていない．現状では深部進展症例が予防的郭清術の適応と考えられている．原発の舌癌から流出したリンパ球が最初に入り込むリンパ節であるセンチネルリンパ節の検査から，リンパ節郭清の判断を行う方法も行われている．

舌原発巣，頸部リンパ節のいずれの部位も術後2年以内の再発を多く認めるが，術後3年以上経過してから再発する症例もみられ，長期にわたる計画的な経過観察が必要である．

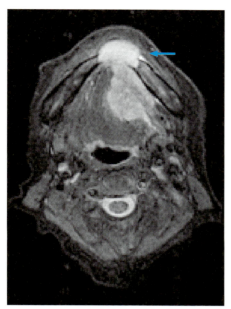

図 10-7 口腔底癌（MRI 像）
下顎骨から舌に大きく進展している（矢印）.

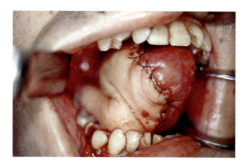

図 10-8 舌半切後の前腕皮弁による再建例

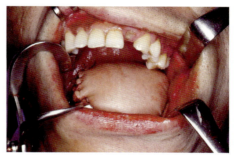

図 10-9 舌全摘後の腹直筋皮弁による再建例

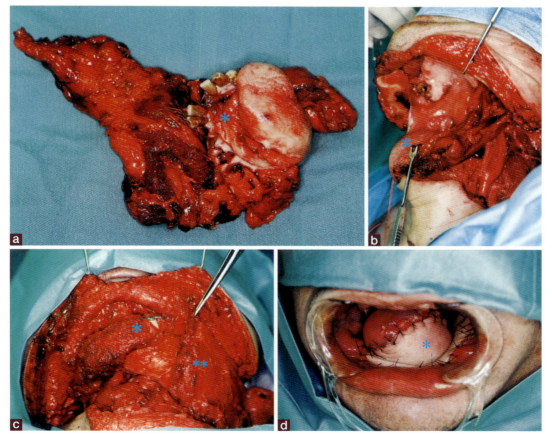

図 10-10 進行口腔底扁平上皮癌の切除例
a：摘出された進行口腔底扁平上皮癌　＊を中心に腫瘍は舌深部，下顎骨に及ぶ．
b：切除後の手術創　＊は残存舌を示す．
c：腓骨（＊），腹直筋皮弁（＊＊）による再建
d：手術終了時の口内　＊は腹直筋皮弁を示す．

第10章 腫瘍

IV 耳下腺腫瘍
parotid gland tumors

疾患の定義

耳下腺腫瘍は唾液腺腫瘍の80～85％を占めるが，頭頸部腫瘍全体からみれば2～6％程度とそれほど多くない．その発生率は2人/年（10万人当たり），年間2,000～2,500例と推察される．耳下腺腫瘍の治療は手術が第一選択となるが，顔面神経が耳下腺内を走行すること，多彩な病理組織像のため術前の良悪性診断が難しい場合があることなどから，術式選択に苦慮する場合がある．

発生因子とリスクファクター

耳下腺腫瘍の発生因子は不明である．しかし，放射線曝露は良悪性腫瘍のいずれにも関連性が示唆されている．原爆被爆生存者，放射線治療を受けた患者などで発生率上昇が報告されている．ワルチン腫瘍とタバコとの因果関係はよく知られている．

ウイルス感染と唾液腺癌発症の関連性を示唆する報告もある．HIV感染者に唾液腺癌発症率が高いとの報告があり，EBV（エプスタイン・バーvirus）はlymphoepithelial carcinomaとの関連が示唆されている．またHPV（human papilloma virus）は粘表皮癌において確認されることがあり，その他の唾液腺癌では非常にまれである．しかしいずれも結論となるような結果は出ていない．

病理組織学的分類

耳下腺腫瘍の治療方針および予後予測のうえで，病理組織診断は非常に重要である．現在まで3回刊行されているWHO分類（表10-1）が最も広く用いられている．2005年のWHO分類では30種類を超える腫瘍型および種々の亜型に分けられており，それぞれの特徴を知ることは重要である．しかし，臨床的には低・中・高悪性に分けて対応することが有用と考えられる（表10-2）．ただし同一の組織型でも悪性度が均一でない点など，単純に分けることが難しい面もある．

症状と所見

痛みのない耳下腺部の腫脹として自覚する場合が多いが，脳MRIや全身PET検査などから発見される場合も多い．痛みや急な増大は悪性を示唆する症状であるが，ワルチン腫瘍の感染や内出血で痛みを伴う急激な増大を呈する場合もある．顔面神経麻痺を伴っている場合やリンパ節腫脹がみられる場合は高率で悪性腫瘍である．耳下腺のリンパ流はまず耳下腺内リンパ節であるが，続いてレベルⅠ，Ⅱ領域のリンパ節である．

ワルチン腫瘍は比較的軟らかく下極に存在することが多い．多形腺腫は弾性硬であるが，低悪性度癌では多形腺腫と区別することは難しく，硬度だけで良悪の判断は難しい．ただし可動性不良は悪性を示唆する所見であり，高悪性度癌は非常に硬い場合が多く，皮膚の発赤を伴うことがある．腫瘍が深在性の場合には腫瘤全体が触知できないため，硬度や可動性の評価が困難になる．副咽頭腔に進展したものは扁桃腫大と見間違うような咽頭所見を呈する場合がある．

診断

問診と身体所見

自覚症状出現からの期間，成長速度，痛み・しびれの有無，顔面運動，頭皮あるいは顔面の皮膚癌（扁平上皮癌，悪性黒色腫）の既往などについて問診する．

腫瘤の大きさ，可動性および皮膚や深部組織（下顎骨など）との固着，開口障害，咽頭の左右差，頬粘膜の腫脹，圧痛，皮膚・頭皮の色調変化，顔面運動の評価，頸部リンパ節腫脹などを確認する．

画像検査（図10-1～4）

画像診断の役割は，質的評価以外に，存在位置，大きさ，周囲浸潤の有無，リンパ節腫脹の評価，遠隔組織の評価などである．まず超音波検査から施行することが多い．

超音波検査

大きな腫瘍や深部の腫瘍では下顎骨などとの位置関係から評価しにくい場合がある．耳下腺組織は間質に脂肪組織が多いため，正常耳下腺は比較的高エコーで均一な像を示す．顔面神経は描出困難であるため，腫瘍性病変が浅葉か深葉かを区別する場合，腫瘍の表面を覆う耳下腺実質の厚さ（薄ければ浅葉の可能性が高い），下顎後静脈やステノン管との位置関係をたどることで類推する．内部エコーは重要であるが，同じ組織型でもさまざまである．形態，境界，後方エコーなどを参照して良悪性診断を行うが，正診率は80～90％程度とされている（経験や解像度によって異なる）．

形態は，整なものは良性，不整なものは悪性という点は他の腫瘤性病変と同様ではあるが，最も多い多

表 10-1　唾液腺腫瘍の組織型分類：良性腫瘍

Benign epithelial tumors　良性上皮性腫瘍
Pleomorphic adenoma　多形腺腫
Myoepithelioma　筋上皮腫
Basal cell adenoma　基底細胞腺腫
Warthin tumour　ワルチン腫瘍
Oncocytoma　オンコサイトーマ
Canalicular adenoma　細管状腺腫
Sebaceous adenoma　脂腺腺腫
Lymphadenoma: sebaceous and nonsebaceous　リンパ腺腫：脂腺型と非脂腺型
Ductal papilloma　導管乳頭腫
Inverted ductal papilloma　内反性導管乳頭腫
Intraductal papilloma　導管内乳頭腫
Sialadenoma papilliferum　乳頭状唾液腺腺腫
Cystadenoma　嚢胞腺腫

WHO 分類，2005 年

表 10-2　唾液腺上皮性腫瘍の悪性度分類

悪性度	組織型	悪性度	組織型
低悪性	腺房細胞癌 粘表皮癌（低悪性度） 多型低悪性度腺癌 明細胞癌 NOS 上皮筋上皮癌 基底細胞腺癌 嚢胞腺癌 粘液腺癌 腺癌 NOS（低悪性度） 多形腺腫由来癌（非浸潤型，微小浸潤型） 転移性多形腺腫 唾液腺芽腫	中悪性	粘表皮癌（中悪性度） 腺様嚢胞癌（篩状型，管状型） 脂腺癌 腺癌 NOS（中悪性度） 筋上皮癌 リンパ上皮癌
		高悪性	粘表皮癌（高悪性度） 腺様嚢胞癌（充実型） オンコサイト癌 唾液腺導管癌 腺癌 NOS（高悪性度） 多形腺腫由来癌（浸潤型） 癌肉腫，扁平上皮癌 小細胞癌，大細胞癌

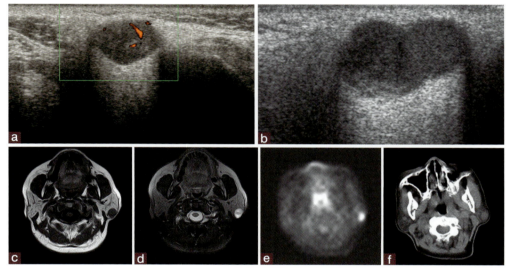

図 10-1　耳下腺多形腺腫
a：40 歳，女性，超音波像．腫瘍は境界明瞭な類円形の低エコー腫瘤として描出されている．後方エコーの増強がみられる．内部血流はわずかである．
b：55 歳，女性，超音波像．境界明瞭であるが，分葉状で表面凹凸がある低エコー腫瘤として描出されている．
c：図 10-1b と同じ症例，MRI T1 強調像．腫瘍は境界明瞭な低信号域として描出されている．腫瘍辺縁はやや凹凸があり，腫瘍周囲に被膜様の線条の低信号域がみられる．
d：図 10-1b と同じ症例，MRI T2 強調像．境界明瞭な高信号として描出される．
　本腫瘍は fibromyxoid stroma が豊富な部位が T2 強調像での著明な高信号を示しており，内部の島状の等信号部分は上皮成分の多い部位を示している．
e, f：55 歳，男性，PET/CT．左耳下腺腫瘤に集積を認める．多形腺腫の約 50％に PET での集積を認める．

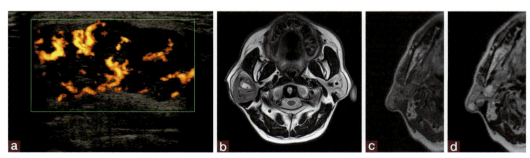

図 10-2　耳下腺ワルチン腫瘍
a：75 歳，男性，超音波像．境界明瞭，内部不均一で，内部血流豊富な低エコー腫瘤として描出されている．
b：図 10-2a と同じ症例，MRI T2 強調像．境界明瞭，辺縁整な低信号の内部に一部高信号を含む腫瘍として描出されている．低信号は比較的充実性部分の多い部分を，高信号は嚢胞形成の部分を示している．
c：72 歳，男性，MRI T1 強調像．3 つの境界明瞭な不均一な正常耳下腺と等信号の腫瘍を認める．耳下腺と等信号の腫瘍になると境界などがややわかりづらくなることがある．
d：図 10-2c と同じ症例，MRI T2 強調像．3 つの腫瘍を認め，大部分が高信号を示し，その内部に一部低信号の島状域を認める．

形腺腫は辺縁が分葉状であることが多く，不整ということになる．一方，境界は腫瘍の周囲組織への浸潤の有無を反映しており，悪性では不明瞭かつ粗雑になる．後方エコーは良性では増強することが多い．

　カラードプラ法による腫瘍内および腫瘍辺縁の血流分布も鑑別に有用で，多形腺腫は辺縁，内部ともに血流や血管は乏しく，ワルチン腫瘍は腫瘍全体に血流を確認できることが多い．また，悪性腫瘍は比較的血流が豊富なものが多いため，境界明瞭で多形腺腫を思わせる腫瘤に豊富な血流をみる場合は，悪性である可能性を考慮する．

　エラストグラフィーは腫瘤の硬度や周囲組織との癒着を類推することができ，一般に悪性腫瘍は高硬度かつ浸潤により癒着していることが多いため有用ではあるが，まだ鑑別のための一定の基準はない．

　超音波検査はあとに述べる細胞診においてガイドとして用いるため，血管を避けて腫瘤の充実部分を穿刺するうえで欠かせない．

CT・MRI検査

　腫瘍の進展範囲を知るうえで重要な検査であり，理学的所見では知りえない情報が得られることがある．腫瘍の深達度(副咽頭間隙への進展など)や周辺臓器との関係，リンパ節転移の有無などを知るうえで有用である．CTは特に側頭骨や下顎骨への浸潤，MRIは軟部組織への浸潤，神経周囲浸潤(perineural invasion)，頭蓋内進展などの評価で優れている．dynamic MRIは経時的な造影パターンを評価することができるため，組織型を推定するうえで質的診断の一助となる場合がある．代表的な組織型のMRI像は図10-1〜4に示す．

RIシンチグラムおよびPET検査

　Tcシンチでは正常耳下腺に集積を認め，腫瘍部位に一致して集積の欠損を認める．腫瘍部位の集積が著明に増加するものとしてワルチン腫瘍がある．Gaシンチによる良・悪の診断的価値は低い．PETはGaシンチに比べ感度，解像度に優れるが，多形腺腫やワルチン腫瘍などの良性腫瘍にも集積するため，良悪性診断には有用でない．しかし，リンパ節および遠隔転移の検索には有用である．

細胞診，組織診

　術前画像検査のみで良悪性や組織型を類推することは難しい症例も多い．細胞診の精度は施設による差があるが，一般的に感度は70〜80％程度，特異度は90％以上である．つまり20％程度の偽陰性があることに留意が必要である．術前生検は播種の問題があり，遠隔転移例などを除いて通常行わない．術中迅速病理検査は細胞診よりも感度，特異度ともに優れているため，切除範囲の判定も含めて，悪性の可能性のある腫瘍については施行することが望ましい．

鑑別診断

　耳下部レベルII上方のリンパ節腫脹，第1鰓裂嚢胞，唾石，シェーグレン症候群，皮膚癌などの悪性腫瘍の転移，周囲の感染による耳下腺内リンパ節腫脹，耳下腺内顔面神経鞘腫，サルコイドーシス(顔面神経麻痺を伴った場合ヘールフォルトsyndrome)，耳下腺結核などが挙げられる．

治療

　耳下腺腫瘍の治療は，良悪性にかかわらず外科的治療が原則である(図10-5)．耳下腺内を顔面神経が貫通，走行しているという解剖学的特徴から，良性腫瘍の場合ではこの神経をいかに保存しつつ腫瘍を完全摘出するか，悪性腫瘍の場合では完全摘出のためにこの神経をいかに取り扱うかが問題となる．

　顔面神経主幹へのアプローチとして指標となるのは，乳様突起，ポインター，鼓室乳突裂，顎二腹筋後腹，茎状突起などである(図10-6，159頁)．主幹が同定困難な場合や末梢部に限局する腫瘍の場合，悪性腫瘍で顔面神経合併切除をする場合などは末梢から上行枝あるいは側頭枝，頬骨枝や下顎縁枝を同定する．上行枝は耳下腺上前縁から眉毛外側1横指程度のところを斜め上前方に走行することが多い．下顎縁枝は下顎角の数mm上方を走行することが多いが，下顎角より尾側に走行することがあり，注意を要する(図10-7，159頁)．術中の顔面神経モニタリング装置(図10-8，159頁)は，とくに再発例や深葉腫瘍などで有用である．

良性腫瘍

　良性腫瘍手術では，顔面神経保存，腫瘍の完全摘出(再発の防止)，さらにフライ症候群や唾液瘻の発生防止，唾液腺機能保存などに留意する．これらの事項をすべて満足させる切除法が理想とされる．

悪性腫瘍

　腫瘍の大きさ，悪性度，顔面神経麻痺および浸潤の有無や位置関係などにより葉部分切除術あるいは全摘術，拡大全摘術，顔面神経合併切除，頸部郭清術，術後照射の有無などを選択する．統一された基準はないが，一般的な治療方針を以下に示す．

　低悪性度癌でT2以下であれば部分切除術あるいは浅葉切除術，T3あるいはそれ以上であれば全摘術を

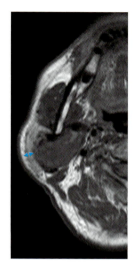

図 10-3　深葉腫瘍
77歳，男性，基底細胞腺腫，MRI T1強調像．辺縁明瞭な低信号腫瘤として描出されている．腫瘤の外側にある程度の厚みの耳下腺実質を持ち（両矢印），副咽頭間隙方向に進展しているため深葉と類推できる．

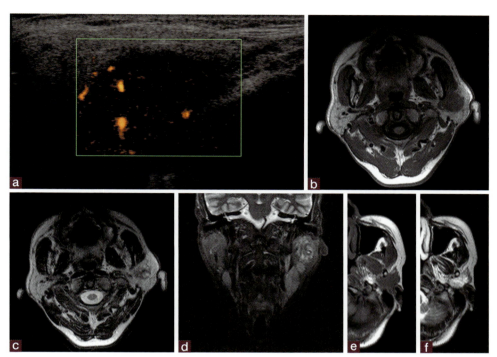

図 10-4　耳下腺悪性腫瘍
a：66歳，男性，腺癌 NOS，超音波像．一般的な多形腺腫より内部血流が豊富な腫瘤で，深部の境界が不明瞭かつ後方エコーが減弱している．
b：図10-4aと同じ症例，腺癌 NOS，MRI T1強調像．辺縁がやや不整で咬筋との境界が不明である低信号腫瘤を認める．
c：図10-4aと同じ症例，腺癌 NOS，MRI T2強調像．辺縁不整かつ境界不明瞭で内部不均一な腫瘤を認める．
d：図10-4aと同じ症例，腺癌 NOS，MRI T2強調像，冠状断．耳下腺の尾側に複数のリンパ節腫脹を認める．
e：45歳，女性，腺様嚢胞癌，MRI T1強調像．境界不明瞭，辺縁不整な低信号腫瘤として描出されている．
f：図10-4eと同じ症例，MRI T2強調像．境界不明瞭，辺縁不整，内部不均一なやや高信号腫瘤として描出されている．

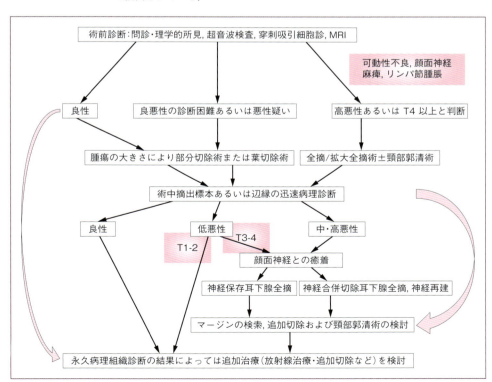

図 10-5　耳下腺腫瘍手術のフローチャート
〔永田基樹：耳下腺腫瘍．日本口腔・咽頭科学会（編）：口腔咽頭の臨床，第2版，pp170-175，医学書院，2009より改変〕

治療

考慮する．顔面神経に癒着がなければ，低悪性度癌～中等度悪性度癌では温存する．

高悪性度癌では耳下腺全摘を基本とし，顔面神経の浸潤の部位やサイズあるいは周囲浸潤の程度により拡大全摘術を行う．いずれの悪性度でもできる限り分割せず一塊切除を試みる．茎乳突孔付近にまで癌が進展し，主幹の露出が困難な場合や術前から顔面神経麻痺を認める高悪性度癌などでは乳突蜂巣を削開し，側頭骨内で顔面神経を同定する．

N0症例でも高悪性でT3以上であれば予防的頸部郭清術を行う．術中迅速病理にてレベルⅡのリンパ節で転移陽性であれば，全頸部郭清を行う方針もよい．

術前に良悪性や悪性度の診断が困難である症例があり，術中所見および術中迅速結果を参考に上述の術式から選択する場合もある．

術後合併症

顔面神経麻痺

顔面神経を保存しても術後麻痺をきたすことがあるが，通常一過性である．悪性腫瘍で神経を含めて摘出した場合は，大耳介神経や頸神経ワナ，腓腹神経などで神経移植を行う．

フライ症候群

術後，耳下腺の分泌線維と汗腺に分布する神経線維が連結し，食事の際に耳下腺部の皮膚発赤と発汗をみる現象で，この予防には浅葉耳下腺組織を可及的に残し，耳下腺被膜を縫い合わせることが大切である（図10-7）．浅葉組織を大きく切除した場合には胸鎖乳突筋で被覆するとよい．

唾液瘻

残存する耳下腺被膜を縫い合わせることや持続吸引ドレーンを用いることで予防できる．生じた場合は，穿刺あるいは一部開創による排液の後，ガーゼによる圧迫を行うことで改善する．長期にわたる場合は，ミノマイシン注入や開創による漏出部位の処置が必要になる場合もある．

放射線治療

一般に放射線抵抗性を示すため，通常のライナックを用いたX線による照射単独では治癒を期待できない．それでも根治切除不能例や局所再発例，疼痛コントロール目的などで照射することがある．しかし，最近の放射線治療技術の進歩により腫瘍組織への線量集中度が高い粒子線治療などが開発され，治療選択の1つとなる可能性がある．補助化学療法併用の有用性についてもまだ一定の見解はない．

局所再発リスクの高い切除断端陽性例あるいは近接例，高悪性度癌，皮膚や顔面神経浸潤などを伴うようなT4症例，N2b以上の症例などに対しては術後照射を行う．腺様嚢胞癌では，neural invasionを想定して頭蓋底まで（膝神経節から茎乳突孔まで含める）照射範囲に入るようにする．StageⅢ以上，つまりN+あるいはT4以上では局所制御率および生存率を向上するとの報告がある．

化学療法

現在のところ，確立されたレジメンはなく，根治目的で使用される段階にはない．しかし，5年を過ぎても遠隔転移する例があり，局所治療には限界があるため，分子標的療法などに今後の期待がかかる．

予後

多形腺腫は良性であるが，再発することがあり，再発を繰り返す例は悪性化する危険度も高く長期経過観察することが望ましい．

耳下腺癌の予後因子として，術前顔面神経麻痺例を含めた局所進行癌（T3以上），リンパ節転移陽性例，perineural invasion，不完全切除例，高悪性度癌，高齢などが挙げられる．多くは遠隔転移が死亡原因になるが，遠隔転移で最多の部位は肺で，続いて骨，肝臓の順である．

低悪性度癌の予後は，完全摘出された例や転移のない例は予後良好であるが，思わぬ遠隔転移もあるため長期経過観察が必要である．また，腺様嚢胞癌など中悪性等度癌も5年生存率は良いが，10年以降も生存率は低下する．

細胞増殖関連抗原Ki-67標識率は予後との関連性が示唆されている．また乳癌の予後不良因子であるhuman epidermal growth factor 2（HER2）過剰発現は，耳下腺癌においても予後不良因子であるが，腫瘍組織型によって陽性率はさまざまである．

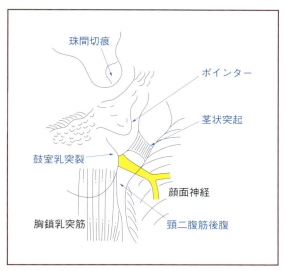

図 10-6　顔面神経主幹部を見つけるための指標
〔永田基樹：耳下腺腫瘍．日本口腔・咽頭科学会（編）：口腔咽頭の臨床，第 2 版，pp170-175，医学書院，2009 より〕

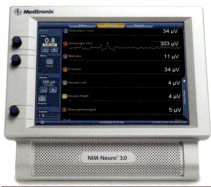

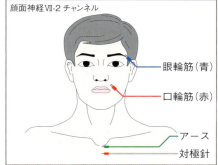

図 10-8　神経刺激装置
顔面神経モニタリング　2〜4 か所の顔面表情筋の筋電図を記録する．
〔©2009, 2010 Medtronic Japan Co., Ltd. All Rights Reserved.〕

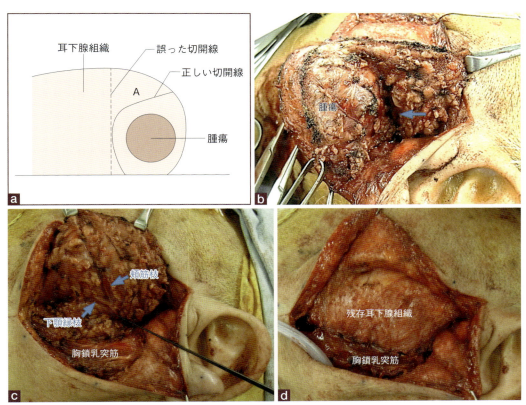

図 10-7　耳下腺部分切除術の切除ライン
　　a：A の部分の被膜および正常耳下腺組織を有効利用するための切開線．
　　b：左耳下腺部分切除術（摘出前）．
　　c：右耳下腺部分切除術（摘出後）．
　　d：残存耳下腺組織を胸鎖乳突筋に縫着．
〔永田基樹：耳下腺腫瘍．日本口腔・咽頭科学会（編）：口腔咽頭の臨床，第 2 版，pp170-175，医学書院，2009 より（図 10-7a）〕

第10章 腫瘍

V 顎下腺・舌下腺腫瘍
submandibular and sublingual gland tumor

疾患の定義

唾液腺腫瘍は大唾液腺(耳下腺，顎下腺，舌下腺)由来と小唾液腺由来に分類されるが，そのなかで耳下腺腫瘍と顎下腺腫瘍が圧倒的に多い．耳下腺，顎下腺ともに悪性腫瘍より良性腫瘍のほうが多い．耳下腺腫瘍と顎下腺腫瘍で異なる点としては，①顎下腺良性腫瘍はほとんどすべてが多形腺腫であり，基本的にワルチン腫瘍は発生しない，②顎下腺腫瘍のほうがやや悪性の頻度が高い，③顎下腺腫瘍では炎症性疾患などと鑑別が困難なことがある，以上が挙げられる．WHO分類(2005年版)によれば，良性腫瘍は10種類，悪性腫瘍は23種類に分類されている．耳下腺腫瘍の発生率は10万人に2人程度であり，頻度は高くない．良性：悪性は約8：1である．顎下腺腫瘍は耳下腺腫瘍より頻度は低く，唾液腺腫瘍全体の5〜10％である．舌下腺腫瘍はさらに少ない．

症状と所見

顎下腺腫瘍は一側の顎下腺腫脹(腫瘤)を主訴として来院することがほとんどである．とくに多形腺腫では腫瘤が唯一の症状であることが多い．疼痛(自発痛，圧痛)を伴うもの，触診上癒着のあるもの，顔面神経下顎縁枝麻痺を伴うものは悪性を疑う．とくに疼痛は注意すべき所見であるが，顎下腺では耳下腺と異なり炎症性の腫瘤を伴う疾患があるため，鑑別が困難なことがある．また顎下腺周囲にはリンパ節が多く存在するので，触診だけでは顎下腺腫瘍と鑑別できないことがある．舌下腺腫瘍は口腔底あるいはオトガイから顎下部の腫脹(腫瘤)で発見されることが多い．舌下神経麻痺の有無に注意する．

診断

問診，触診

診断のフローチャートを示す(図10-1)．両腫瘍とも疼痛の有無に注意する．触診では腫瘍をよくつまんで，あるいは双指診を行い，腫瘍の可動性を確認する．舌下神経，顔面神経下顎縁枝の麻痺がないかをみる．頸部リンパ節転移がないか頸部の触診を行う．診断は超音波エコーとそのガイド下の穿刺吸引細胞診(FNAC)が基本である．超音波エコーは転移リンパ節の診断にもきわめて有効である．顎下腺腫瘍では腫瘍そのものはMRIでの描出がよいが，手術では周囲血管との関係が重要になるため，造影CTが第一選択である(図10-2, 3)．舌下腺腫瘍では前額断の像が有用であり，MRIもよい．遠隔転移の多い高悪性癌や腺様嚢胞癌では胸部単純CTを撮影しておく．

病理組織検査

良性多形腺腫ではFNACによって80〜90％で組織型の確定が可能である．悪性腫瘍のFNACでは悪性と診断できるのは70〜80％であるが，組織型が確定できるのは30％程度である．低・中・高悪性といった悪性度診断を目指すのが現実的である．

鑑別診断

FNACで多形腺腫と確定できない場合，悪性も疑ってみるべきである．低悪性型の場合，症状，所見が良性腫瘍と変わらないことも多い．顎下腺悪性腫瘍は，炎症性疾患，非腫瘍性疾患との鑑別に難渋することがある．

治療

顎下腺腫瘍も舌下腺腫瘍も手術治療が第一選択である．顎下腺良性腫瘍では顔面神経下顎縁を確実に温存する(図10-4)．悪性腫瘍の予後はステージおよび悪性度で規定されるから，それに応じた切除を計画する．顎下腺癌の場合，腺様嚢胞癌が比較的多いが，神経浸潤を高頻度に伴うので切除範囲に苦慮することも多い．顔面神経下顎縁枝を保護するためには同定法と非同定法があるが，癌の手術では同定法が基本になる．頸部リンパ節転移を伴うものでは全頸部郭清が基本である．予防的郭清の範囲はステージおよび悪性度で異なる．N0症例では，低〜中悪性癌では肩甲舌骨筋上頸部郭清術，高悪性癌では全頸部郭清術が標準的である．舌下腺腫瘍は術野が確保しにくい手術であり，高ステージや高悪性では下顎骨の処理がポイントとなる．顎下腺癌，舌下腺癌ともに，高ステージや高悪性では術後照射を行うことが多い．

予後

良性は多形腺腫の播種さえ注意すればとくに問題ない．顎下腺・舌下腺悪性腫瘍の予後規定因子はステージおよび悪性度である．低〜中悪性度癌では長期にわたる観察が必要である．それぞれの組織型で再発形式の特徴を有するので，それぞれに応じた観察が重要である．

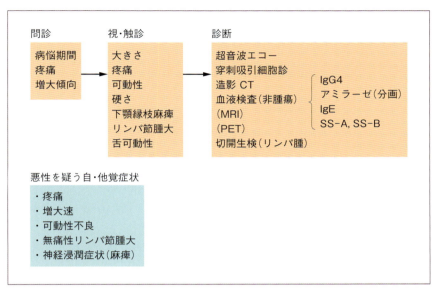

図10-1　顎下腺腫瘍診断のフローチャート

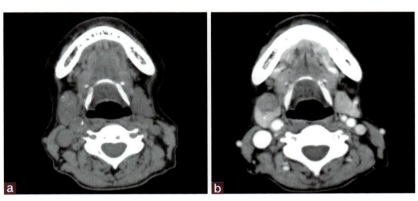

図10-2　顎下腺多形腺腫
a：単純CT．腫瘍が顎下腺と同程度のdensityであり，わかりにくい．
b：造影CT．顎下腺が造影される．腫瘍が均一にlow densityに描出される．

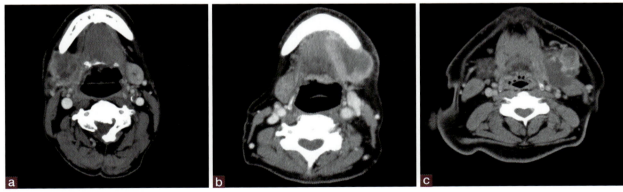

図10-3　顎下腺癌
造影CT．一般に悪性度が高いほど浸潤性を示す．
a：腺様嚢胞癌（右顎下腺，中悪性型）．
b：粘表皮癌（左顎下腺，中悪性型）．
c：多形腺腫由来癌（左顎下腺，高悪性型）．

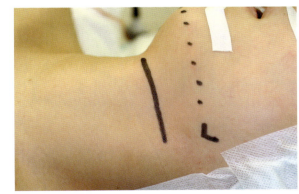

図10-4　顎下腺多形腺腫の皮膚切開線
点線が下顎骨縁．切開線は下顎骨縁より2横指離す．

第10章 腫瘍

VI 副咽頭間隙の腫瘍
tumor of the parapharyngeal space

疾患の定義

副咽頭間隙は上〜中咽頭の外側後方に接して存在し，舌骨大角を頂点とする逆ピラミッド型の空間で，内方は口蓋帆張筋，口蓋帆挙筋，上咽頭収縮筋，外方は翼突筋群，耳下腺深葉，後方は椎前筋に囲まれている．さらに，頭側では口蓋帆張筋膜で，尾側では茎突咽頭筋膜によって茎突前区と茎突後区に分類されている(図10-1)．狭義の副咽頭間隙は茎突前区を指し，茎突後区は頸動脈間隙と呼ばれる．

副咽頭間隙の腫瘍は頭頸部腫瘍の0.5％とされる．良性腫瘍が多いが，まれに悪性腫瘍も認められる．茎突前区には唾液腺腫瘍，とくに耳下腺由来の腫瘍が多く(図10-2)，茎突後区には神経鞘腫が多い(図10-3)．

症状と所見

無症候性であることが多く，腫瘍径が30 mm近くになると耳下部から頸部の腫脹，咽頭違和感，耳閉塞感，嚥下困難感が出現することが多い．他に下位脳神経(IX，X，XI，XII)，交感神経の神経症状を呈することがあるが，腫瘍による圧迫も原因になるため，良悪性の判断基準にはなり得ない．しかし疼痛，開口障害を認めた場合は悪性腫瘍を疑う．自覚症状がなく，画像診断にて発見されることも少なくない．

診断

臨床症状，所見により副咽頭間隙の腫瘍が疑われた場合，CT，MRIの画像診断が重要となる．画像所見にて副咽頭間隙に腫瘍を認めた場合，茎状突起および茎突筋群の偏位方向によって茎突前区，茎突後区のいずれに存在するかを診断する．周囲組織への浸潤，骨破壊の有無にて悪性腫瘍の可能性を考える．PET検査は耳下腺良性腫瘍，神経原性腫瘍に集積することが多いため，両悪性の鑑別には有用でない．

鑑別診断

茎突前区には耳下腺深葉，小唾液腺由来の唾液腺腫瘍が多く，まれに神経原性腫瘍がある．悪性腫瘍には唾液腺腫瘍と咀嚼筋由来の横紋筋肉腫などがある．茎突後区に発生する腫瘍では神経原性腫瘍が多く，なかでも神経鞘腫が多い(表10-1)．造影CTにて強く造影される腫瘍に対しては血管撮影，3D-CT angiography(図10-4)が必要であり，代表的な腫瘍としては傍神経節腫がある．穿刺吸引細胞診は良悪性の鑑別，とくに多形腺腫の診断に有効であるが，神経鞘腫の確定診断は困難である．

治療

ほとんどの症例で手術による摘出が第一選択となる．腫瘍径，腫瘍の部位，良悪性，組織型を考慮して腫瘍に対するアプローチ法を選択する(図10-5)．経頸部法，経耳下腺法，経頸部耳下腺法，下顎骨離断法，経側頭下窩法がある．良性腫瘍に対する術式の選択として茎突前区を占拠し，耳下腺間隙に進展している場合は経耳下腺法あるいは経頸部耳下腺法を選択する．それ以外の症例では経頸部法で対応可能であるが，腫瘍径が大きい腫瘍や悪性腫瘍，再発症例などには下顎骨離断法や経側頭下窩法を用いる．また，神経原性腫瘍に関しては術後の神経脱落症状の出現を十分に考慮して説明し，可能ならば被膜間摘出をすべきである．神経刺激装置により下位脳神経モニタリングをし，できる限り腫瘍周囲の神経機能を温存する．

予後

術後合併症

FBS(first bite syndrome)は，食事の最初の咀嚼時に術側の下顎部から耳下部にかけて鋭い疼痛が生じるものである．頸部交感神経の障害による耳下腺の交感神経支配の消失により生じると推察されている．神経鞘腫では起源神経の脱落症状が出現する可能性が高く，さらに周囲神経の脱落症状も出現する可能性があり，術前の十分なインフォームド・コンセントが重要である．

表10-1 画像による副咽頭間隙腫瘍の鑑別診断

腫瘍		部位	茎突前区脂肪組織の偏位	耳下腺との関係（脂肪層の有無）	内頸動脈の偏位	CT：造影効果	内部陰影	MRI T1	T2	内部陰影
耳下腺多形腺腫		茎突前区	内側方	なし	後方	不整	軽度	中信号	高信号	不整
神経鞘腫	迷走神経	茎突後区	前方	あり	前方	不整	軽度	中信号	高信号	不整
	交感・副神経				前方，外側方					
	舌咽・舌下神経				後方					
傍神経節腫		茎突後区	前方	あり	前方	不整	高度	低信号	高信号	salt and pepper appearance

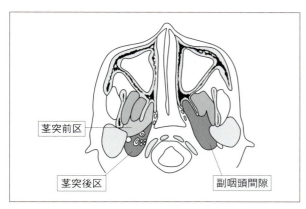

図10-1 茎突前区，後区の位置関係

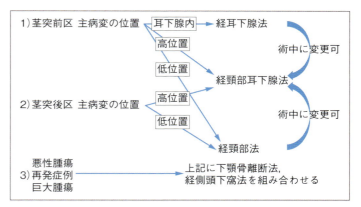

図10-5 腫瘍に対するアプローチ法

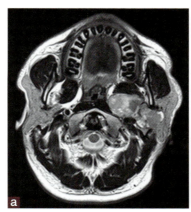

図10-2 耳下腺多形腺腫
a：MRI T2強調像．茎突前区由来と考えられる．
b：病理組織像．

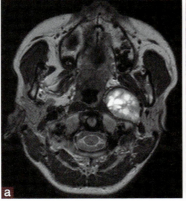

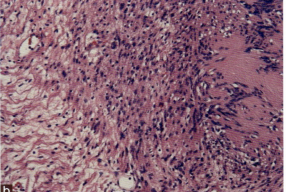

図10-3 神経鞘腫
a：MRI T2強調像．茎突後区由来と考えられる．
b：病理組織像．

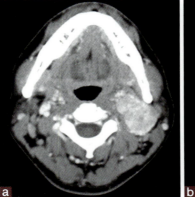

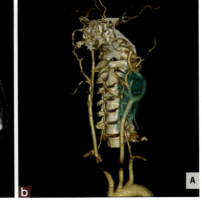

図10-4 頸動脈小体腫瘍
a：CT-angiography.
b：3D-構築後．緑色の陰影が腫瘍を示している．

第10章　腫瘍

VII　上咽頭癌
nasopharyngeal carcinoma

疾患の定義

　上咽頭とは，上は頭蓋底から下は軟口蓋の上面までをさす咽頭腔であり，その粘膜は呼吸器としての円柱線毛上皮細胞と，食道としての重層扁平上皮細胞の他，その移行部には移行上皮細胞が混在して分布している．これらの粘膜から発生した上皮性の悪性腫瘍が上咽頭癌（NPC）である（図10-1）．実際，病理組織学的には低分化扁平上皮癌（WHO II型），非角化型の未分化癌（WHO III型）など低分化型癌腫（リンパ上皮腫を含む）が大部分を占め，角化型の高分化扁平上皮癌（WHO I型）は1〜2割を占める（図10-2）．まれに腺様嚢胞癌，腺癌もみられるが，一般に上咽頭癌という場合はこれらを除く．疫学的特徴として，本邦では頭頸部癌の約10％を占め，男女比は3：1，年齢は30〜60歳代にかけてみられ，他の頭頸部癌と比較して若年者に多い．また，好発する人種として中国南部，台湾，シンガポールの住民やいわゆる華僑を中心とする中国人に多い．さらに，発癌の要因としてEBウイルス（EBV）の密接な関与が示されている．

症状と所見

　上咽頭癌患者の初診時の臨床症状を図10-3に示す．

耳症状

　上咽頭側壁には耳管咽頭口が存在する．同部への腫瘍の増大，浸潤は耳管機能の障害に結びつき，耳管狭窄症状が出現する．耳鳴，耳閉感，難聴が主なものである．それが長期に持続すると滲出性中耳炎へと発展する．上咽頭癌に併発する滲出性中耳炎の存在を絶えず意識しておくことは，早期診断を見逃さないためにも重要なことである．

鼻症状

　上咽頭腔という比較的狭い空間で腫瘍が増大すると，後鼻孔が狭くなったり閉鎖することにより鼻閉をきたす．また，腫瘍からの出血で，血性鼻漏や鼻出血として自覚される．

頸部リンパ節腫脹と原発巣不明頸部転移性腫瘤

　上咽頭癌は，古くからサイレント・エリアもしくはブラインド・スポットの癌といわれてきたように，原発巣による直接の症状よりも頸部リンパ節腫脹を主訴として受診するケースが多い．このことは，表10-1のT・N分類からもよく理解できる．つまり，T1の初期癌でN（プラス）の症例は86％を占め，全症例では74％に頸部リンパ節転移を認める（図10-3）．また，上咽頭癌は下咽頭癌や舌根部癌，扁桃癌と同様に，原発巣不明頸部転移性リンパ節腫瘤として発見される癌としても有名である．この場合，最近ではPET検査（図10-4）の普及により，原発巣が発見される機会が増えた．

脳神経症状

　上咽頭の天蓋部は頭蓋底を形成している．ここには脳内の血流に関与する内頸動・静脈や脳から末梢へ向かう脳神経が通る多数の孔，裂隙が存在する．上咽頭に発生した腫瘍はそれらを経由して頭蓋内へ進展し，多彩な脳神経症状を呈する．その進展ルートとして以下のものがある．

　側壁のローゼンミュラー窩（R窩）から破裂孔経由で内頸動脈壁に沿って進展するルート：内頸動脈壁に沿って脳内に進展した腫瘍は，海綿静脈洞部で増大し，洞内を走行する外転神経やその近傍を走行する三叉神経の第2枝（V_2），第3枝（V_3）が，早期に麻痺をおこす．いわゆる錐体尖症候群（V，VI麻痺）となる．さらに腫瘍の増大・浸潤が進むと，動眼神経（III），滑車神経（IV），三叉神経第1枝（V_1）の麻痺が出現する．いわゆる上部脳神経の麻痺症状である．

　側壁粘膜から浸潤・転移して副咽頭間隙へ進展するルート：上咽頭癌の副咽頭間隙への転移は，咽頭後壁外側に存在するいわゆるルビエールリンパ節を介する．また副咽頭間隙の天蓋は下頭蓋底を形成し，同部には脳神経として舌咽神経（IX），迷走神経（X），副神経（XI）が通過する頸静脈孔が存在する．また，副咽頭間隙には舌下神経管を下行する舌下神経（XII）や頸部交感神経が走行しており，これらの神経が障害を受けるとそれぞれ舌下神経麻痺，交感神経麻痺（ホルネル症候群）が出現する．いわゆる下部脳神経の麻痺症候群である（図10-5）．

　鼻腔外側後方の蝶口蓋孔を走行する蝶口蓋動脈に沿って翼口蓋窩に及び，近接する正円孔から進展するルート（V_2麻痺）

　翼口蓋窩後方から側頭下窩に入って近接する卵円孔に及び，進展するルート（V_3麻痺）

　以上の頭蓋内進展ルートを理解することで，腫瘍の浸潤範囲や病態の理解に多いに役立つ．

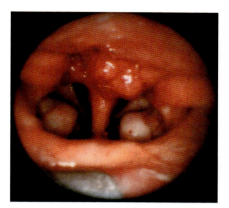

図10-1　上咽頭後壁から発生した上咽頭癌(後鼻鏡所見)

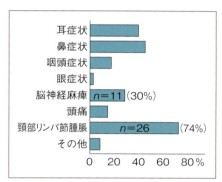

図10-3　上咽頭癌患者初診時の臨床症状 ($n=35$)

表10-1　T・N分類による患者分布

	N0	N1	N2	N3	計
T1	2	3	4	5	14
T2	1	2	1	1	5
T3	0	0	2	1	3
T4	6	0	7	0	13
計	9	5	14	7	35

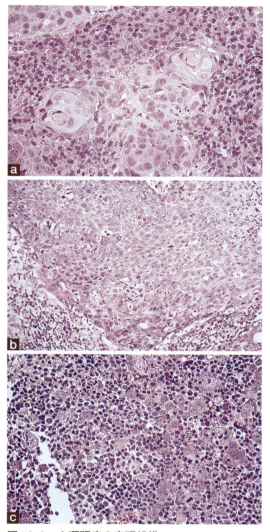

図10-2　上咽頭癌の病理組織
a：高度分化型(WHO Ⅰ型)，b：低分化型(WHO Ⅱ型)，c：未分化型(WHO Ⅲ型).

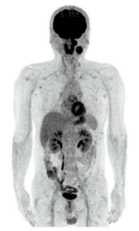

図10-4　PET検査所見
上咽頭と左頸部に異常集積を認める.

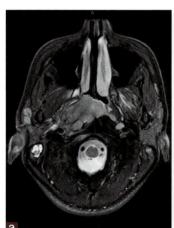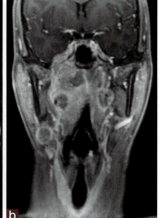

図10-5　MRI検査所見
右内頸動脈に沿って頭蓋内へ進展する腫瘍を認める．a：軸位断，b：冠状断．

診断

鼻咽腔内視鏡検査

先に述べた症状から上咽頭の腫瘍性病変を疑ったら，鼻咽腔の視診検査は必須である．過去には前鼻鏡や後鼻鏡を用いた検査が行われてきたが，現在は内視鏡による鼻咽腔検査が主流である．安全，簡便で苦痛が少なく，確実で正確な検査法である．視診で腫瘍性病変が発見されたときはディスプレイ上でそれを説明し，ただちに患者の同意を得てもう一方の鼻腔から鉗子（弱弯から小弯の西端鋭匙鉗子が有効）を挿入して生検し，病理組織学的検査を行う．同時に視診では，腫瘍の発生部位（上壁，側壁，軟口蓋上面など）と浸潤方向（ローゼンミュラー窩，耳管など）などを記載する（図10-6）．

超音波検査

頸部リンパ節転移が疑われる患者に対しては超音波検査を施行し，転移性腫瘍の形状（大きさ，数，部位，性状など）について記録する．

血清診断

初診時に一般的な血液検査に加えて，血清学的診断のための採血を行っておくとよい．発癌に密接に関係しているEBVに対する各種の抗体検査と，頭頸部癌に対する血清腫瘍マーカーとして，扁平上皮癌関連抗原（SCC），サイトケラチン19フラグメント（CYFRA）が腫瘍の大きさや進行状態の参考値となるので，治療による判定効果の指標としても有用とされている．これらは病理組織診断の結果報告とあわせて考慮し，次回の再診日を指定する．抗EBV抗体価検査としては，抗EBV-VCA（viral capsid antigen）抗体価IgG，IgA成分について検査する．

その他の特殊検査

生検組織を利用して，組織内にEBV遺伝子の発現蛋白などを証明する方法である（図10-7）．EBNA1（EBV特異的核内抗原1；EB virus specific nuclear antigen）やLMP（潜伏膜蛋白；latent membrane protein）を検出することや，in situハイブリダイゼーション法でEBERs（EB virus encoded small RNA）を検出する．とくに後者は，EBV潜伏感染細胞において普遍的かつ多数のコピー（1細胞に最大10^7コピー）が存在することから，陽性の場合はEBV関連腫瘍であることが証明される．EBV関連ヒト癌とEBV遺伝子発現産物の関係については，表10-2に示す．血漿中ではEBV DNAが検出され，近年，その量と病期や予後との相関が指摘されている．

鑑別診断

上咽頭に発生する腫瘍性病変は多彩であり，それらとの鑑別として，良性腫瘍としては乳頭腫，線維腫，神経鞘腫，脂肪腫，脊索腫，骨腫，若年性血管線維腫，過誤腫，アデノイド肥大症，嚢胞，その他が存在する．悪性腫瘍としては，上皮性腫瘍では腺様嚢胞癌，腺癌が，非上皮性腫瘍では悪性リンパ腫（非ホジキンリンパ腫）や肉腫（悪性線維性組織球症）などが対象となる．多くは原発巣からの組織生検で確実になるが，免疫組織学的検査が有用な場合もある．

治療

上咽頭癌は既述のごとく，分化度の低い腫瘍である．そのため，治療方針としては放射線治療と化学療法が第1選択となり，原発巣に対する手術療法の適応は原則ない．また，解剖学的に十分な正常組織を残したまま腫瘍を摘出するのは困難なこともその理由である．ただし初回治療後の再発例においては，全身状態が良好で，遠隔転移や明らかに予後不良と考えられる頸部リンパ節転移の残存がない場合には，年齢も考慮したうえで手術適応となる．

欧米では，Intergroup Study 0099に倣い，化学放射線療法に続いて補助化学療法（シスプラチン＋放射線療法→シスプラチン/5FU）を行うのが標準的である．しかし，このプロトコルの問題点は完遂率が低いことで，また，補助化学療法の有効性も疑問視されている．これに対して，本邦のFuwaらが化学療法と放射線療法の交替療法（1コース目：5FU 800 mg/m^2 day 1〜5，CDDP 50 mg/m^2 day 6,7＋放射線2 Gy/day day 10〜37，2コース目：化学療法day 40〜60＋放射線療法day 49〜71後，化学療法のみ3コース目：day 74〜80）を報告し，高い完遂率と良好な治療成績を報告している．

上咽頭癌に対する診断と治療に関するフローチャートを示す（図10-8）．

予後

上咽頭癌の治療成績は，近年著しく改善してきたが，それでも遠隔転移は完全に抑止できない．主な遠隔転移は肝臓，肺，骨，胸膜，脾である．

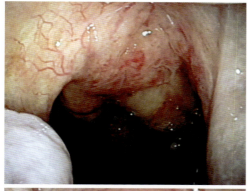

表10-2　EBV関連ヒト癌とEBV遺伝子発現産物

EBV遺伝子発現産物	Ⅰ型	Ⅱ型	Ⅲ型
EBNA1	＋	＋	＋
EBNA2	−	−	＋
EBNA3A	−	−	＋
EBNA3B	−	−	＋
EBNA3C	−	−	＋
EBNA-LP	−	−	＋
LMP1	−	＋	＋
LMP2A	＋/−	＋	＋
LMP2B	−	＋	＋
BARTs	＋	＋	＋
EBERs	＋	＋	＋
EBV関連ヒト癌	バーキットリンパ腫　胃癌	上咽頭癌　Tリンパ腫　ホジキンリンパ腫	不治化リンパ球　AIDS　移植後リンパ腫

図10-6　鼻咽腔内視鏡検査所見
左側耳管咽頭口を閉塞する腫瘍．

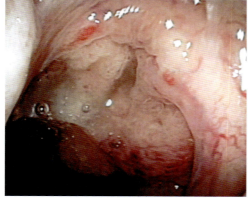

図10-7　EBV遺伝子の発現
a：EBV特異的核内抗原1，b：潜伏膜蛋白，c：EB virus encoded small RNA(*in situ* ハイブリダイゼーション法)．

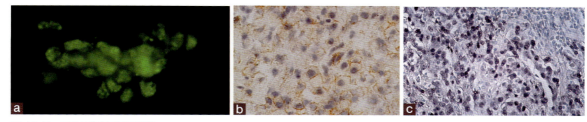

図10-8　上咽頭癌の診断と治療のフローチャート

第10章　腫瘍

VIII　中咽頭癌
oropharyngeal cancer

疾患の定義

中咽頭は側壁（口蓋扁桃，口蓋弓，扁桃窩，舌扁桃溝），前壁（舌根，喉頭蓋谷），上壁（軟口蓋下面，口蓋垂），後壁の4亜部位に分類される．中咽頭癌は病理組織学的にほとんどが扁平上皮癌であり，まれに小唾液腺原発の腺系癌を認める．以下，中咽頭扁平上皮癌を概説する．

中咽頭癌はヒトパピローマウイルス（human papillomavirus；HPV）陽性癌とHPV陰性癌に大別される．HPV陽性癌は子宮頸癌の原因である高リスク型HPV，とくにHPV16型が陰窩の基底細胞に感染し発生する．性交渉のパートナー数が多いほど，特にオーラルセックスのパートナー数が多いほどHPV陽性癌のリスクは増大する．一方，HPV陰性癌は喫煙・飲酒が原因となり発生する．癌抑制遺伝子 *p53* はHPV陽性癌では野生型であるが，HPV陰性癌では高率に変異型である．HPV陽性癌とHPV陰性癌は臨床・病理像が大きく異なり，2つの独立した疾患である．近年，HPV陽性癌は増加傾向にあり，地域差は認められるが扁桃癌の約半数，舌根癌の約1/3を占める．

症状と所見

HPV陽性癌とHPV陰性癌の特徴を表10-1に示す．HPV陽性癌は一般に原発巣が小さく，頸部リンパ節転移の頻度が高い．すなわち，原発不明癌頸部リンパ節転移の像を呈することが少なくない．症状は原発巣の病変が早期の場合は咽頭違和感に留まるが，進行すると嚥下・構音・開口障害，嚥下時痛，出血などを呈する．頸部腫瘤が唯一の自覚症状であることもある．

診断

確定診断は原発巣生検標本の病理組織診断による．病期診断はCT，MRIにより行う．FDG-PET CTは遠隔転移，重複癌のスクリーニングに有用であるが，早期食道癌の描出は困難である．とくにHPV陰性癌では食道癌の重複が多いことから，上部消化管内視鏡検査は必須である．HPV陽性癌は原発巣が小さいことも少なくないため，口蓋弓鈎を用いて口蓋扁桃をよく露出した視診は重要である．視診でのHPV陰陽性の鑑別は困難であるが（図10-1），HPV陽性癌では表層粘膜が保たれているにもかかわらず粘膜下進展を呈することが多いため，触診による硬結の有無の確認は重要である．また，HPV陽性癌の頸部リンパ節転移は嚢胞性であることが少なくない（図10-2）．

HPV-DNAをPCRあるいは *in situ* hybridizationにより同定する方法が，HPV感染の検出法として汎用されている．免疫組織化学により検出されるp16蛋白（図10-3）はHPV感染の代替マーカーとなる．p16陽性例のほとんどはHPV陽性であるが，その一部はHPV陰性である．

鑑別診断

悪性リンパ腫との鑑別を要するが，生検標本の病理組織診断により容易である．側頸嚢胞の臨床診断で摘出したところ，病理組織学的に悪性で鰓性癌と診断されることがあるが，これはHPV陽性癌嚢胞性頸部リンパ節転移である．先述したように，①HPV陽性癌は原発不明癌頸部リンパ節転移の像を呈することが少なくないこと，②その転移リンパ節が嚢胞性であることが少なくないことに加え，③嚢胞性転移リンパ節では穿刺吸引細胞診により癌細胞が証明されないことが少なくないことが，鑑別診断を困難にしている．

治療

早期癌では経口的切除あるいは放射線単独療法を行う．進行癌では原発巣の経口的切除が可能であれば行い，困難な場合は下顎正中離断などのアプローチを用いて摘出し，欠損部を前外側大腿皮弁，腹直筋皮弁などの遊離皮弁で再建する．頸部郭清も併せて行う．進行癌の手術ではQOLが障害されるため，近年では一次治療として抗癌剤と放射線を同時併用する化学放射線同時併用療法が選択されることが多い．抗癌剤の標準レジメンは，高用量シスプラチン（100 mg/m^2）の3週ごと計3回投与だが，80 mg/m^{2}程度に減量して行うことも多い．

予後

進行例の5年生存率はHPV陽性癌で約80％，HPV陰性癌で約40％であり，HPV陽性癌の予後は有意に良好である．HPV陽性癌では治療強度を下げた低侵襲治療により予後を悪化させることなくQOLの向上が図れると考えられ，現在，検証のための臨床試験が進行している．ただし，実地臨床での低侵襲治療は時期尚早である．

表10-1 HPV陽性癌とHPV陰性癌の臨床・病理像

	HPV陽性	HPV陰性
臨床像		
亜部位	口蓋扁桃，舌根	すべて
年齢	若年者	老年者
性差	3：1　男性に多い	3：1　男性に多い
T stage	Tx, T1-2	さまざま
N stage	進行	さまざま
頻度	↑	→〜↘
重複癌	少ない	多い
病理像		
起源	陰窩上皮	表層上皮
表層上皮	時に進展あり	進展あり
分化度	非角化/basaloid	角化
リンパ球浸潤	あり	なし

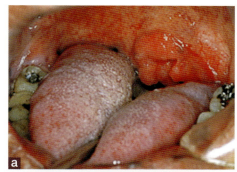
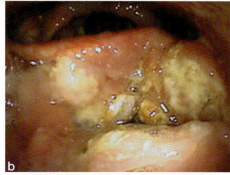
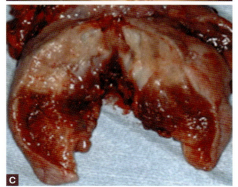

図10-1　視診
a：側壁（口蓋扁桃）癌 T2．口蓋扁桃に隆起性の腫瘍を認めるが，HPV陰性である．b：前壁（舌根）癌 T3．舌根から喉頭蓋に進展する潰瘍を伴う腫瘍を認めるが，HPV陽性である．視診上，原発巣が隆起性か潰瘍性かはHPV感染の有無の参考にはならない．c：前壁（舌根）癌 T3．摘出した舌を長軸方向に分割した状態．表層粘膜は一見正常だが，舌筋層へ広く浸潤する腫瘍を認める．このように表層粘膜が正常で粘膜下進展を呈する腫瘍はHPV陽性のことが多い．

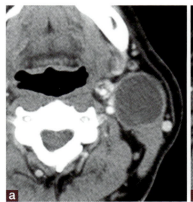
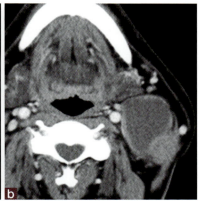

図10-2　頸部嚢胞の造影CT
a：嚢胞性頸部リンパ節転移．舌根の原発巣からHPV-DNAが証明され，p16も陽性であったが，嚢胞性リンパ節転移からの穿刺吸引細胞診では悪性細胞は証明されなかった．b：側頸嚢胞．CT画像からは嚢胞性リンパ節転移との鑑別は困難である．

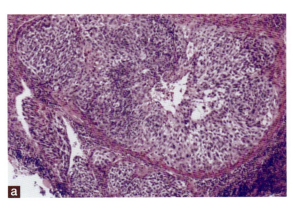
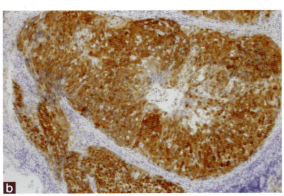

図10-3　HPV陽性癌の病理組織像
a：HE染色．b：p16免疫組織化学．分化度の低い扁平上皮癌がびまん性にp16を発現している．

第10章 腫瘍

IX 下咽頭癌
hypopharyngeal carcinoma

疾患の定義

解剖学的に，いわゆる「咽頭」のうち，舌骨上縁(または喉頭蓋谷底部)から輪状軟骨下縁の高さまでの範囲を「下咽頭」といい，以下の3つの亜部位に細分される(図10-1)．

①咽頭食道接合部(輪状後部)：披裂軟骨と披裂間部の高さから輪状軟骨下縁まで．輪状軟骨外側縁が側方の境界．

②梨状陥凹：披裂喉頭蓋襞から食道上端まで．外側は甲状軟骨の外側縁，内側は披裂喉頭蓋襞の稜線と披裂軟骨・輪状軟骨の外側縁が境界．

③咽頭後壁：舌骨上縁の高さから輪状軟骨の下縁まで．甲状軟骨・輪状軟骨の外側縁が前方の境界．

これらの部位に主座を置く癌が下咽頭癌で，98％は扁平上皮癌であり，他の病理組織型はまれである．

表在癌

近年頭頸部領域の表在癌が多く発見されるようになり，『頭頸部癌取扱い規約第5版』(2012年6月発行)において初めて「咽頭，喉頭では癌細胞の浸潤が上皮下層(SEP)にとどまり，固有筋層(MP)に及んでいないものを表在癌と定義する．リンパ節転移の有無は問わない」と記載された．咽喉頭表在癌と食道表在癌を対比してシェーマに示す(図10-2)．咽喉頭には粘膜下に固有筋層がなく軟骨や舌骨のみ存在する部位があり，取扱い規約の定義に加えシェーマに記載した．なお，食道癌では内視鏡切除術(経口的切除術)の適応を，リンパ節転移のきわめてまれなEP・LPM病変は絶対的適応，リンパ節転移の可能性のあるMM・SM1病変は相対的適応，50％程度のリンパ節転移があるSM2・SM3病変は原則として適応なし，と厳密に規定している．咽喉頭には粘膜筋板がないため食道癌のように細かい深達度分類はなく，所属リンパ節転移は別に加療することが可能で，現状では表在癌すべてが経口的切除術の適応とされている．

疫学(新患数の動向と特徴)

日本頭頸部癌学会による頭頸部悪性腫瘍全国登録(甲状腺癌を除く)の2012年の集計では，年間新患全症例3,899例中，下咽頭癌は778例で頭頸部癌全体の19.9％を占め，口腔癌に次いで2番目に多い．2002年の集計では口腔癌，喉頭癌，下咽頭癌の順であり，この10年で下咽頭癌は増加し，喉頭癌と順位が逆転した．亜部位は梨状陥凹(71.7％)，後壁(12.2％)，輪状後部(9.7％)，分類不能(6.4％)の順，年代は60歳代，70歳代，50歳代，80歳代の順に多く，30歳未満の発症はなかった．男性が91.8％と圧倒的に多いが，輪状後部癌では女性が17.3％と他の亜部位に比べ多い．病期は0期(上皮内癌)4.5％，I期10.8％，II期13.2％，III期12.7％，IV期56.5％(IVA期46.3％，IVB期5.7％，IVC期4.5％)，分類不能2.3％であった．T3以上が48.1％，N+が60.2％(N2以上が48.5％)で，初診時すでに遠隔転移を有する症例も4.5％認めた．遠隔転移例はすべてT2以上のN+症例であった．一方で，Tis(2002年0％→2012年4.4％)やT1(2002年9.3％→2012年14.3％)で初診する症例が増加しており，内視鏡の進歩による早期発見の機会の増加が伺える．同時にN0(2002年25.2％→2012年38.9％)症例も増加している．

一般にルビエールリンパ節(外側咽頭後リンパ節)転移が20％程度あるとされ，後壁癌に多い．発癌には飲酒と喫煙が関与し，特にアセトアルデヒド脱水素酵素活性の弱いアルコール摂取で顔が赤くなる(flush)人がアルコールを継続摂取している場合やアルコール多飲者での発症が多い．重複癌としては食道癌，胃癌や他部位の頭頸部癌が多い．食道癌が重複する確率は25～35％と高い．

症状と所見

のどの違和感(のどの奥のヒリヒリ感)，嚥下時の違和感(食事や飲水がひっかかる感じ)，咽頭痛，嚥下痛などが典型的な症状であるが，のどの症状がなく頸部腫瘤が唯一の症状である場合も1割程度ある．耳への放散痛や血痰は病変の深部浸潤を意味し，局所進行例では嚥下困難，嗄声，呼吸困難感を訴える．上部消化管内視鏡検査時に無症状で発見される表在癌症例も増加している．

診断

下咽頭癌の診断は図10-3のフローチャートに従って行う．まず問診で飲酒や喫煙などの嗜好，食道癌や頭頸部癌の既往を聴取する．アルコール多飲者，アルコールで顔面が紅潮する人，食道癌の既往がある場合は下咽頭癌の存在する確率が高い．

続いて，内視鏡による咽喉頭の観察を行う．表在癌の診断には電子内視鏡が必須である．近接して狭帯域観察(narrow band imaging；NBI)すると表在癌を同定することができる．表在癌は大きな癌の周囲に広がっていることもある(図10-4，173頁)．さらにsniffing positionを取り，Valsalva手技やmodified

IX 下咽頭癌

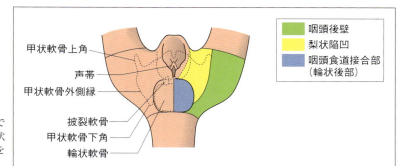

図10-1 下咽頭の亜部位のアトラス
中咽頭・下咽頭・頸部食道の後壁を正中で切断して広げ、後方から見た模式図。甲状軟骨・輪状軟骨・披裂軟骨の輪郭の一部を点線で示した。

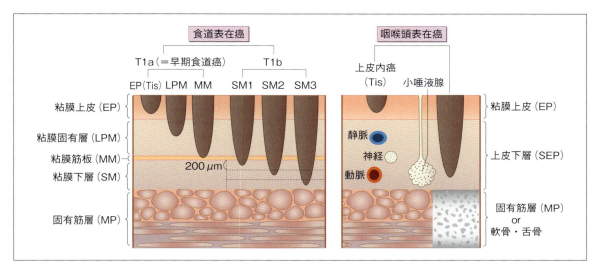

図10-2 食道表在癌、咽喉頭表在癌の深達度分類
下方に伸びる茶色の塗りつぶしの先端が癌腫の深達度を示す。食道・咽喉頭とも、固有筋層に達しない癌を表在癌と定義する。食道には粘膜筋板があり、深達度が粘膜内(粘膜筋板まで)にとどまる病変を早期食道癌と呼び、食道表在癌の中でもさらに深達度の浅い癌として区別している。さらに粘膜下層にとどまる病変をT1bとし、粘膜下層を3等分して、上1/3(200μmまでの浸潤)にとどまる病変をSM1、中1/3にとどまる病変をSM2、下1/3にとどまる病変をSM3と呼ぶ。

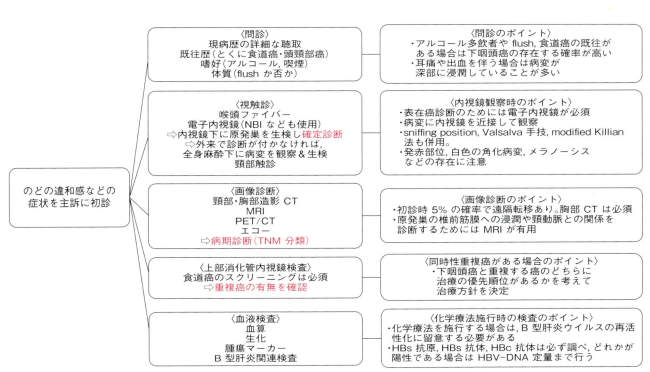

図10-3 下咽頭癌診断のフローチャート

診断

Killian法を併用することによって通常は見えにくい下咽頭深部の観察も可能となり，癌の見逃しが少なくなる（図10-5）．発赤・白色の角化・メラノーシスなどの近傍には癌が存在する確率が高いので，診断の助けとする．下咽頭癌は複数の亜部位に同時に別々に存在することもある．確定診断は外来での原発巣の内視鏡下生検により行うが，難しい場合（下咽頭深部病変など）は全身麻酔下で喉頭直達鏡や弯曲型喉頭鏡により下咽頭を展開して病変の観察や生検を行うこともある．頸部の触診を行い頸部リンパ節転移の概要を把握する．

原発巣・頸部リンパ節転移の詳細な評価や肺転移などの遠隔転移の有無の精査のためには，頸部・胸部造影CTは必須である．周囲組織への浸潤の詳細な評価を行う場合，とくに原発巣の椎前筋膜への浸潤や頸動脈との関係（T4bか否か）を診断するためにはMRIが有用である．これらの画像診断と内視鏡検査によりTNM分類・病期分類を行う（詳細は『頭頸部癌取扱い規約』を参照されたい）．

頭頸部領域の他部位の同時性重複癌の存在にも注意するが，頻度の高い食道や胃の同時性重複癌の有無の診断のため，上部消化管内視鏡検査は必須である．重複する癌と下咽頭癌の病期を比較し，治療の優先順位を考え，下咽頭癌の治療方針を最終決定する．肺以外の遠隔転移の有無の検討や化学放射線療法の治療効果判定のため，PET/CTも適宜行う．

腫瘍マーカーを含む血液検査も適宜行う．化学療法を施行する場合は，B型肝炎ウイルスの再活性化をきたすことがあり，B型肝炎関係の血液検査も必ず行う（『B型肝炎治療ガイドライン』を参照されたい）．

鑑別診断

のどの違和感，嚥下障害などの訴えを有する疾患との鑑別が重要である．主なものとしては，咽喉頭神経症，逆流性食道炎，甲状腺疾患，変形性頸椎症などが挙げられる．

治療

表在癌を含む早期癌に対しては内視鏡切除術・経口的切除術（本書の手術手技③〜⑤，180〜185頁を参照），外切開による喉頭温存・下咽頭部分切除術か（化学）放射線療法のいずれかを個々の症例に応じて選択する．

進行癌に対しては手術±術後放射線療法か化学放射線療法が主体となる．切除術式としては，下咽頭・喉頭全摘出術が進行癌に対する標準的な術式で，切除後には遊離空腸移植による再建術が行われる（図10-6）．近年はvoice prosthesisの導入により，以前は食道発声が困難であった遊離空腸移植後の代用音声獲得も容易になった．外切開による喉頭温存・下咽頭部分切除術は，喉頭麻痺がないことや梨状陥凹尖端に癌の進展がないことなどが条件となり，その適応は限られる．食道の同時性重複癌の状態により，下咽頭・頸部食道切除術や下咽頭・喉頭・食道全摘出術も選択される．頸部郭清術は内深頸領域を中心に行い，喉頭全摘出時は患側の甲状腺を切除し，患側の気管傍リンパ節を郭清する．

化学放射線療法後の救済手術には一般に下咽頭・喉頭全摘出術が行われるが，限局した原発再発の場合には経口的切除術で救済し喉頭温存を試みることもある．ともに創傷治癒遅延が問題となる．

放射線療法は60〜70 Gyの外照射が一般的である．化学療法は放射線療法との同時併用や導入化学療法として用いられ，レジメンとして白金製剤を含む単剤ないし多剤併用療法（TPF療法，FP療法）が行われる．分子標的薬は本邦でも2012年12月にセツキシマブが頭頸部癌に対して保険適用となり，腎機能低下症例の放射線療法や再発・転移癌に対する化学療法に，それぞれ併用して用いられている．

予後

近年の疾患特異的5年生存率はおおむね全体で60％前後，Ⅰ，Ⅱ，Ⅲ，Ⅳ期でそれぞれ80〜95％，70〜90％，60〜80％，40〜60％程度である．全症例の約15％は遠隔転移により死亡する．15〜20％前後は他病死し，粗生存率は疾患特異的生存率より20％程度下がる．再発の約80％が治療後2年以内に生じ，一次治療後も厳重な経過観察が必要である．

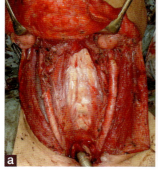
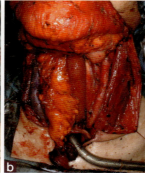
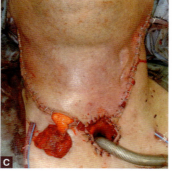

図10-6 下咽頭・喉頭全摘出術
進行癌に対する標準的な術式である下咽頭・喉頭全摘出術および遊離空腸移植による再建術の術中所見を示す．
a：下咽頭・喉頭全摘出後の所見．甲状腺も全摘出されている．
b：遊離空腸移植後の所見．
c：閉創時の所見．永久気管孔の右側に移植した遊離空腸と同じ血管茎を持つモニター腸が移植空腸の血流の監視のために置かれている．不要になったら血管柄を結紮切断して除去する．

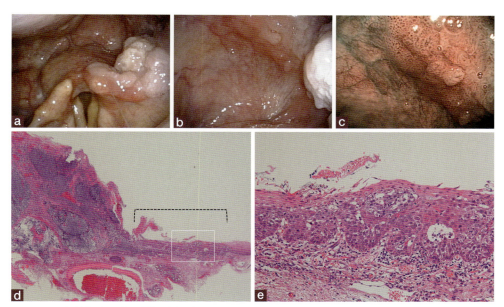

図 10-4　左梨状陥凹癌の電子内視鏡所見と病理所見〔d, e：東京医科歯科大学人体病理学　伊藤崇先生ご提供〕
a：遠方からの Valsalva 手技観察（通常光）．左梨状陥凹に bulky な癌がある．Valsalva 手技により下咽頭深部まで観察できる．
b：近接観察（通常光）．癌は下咽頭左後壁深部にも表在性に進展している（大きな癌の周囲に広がる表在癌）．
c：近接観察（NBI）．NBI 観察で表在癌部分のドット状の異型血管がはっきりと認められ，粘膜下の血管が透見できる正常粘膜と表在癌の境界が明瞭に同定できる．
d, e：Bulky な癌と連続する表在癌の病理所見．d は弱拡大．黒点線は癌の上皮内進展部分（表在癌）．e は上皮内進展部分のうち，d の白四角部の強拡大．

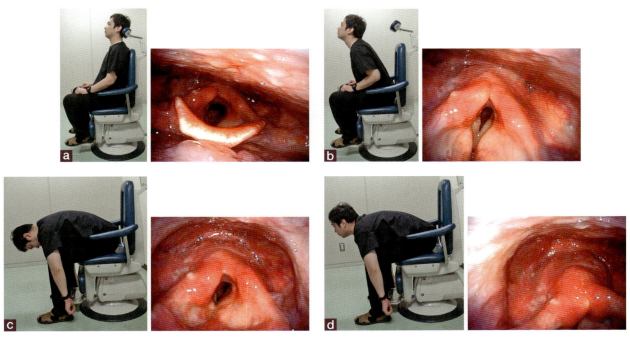

図 10-5　姿勢などによる下咽頭の見え方の違い
背中を丸め，顎を引いて臍を覗きこむようにしながら上体を前傾させる姿勢を modified Killian position といい，この position 下で Valsalva 手技や頸部捻転を行う下咽頭深部観察法を modified Killian 法という〔Sakai, et al：Auris Nasus Larynx 41, 207-210, 2014〕．各姿勢（position）や手技における，右梨状陥凹表在癌患者の内視鏡所見を示す．筆者らの modified Killian position はオリジナルより上体の前傾をかなり強く取っている．図の記号が a → d になるに従い，下咽頭深部が見え易くなるのがわかる．
a：通常の position．右は内視鏡所見．
b：sniffing position（上体の前傾＋下顎挙上）に Valsalva 手技を併用．右梨状陥凹に角化を伴う病変が確認できるが，下咽頭深部は十分には見えない．右は内視鏡所見．
c：modified Killian position．右は内視鏡所見．頸部食道入口部近くまで下咽頭深部が十分に見えている．
d：modified Killian position で下顎を挙上し Valsalva 手技を併用．右は内視鏡所見．c の右写真よりもさらに深く広く，下咽頭深部が見えている．この状態で内視鏡を病変に近接させ，NBI も併用して観察すると，病変の進展の詳細を同定することができる．

X 悪性リンパ腫
malignant lymphoma

疾患の概要

頭頸部領域は悪性リンパ腫の好発部位であり，本邦における非ホジキンリンパ腫全体の約30～40%，節外性リンパ腫では約60～70%を占める．原発部位は，ワルダイエル咽頭輪が60%と最も多く，頸部リンパ節15%，鼻腔10%，唾液腺8%，副鼻腔3%，甲状腺と口蓋がそれぞれ2%程度である．また，頭頸部悪性リンパ腫は早期に発見されることが多く，Ⅰ～Ⅱ期でほぼ70%以上を占める．発生部位によって臨床像や組織型が異なる．悪性リンパ腫における診断のフローチャートを図10-1に示す．鑑別診断として，近年報告が増加しているMTX関連リンパ増殖性疾患がある．本疾患は，主にメトトレキサート内服中の関節リウマチ患者に発生し，節外性病変，EBウイルス(EBV)陽性も半分程度に認める．メトトレキサートの休薬のみで寛解しうるので，化学療法，照射は休薬が無効な症例に行う．治療は発生部位，組織型，病期によって異なり，適切なものを選択する．

■ びまん性大細胞型B細胞リンパ腫 diffuse large B-cell lymphoma

症状と所見

頭頸部(図10-2)ではワルダイエル咽頭輪や頸部リンパ節に原発することが多い．50～60歳代にピークがあり，性差はない．ワルダイエル咽頭輪原発では口蓋扁桃原発が70%と最も多く，咽頭痛や扁桃肥大(図10-2a)による咽頭異常感が70～80%にみられる．頸部リンパ節原発では，頸部腫瘤を主訴とする症例が90%以上を占める．

診断

Bリンパ球の形質を有する，リンパ腫細胞の濾胞性増殖を伴わないびまん性増殖を認める．30～40%にBcl-6とIg遺伝子の相互転座がみられる．

鑑別診断

同じBリンパ球の形質を有する濾胞性リンパ腫，マントル帯リンパ腫，バーキットリンパ腫が鑑別に挙がる．これらはそれぞれ，濾胞性増殖の存在，中心細胞様でときに多形性を伴うこと，星空像(starry sky pattern)の存在から鑑別される．

治療・予後

Ⅰ～Ⅱ期の標準的治療法は，CHOP療法にリツキシマブを加えたR-CHOP療法を3コースまたは6コースの後，放射線照射40 Gyを局所と頸部に追加する．中等度悪性度に分類され，70%以上の寛解率が得られる．

■ 鼻性NK/T細胞リンパ腫 nasal NK/T cell lymphoma

症状と所見

頭頸部では鼻腔に最も多く生じるが，口腔咽頭領域にも生じうる．鼻腔や口腔咽頭に破壊性の壊死性肉芽腫性病変をきたす．主な症状は鼻閉，鼻出血や頰部，鼻部，眼窩などの顔面腫脹であり，口蓋の潰瘍性病変で初発することもある(図10-3)．

診断

リンパ腫細胞の浸潤による壊死を伴い，血管周囲ないし血管破壊性にリンパ腫細胞の浸潤(angiocentric infiltration)を認めることが多い．診断には血清EBV抗体価(VCA-IgG抗体とEA-IgG抗体が高値)や，組織内にEBV遺伝子の1つであるEBERを検出することが有用である(図10-3e)．血清中のEBV-DNA量は，予後判定や治療効果，病勢を反映する指標となる．

鑑別診断

壊死性肉芽腫性病変をきたす疾患として，多発血管炎性肉芽腫症(ウェゲナー肉芽腫症)が鑑別に挙がる．他のリンパ腫としてはB細胞リンパ腫，一部の成人T細胞白血病/リンパ腫が鑑別に挙がる．NK細胞マーカーであるCD56，EBERによるEBVの検出，EBV抗体価が鑑別に有用である．

治療・予後

予後不良であり，標準的治療法は確立されていない．放射線に比較的感受性があるため，放射線照射(50 Gy)を先行，または同時に多剤併用化学療法を行う．多剤耐性遺伝子が高率に発現するため，CHOP療法などの標準的レジメンは無効である．多剤耐性非関連薬剤を主体とする毒性の低いMPVIC-P療法，DeVIC療法なども行われている．肺，皮膚，消化管などの他臓器浸潤や血球貪食症候群が高頻度に出現し，予後が極めて不良である．MPVIC-P療法では，3年生存率が80%以上に改善している．

■ 粘膜関連リンパ組織型低悪性度Bリンパ腫
low-grade B-cell lymphoma of mucosa-associated lymphoid tissue (MALT) type

症状と所見

頭頸部では甲状腺，唾液腺に好発する(図10-4)．その背景に慢性甲状腺炎やシェーグレン症候群などの自己免疫性疾患が存在することが多い．症状としては唾液腺腫脹，前頸部腫脹をきたす．

診断 リンパ腫細胞がびまん性に増殖し，集簇をなして腺上皮に浸潤(lymphoepithelial lesion)する．

鑑別診断 鑑別すべき病変として，中間悪性度群のマントル細胞型リンパ腫がある．マントル細胞型リンパ腫とはCD5陽性，アルカリホスファターゼ陰性，cyclin D1陽性の点で鑑別される．

治療・予後 低悪性度群に分類され，Ⅰ，Ⅱ期の限局病変に対しては外科的切除か30〜35 Gyの放射線照射が適応となる．初回治療後，70％以上の症例で完全寛解し，5年生存率も90％程度と予後は良好である．びまん性大細胞型へ形質転換する例もあり，再発例では再生検を行う必要がある．

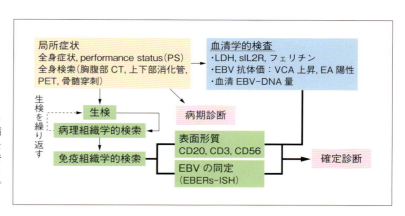

図10-1 悪性リンパ腫診断のフローチャート
確定診断は生検での組織診断による．HE染色のみならず，免疫染色によって細胞型を決定する．壊死の強い病変では，生検を繰り返し行わなければ確定診断に至らないこともある．病期診断には胸腹部のCT，PET，消化管内視鏡および骨髄穿刺が必要である．病勢診断のパラメータとしては血清LDH値，血清可溶性IL-2レセプター，フェリチン，血清EBV-DNA量などが有用である．

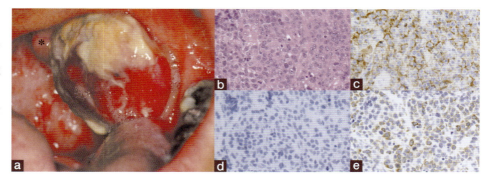

図10-2 左口蓋扁桃原発びまん性大細胞型Bリンパ腫
a：口腔所見．一側性の扁桃肥大を認め，口蓋垂(*)が対側へ偏位している．
b：HE染色．大型異型リンパ球のびまん性増殖像を認める．
c：CD20染色，陽性．
d：CD3染色，陰性．
e：Bcl-6染色，陽性．

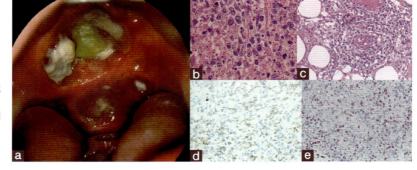

図10-3 口蓋原発鼻性NK/T細胞リンパ腫
a：口腔所見．硬口蓋正中から右寄りに壊死を伴う潰瘍性病変を認める．
b：HE染色．大小不同で多形性に富む腫瘍細胞を認める．
c：HE染色．血管の細網線維の増生と血管壁内浸潤像(angiocentric infiltration)．
d：CD56染色，陽性．
e：EBERs-ISH，陽性．

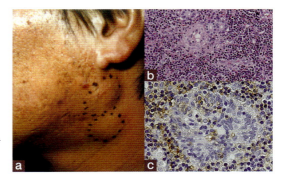

図10-4 耳下腺原発MALTリンパ腫
a：頸部所見．耳下部から右側頸部にかけて腫瘤を認める．
b：HE染色．やや大型の異型リンパ球を認め，唾液腺上皮に浸潤，破壊し，lymphoepithelial lesionを形成する．
c：CD20染色．唾液腺へ浸潤する細胞はCD20陽性である．

XI 口腔癌におけるセンチネルリンパ節生検

第10章 腫瘍

センチネルリンパ節(sentinel lymph node；SN)とは，腫瘍から直接リンパ流を受けるリンパ節である．SNには腫瘍からの微小転移が最初に生ずると考えられる．SNを詳細に調べ，転移がなければその他のリンパ節にも転移は生じていないと判断する(図10-1)．

適応症例とその意義

本邦ではすでに乳癌および皮膚メラノーマにおいて保険収載がなされており，実臨床で効果を発揮している．

頭頸部領域では口腔癌cT1-2N0がよい適応である．これらの症例では潜在的リンパ節転移すなわち従来の画像検査では診断し得ないリンパ節転移が約10～20％存在するといわれている．SN生検は標的リンパ節として診断上，最も重要なリンパ節を多切片で詳細に検討し，微小転移を含めた潜在的リンパ節転移を診断することができる．

センチネルリンパ節生検の実際

SNの同定にはトレーサーを原発腫瘍周囲に投与し，ある一定時間後にトレーサーの集積したSNを視認，あるいはRI活性を測定することにより同定している．色素法とRI法があるが，現在より確実とされているのはRI法である．

術前日にあらかじめ放射線管理区域内にてトレーサーを腫瘍の周りに注射し(図10-2)，その後リンパシンチグラフィーおよびSPECT/CTでSNのマッピングを行う(図10-3)．これを参考に術中はガンマプローブを用いてSNを同定する(図10-4)．口腔癌では通常2～4個同定されることが多い．摘出したSNは2mm間隔の多切片標本を作製し，術中迅速診断で転移の有無を判定する(図10-5)．この手法にて微小転移を含めた術中診断の正診率は95％である．転移陽性なら頸部郭清を一期的に施行し，陰性ならリンパ節生検に留め手術を終了する．郭清の範囲は施設によって異なるが，オトガイ・顎下および深頸部郭清術を行うことが多い．なお，欧米での主流はstep serial section(連続切片)による手法である．150μm間隔の切片での評価が多く，病理切片の数は必然的に多くなる．その結果，迅速診断での対応は困難であり，頸部郭清術は二期的に行うこととなる．

安全性

SN生検に当たり，問題となるのはSN偽陰性例である(図10-6)．これには技術的な問題と，個々の症例による腫瘍学的な要因を考慮する必要がある．技術的な問題としては，トレーサーの選択，その投与法やタイミング，術中のSN同定手技や微小転移診断の精度などが挙げられる．これら技術的な問題が解決されたとしても，しばしば腫瘍の生物学的特性が偽陰性の原因となる可能性がある．

ヨーロッパを中心としたこれまでの成績では偽陰性率5～10％であり，臨床応用に際し安全性の高い手技であることが示されてきた．本邦でも同様の安全性が実証されている．

予後との相関

愛知県がんセンターの報告では，5年生存率はSN陰性群で90％と予後良好であるが，陽性群では70％程度に低下する．

今後の展望

このようにSN生検法は早期口腔癌の頸部管理において標準治療となる可能性がある．現在多施設共同第III試験が行われており，その結果が待たれる．

XI 口腔癌におけるセンチネルリンパ節生検　177

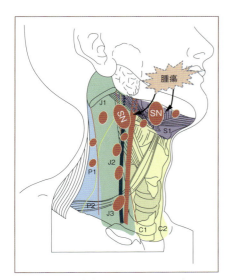

図 10-1　口腔癌におけるセンチネルリンパ節の概念
センチネルリンパ節には腫瘍から直接リンパ流を受け微小転移が生じる．その後に他のリンパ節にも転移が生じると考えられる．

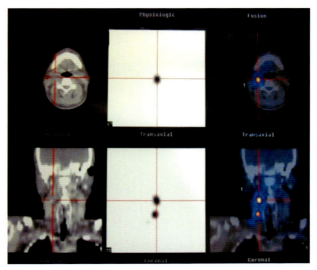

図 10-3　舌癌症例におけるセンチネルリンパ節の同定
リンパシンチグラフィーおよび SPECT/CT．

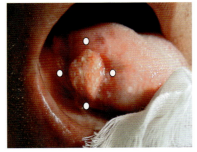

図 10-2　トレーサーの注射
術前日に放射線管理区域にて腫瘍周囲の粘膜下 4 か所（白点）にトレーサーを注射する．

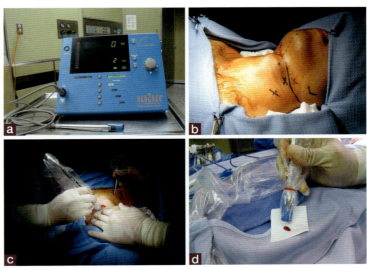

図 10-4　ガンマプローブによるセンチネルリンパ節の同定
a：ガンマプローブとガンマカウンター．
b：術前にリンパシンチグラフィーと SPECT/CT を参考にセンチネルリンパ節を皮膚の上から同定する．
c：頸部切開を行い，センチネルリンパ節を摘出する．
d：センチネルリンパ節の RI カウントを行い，迅速病理診断へ提出する．

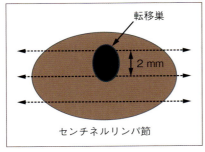

図 10-5　2 mm 間隔の多切片標本による術中迅速診断

図 10-6　偽陰性症例
センチネルリンパ節は陰性にもかかわらず，非センチネルリンパ節に転移を認める．これは頸部後発転移につながる．

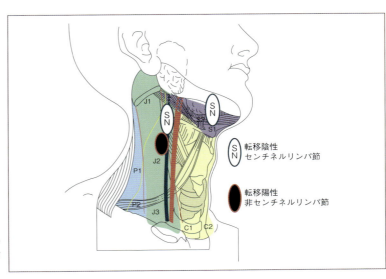

手術手技 2

口腔・中咽頭の機能的再建外科

　口腔・中咽頭は嚥下，構音機能を担うため，切除後の再建が患者のQOLを左右する．近年，遊離組織移植の技術は皮弁の生着率の向上のみならず，皮弁の選択やデザイン，縫い付け方が工夫され，よりよい術後機能が得られるようになった．ここではその要点について述べる．

舌癌
　舌半切除までの再建では，残存舌の運動を障害しないように皮弁（多くは前外側大腿皮弁や前腕皮弁）を用いれば，社会生活に問題のない術後機能が得られる．舌亜全摘以上になると皮弁形態で機能に差が出る．舌癌の多くが舌縁に発生するため，舌亜全摘では図1aのような切除範囲となることが多い．再建では皮弁にボリュームをもたせた隆起型にすることが，術後のよい嚥下，構音機能につながる（図1b）．患者の体格にもよるが，多くは腹直筋皮弁が用いられる．口腔内の皮弁が平坦型や陥凹型になると嚥下機能は悪化する（図2a）．実臨床では，痩せた患者では十分なボリュームの皮弁が得られないこともある．その際は歯科補綴装置にて口蓋に厚みをもたせ，口蓋と舌の接触をはかり，嚥下，構音機能を改善することができる（図2b，c）．

下歯肉癌
　下顎区域切除後では，硬性再建を行ったほうが残存歯による咀嚼機能や審美面で優れている．術前CTから作製した実物大臓器立体モデル（2008年から保険収載）を用いるとチタンプレートや移植骨のデザインが行いやすい．術前日までに下顎骨モデルを作製し，術者が下顎の予定切断ラインを書き込む．さらにその切除範囲に合わせてチタンプレートの弯曲を調整し，下顎骨モデルとともに滅菌しておく（図3a）．手術当日に清潔野で，骨欠損とチタンプレートの弯曲に合わせたゴム製のラバースティックを作製する（図3b，c）．デザインされたゴム製のラバースティックに合わせて腓骨の骨切りを行う（図3d）．これにより正常に近い下顎のカーブを移植骨で簡便に作ることができる．腓骨皮弁が用いられることが多い．図4は移植された腓骨と術後の顔貌と術後パノラマ画像である（術後5年）．

中咽頭側壁癌
　以前は機能的再建が難しい部位とされてきたが，現在では図5aまでの切除範囲（口蓋垂までの切除＋後壁1/3程度までの欠損）であれば，再建により問題のない構音，嚥下機能が得られる．その要点は，欠損部周囲の残存粘膜をなるべく縫縮して欠損を小さくし，欠損サイズに合った皮弁を入れる．縫縮は図5bのように，まず舌根の切除断端と咽頭後壁の断端を縫合する（いわゆる縫い上げ）．そして軟口蓋側は咽頭後壁側の咽頭筋粘膜弁と軟口蓋断端の上咽頭側を縫合する（Gehanno法）．このようにして欠損部と口峡部をなるべく狭くしておいて，その欠損部に合わせた筋皮弁で再建する．サイズ的に大腿皮弁を用いることが多い（図6）．舌亜全摘後と同じように考えてボリュームのある皮弁を充填すると，知覚のない範囲が増し，気道が狭くなり，嚥下，構音障害や気道の狭窄につながる．

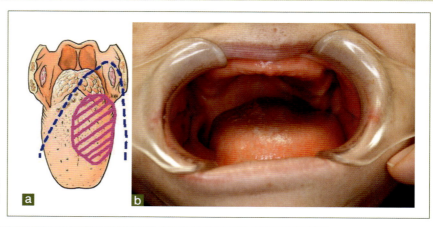

図1　舌亜全摘の再建
a：舌亜全摘に多い切除範囲．
b：aの切除範囲を腹直筋皮弁で隆起型に再建され，良好な嚥下，構音機能の症例（術後2年）．

図2　舌全摘の再建

a：舌全摘，腹直筋皮弁移植後2年．平坦型の皮弁となっており，嚥下機能不良である．
b, c：歯科補綴装置により嚥下，構音機能は改善している．

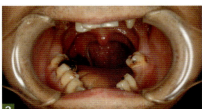
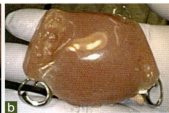
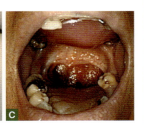

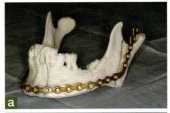
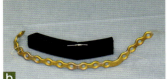
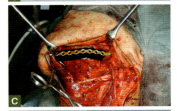
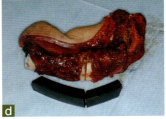

図3　下顎区域切除後の再建

a：術前の患者CT画像からの実物大立体下顎モデルとそれに合わせたチタンプレート．
b, c, d：チタンプレートの弯曲と下顎骨欠損に合わせたラバースティックを用いた腓骨の骨切り．

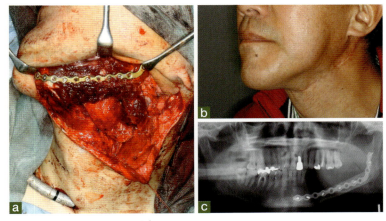

図4　腓骨皮弁を用いた再建

下顎欠損部への腓骨移植（a）．術後5年の顔貌（b）とパノラマ画像（c）．

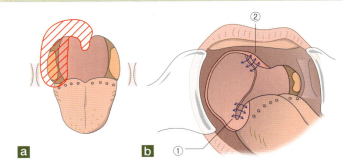

図5　中咽頭側壁の切除

a：問題のない構音，嚥下機能がえられる中咽頭側壁の切除範囲（口蓋垂までの切除＋後壁1/3程度までの欠損）．
b：中咽頭側壁切除後の欠損部の縫縮法．①舌根側の縫い上げと②軟口蓋側のGehanno法による縫縮．

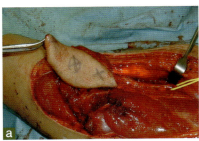
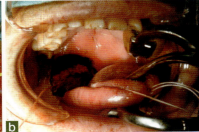
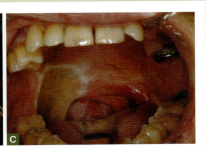

図6　大腿皮弁を用いた再建

右中咽頭側壁癌切除後の縫縮した咽頭欠損部に大腿皮弁（a）を移植している（b）．cは術後2年の咽頭写真．

手術手技3

ELPS
endoscopic laryngo-pharyngeal surgery

　narrow band imaging(NBI)を代表とする内視鏡診断技術や拡大内視鏡の発達により，癌に特徴的な上皮乳頭内血管(intra-epithelial papillary capillary loop；IPCL)などの微細な変化を検出できるようになり，従来の内視鏡では診断しえなかった表在癌の早期診断が可能になった．こうした表在癌の早期診断は，当初はより大口径で鮮明な画像の得られる内視鏡を使える消化管領域で行われていたが，その後咽喉頭領域にも応用され，多くの咽喉頭表在癌が発見されるようになってきた．

　消化器内科医が主体となって診断されるようになったこともあり，当初は咽喉頭表在癌に対しても消化器領域で用いられている内視鏡的粘膜切除術(EMR)や内視鏡的粘膜下層剥離術(ESD)が消化器内科医により行われていたが，その後，佐藤，大森らにより耳鼻咽喉科医が主体的に切除を行うELPS(endoscopic laryngo-pharyngeal surgery)が開発され，咽喉頭癌に対する経口的切除術の1つとして普及してきている．

コンセプト

　基本コンセプトは表在性病変を粘膜下に切除するというものである．手術手技は切開範囲のマーキング，上皮下注射，剥離・切除からなる．上皮下注射をすることで，反回神経，上喉頭神経内枝，内喉頭筋のみならず，内喉頭筋の筋膜も温存することができ，術後の瘢痕拘縮による嚥下機能低下や声帯運動障害を最小限に抑えることができる．ESDとELPSの相違点は，前者は消化器内科医が上部消化管内視鏡の処置用チャネルを通して治療を行い，耳鼻咽喉科医はその補助を行うのに対し，後者は耳鼻咽喉科医が経口的に挿入した2本の鉗子を用いてほとんどあるいはすべての手術操作を行い，消化器内科医は消化器内視鏡を用いて"カメラ係"を行う，という点にある(図1)．

適応

　中咽頭癌，下咽頭癌ならびに声門上癌の一部である．絶対適応は上皮内癌および軽度の上皮下浸潤を伴う浸潤癌であるが，近年では筋層に浸潤する浸潤癌や放射線治療後のサルベージ例にも拡大している．食道入口部に病変が進展している場合も適応となるが，病変が全周の半分以上に及ぶ場合は嚥下障害のリスクが高いため禁忌である．挿管チューブが術野の妨げになるため，声門上癌の適応は一部に限られる．

手術手技

　全身麻酔導入後に彎曲型喉頭鏡を挿入して術野を展開し，消化器内科医が上部消化管拡大内視鏡を挿入して咽喉頭腔を明視下に置く．基本的には経口挿管で手術を行うが，舌根癌の場合は経鼻挿管のほうがよい．

　彎曲型喉頭鏡の特徴は術野の展開が良好なことにあり，上部消化管内視鏡によって中咽頭から食道入口部までを一度に明視下に置くことができる(図2)．手術操作は耳鼻咽喉科医が片手に針状電気メス，もう片手に彎曲型喉頭鉗子を把持して行う(図3)．NBIで病変の進展範囲を確認した後，0.75％ルゴール液を噴霧して病変範囲を再確認する．ルゴール液噴霧に先立って，咽喉頭粘膜をよく洗浄して粘液を落としておく．経口的に挿入した針状電気メスにより切除範囲のマーキングを施行する(図4)．上皮下注射の後にマーキング部の外側を針状電気メスにより切開する．上皮下注射は一度にすべての部位には行わず，尾側から少しずつ注射しては切開を繰り返すのが，術野を確保するポイントである．切除マージンは2〜3 mmでも十分であるが，焼灼により病理断端が不明になることを避けるため，約5 mmとしている．彎曲型喉頭鉗子で病変を牽引しつつ針状電気メスで病変を剥離していく(図5，6)．表在癌の場合は上皮下注射により病変が浮かび上がるため，注入液が貯留しているスペースを切除していけば十分なマージンを確保できる．筋層浸潤がある場合は筋層を合併切除する．

経口的手術におけるELPSの特徴

　上部消化管拡大内視鏡による非常に高解像度の術中画像を得られること，内視鏡の処置用チャネルを通じて出血部位を洗い流して同定するウォータージェットなどの機能を併用できること，頸部食道に進展する病変に対してもESDを併用して対処できること，が挙げられる．

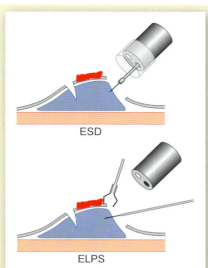

図1　ESDとELPSのコンセプト
赤：病変，青色：上皮下注入部，橙色：筋層．

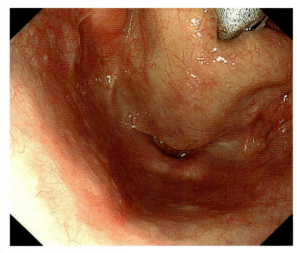

図2　ELPS時の術野
食道入口部に至るまで中・下咽頭が一望できる．

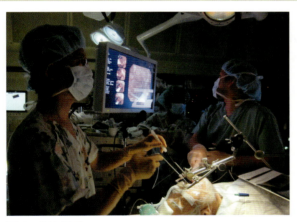

図3　術中風景
耳鼻咽喉科医が2本のデバイスを経口的に挿入し，切除操作を行う．

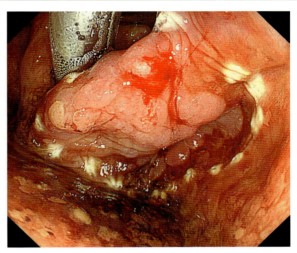

図4　右梨状陥凹癌のマーキング
ルゴール染色により病変の進展範囲を再確認し，病変周囲を針状電気メスによりマーキングした．

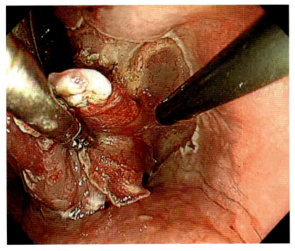

図5　右梨状陥凹癌の切除
弯曲型喉頭鉗子（左）により病変を牽引し，針状電気メスにより深部の剝離を進めている．

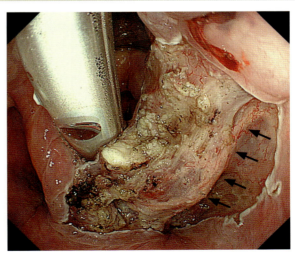

図6　切除後の創部
上喉頭神経内枝（矢印）は温存されている．

手術手技 4

TOVS
transoral videolaryngoscopic surgery

　従来の喉頭機能温存手術は，気管切開および頸部外切開のうえ，内腔に入って部分切除を行い，場合により再建手術を伴うものが一般的であり，侵襲が大きく術後機能も満足するものとは言えない．筆者の施設では独自に拡張型直達咽喉頭鏡，硬性内視鏡，腹腔鏡手術鉗子などを組み合せた手術環境として経口的咽喉頭部分切除術（transoral videolaryngoscopic surgery；TOVS）を開発し，気管切開および頸部外切開を行うことなく，経口的に咽喉頭癌の切除を行ってきた．

手術環境

　経口挿管のまま，FK リトラクター（Olympus 社）（図 1a）や Weerda 型喉頭鏡（Karl Storz 社）（図 1b）を用いて術野展開を行う．その後に High Definition カメラシステムに接続した Weerda 型喉頭鏡（図 1b）や先端弯曲型ビデオスコープ（Olympus 社）（図 1c）で咽喉頭の全体の視野を得る．切開，凝固止血には径 3 mm の細径腹腔鏡手術鉗子（Karl Storz 社）を用い，通常の電気メスユニットに接続して使用している．鉗子の先端は剥離鉗子型（図 2a），剪刀型（図 2b）があり，電気メスはフック型（先端径 0.8 mm）（図 2c），針型（先端径 0.2 mm）（図 2d）があるが，とくに針型は先端が細いのでシャープな粘膜切開が可能である．出血のコントロールには，吸引しながら凝固止血ができるサクションコアギュレーター（図 2e）により良好な止血効果を得ることができるが，それでも止血困難なときは止血用クリップ（図 2f）を用いる．また持針器（図 2g）とノットプッシャー（図 2h）を用いれば，縫合手技を行うことも可能である．

　これらの器具は喉頭直達鏡下の手術に慣れた耳鼻咽喉科医にとっても習熟しやすいもので，両手で鉗子を操作することにより，適切なカウンタートラクションをかけて筋層，軟骨膜などのレイヤーに沿った切開，剥離が可能である．手術中はモニターの映像を見ながら両手操作を行い（図 3），腫瘍を一塊に切除する．術後は即時抜管を行い，気管切開は原則として行わない．

適応

　TOVS の適応は中下咽頭癌，声門上癌で Tis, T1, T2 一部の T3 病変および（化学）放射線治療後の rT1，一部の rT2 病変が含まれる．扁平上皮癌以外の癌腫や肉腫にも応用可能である．リンパ節転移陽性症例については，切除可能であれば N3 病変までを適応としている．適応外とする基準は①舌骨，甲状軟骨，輪状軟骨の浸潤があるもの，②食道入口部 1/2 周以上の病変，③開口制限など視野展開不良例である．

　頸部郭清術は TOVS と同日または 2〜3 週間後に行う．術後（化学）放射線治療は，未照射例で断端陽性で再切除不能な例，節外浸潤，N2b 以上の場合に全頸部に対し施行している．

症例

　70 歳男性，左梨状陥凹扁平上皮癌 T2N0M0 症例．術前喉頭内視鏡（図 4a）および術中所見（図 4b）で，腫瘍は左梨状陥凹を中心に左披裂部にも浸潤していた（矢頭）（★は左披裂部）．左梨状陥凹外側から内側粘膜を切除後，披裂間部正中で離断し（図 4c），その後輪状軟骨上縁に沿って切除を進め，輪状披裂関節を開放して，披裂軟骨（★）も全摘した．切除後の所見（図 4d）では，露出した輪状軟骨上縁（矢頭），甲状軟骨（★），甲状軟骨外側縁（点線）が確認できる．左梨状陥凹粘膜と左披裂軟骨が一塊切除された摘出標本（図 4e）において，切除断端は陰性であった．術後に一過性の嚥下障害を生じたが，嚥下訓練にて次第に改善し，約 3 か月後に常食摂取可能となった．術後の内視鏡所見（図 4f）では，切除された左梨状陥凹と左披裂軟骨切除部は瘢痕組織で充填治癒し，左梨状陥凹は狭くなったが，食塊は健側の梨状陥凹を通過し，嚥下機能は正常化した．

成績

　2004 年 9 月から 2015 年までに下咽頭・声門上癌，中咽頭癌に対し TOVS を計 112 例に施行しているが，1 年以上経過観察例において，下咽頭・声門上癌，中咽頭癌の治療成績はそれぞれ 5 年粗生存率は 79％および 84％，5 年疾患特異的生存率は 92％および 94％，喉頭温存率は 91％および 100％であった．

　術後嚥下機能は Functional Outcome Swallowing Scale（FOSS）を用いて，摂食が安定した時点で評価を行った．FOSS は嚥下障害の状態を 6 段階に分けたものであり，0〜2 は臨床上ほぼ問題ないとされる．嚥下障害があると判断される FOSS 3 以上は 7 例（6.7％）のみであった．

手術手技 4　183

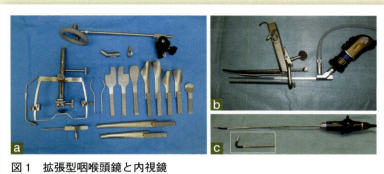

図1　拡張型咽喉頭鏡と内視鏡

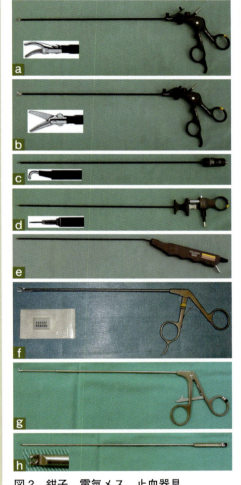

図2　鉗子，電気メス，止血器具

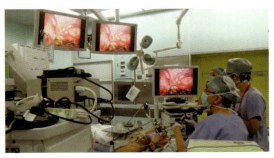

図3　TOVSの外景

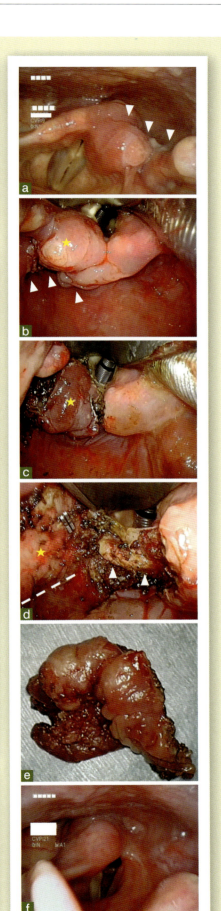

図4　症例

手術手技5

経口的ロボット支援手術
transoral robotic surgery (TORS)

手術の概念
　手術支援ロボットを用いた経口的悪性腫瘍手術である．中咽頭癌，声門上癌，下咽頭癌に対しての有用性が示されている．海外では 2009 年米国 FDA(Food and Drug Administration)で承認されたことにより世界中で広まってきているが，日本では未承認であり，臨床研究段階である．ロボット機器を使用するためにはライセンスが必要である．

da Vinci surgical system
　現在使用できる手術支援ロボット機器は Intuitive 社製の da Vinci® surgical system(以下，da Vinci)(図1)である．da Vinci は surgeon console, patient cart, monitor から構成される．patient cart には 3D 内視鏡と 3 本の EndoWrist®(図2)を装着することができる．術野の狭い TORS では使用する EndoWrist は 2 本である．内視鏡から得た映像は console のモニターに送られ，3D 画像となる．0°, 30°の内視鏡があるが，いずれの内視鏡を使用していても直観的に操作ができるように処理されている．console にあるマニュピレーターを操作することにより EndoWrist が動く．EndoWrist は手・手首の動きを再現するために 7 自由度をもっている．マニュピレーターの操作は 1/2, 1/3, 1/5 の縮尺で EndoWrist に反映されるため，微細な操作が可能となる．助手らが手術を補助し，ロボットの 3 本の手と合わせて 5 hands surgery が可能となる．

適応・非適応
　経口切除可能な症例が適応となる．ロボット手術の利点が最大限に生かせる症例は通常の内視鏡手術では操作困難な腹側の癌，つまり中咽頭前壁癌，声門上癌である．ロボット支援機器が円滑に作動するために十分開口できることが重要である．開口障害がある症例は術野の展開が難しく適応外である．
　中咽頭側壁癌では T1/2 症例，一部の T3 症例が適応になる．茎突舌筋・茎突咽頭筋が切除限界となるため，副咽頭へ浸潤する腫瘍は適応外となる．中咽頭前壁癌では T1/2，一部 T3 症例が適応になる．ただし，両側にまたがる症例は一側が表在に留まるもののみが適応となる．喉頭蓋谷に深く浸潤している場合も術後の嚥下機能の観点から非適応と考えている．
　声門上癌は喉頭水平半切と同様 petiole までが前方切除の限界となるが，後方は片側の披裂軟骨の合併切除は可能である．一般的には T1/2，表在性に進展している T3 が適応となる．舌骨，甲状軟骨の骨膜までが切除の限界である．
　下咽頭癌は T1/2 および表在性の T3 病変である．基本的には深部浸潤がなければ切除可能であるが，甲状軟骨下の外側を深く切除すると咽頭孔となるため注意が必要である．
　全周の 2/3 以上に病変が存在する場合は術後の嚥下障害が問題となるため非適応である．

方法
　中咽頭前壁癌切除を例に説明する．全身麻酔下に手術を行う．舌を牽引するための牽引糸をかける．舌を適度に牽引しながら，FKWO リトラクターを使用し術野を展開する．patient cart をロールイン(セッティング)する．30°の内視鏡を中央に配置し，左右に 5 mm の鉗子を装着する．鉗子はメリーランド鉗子，モノポーラスパチュラが一般的である．筆者は縫合が必要なときにはメリーランド鉗子をニードルドライバーに変更している．
　消化器内視鏡で病変を確認し，ルゴール染色で病変範囲を同定する(図3)．切除マージンを 5 mm とり切除を行う．切除は前方の 5 mm ほどの水平切除から行う(図4)．次いで正中部の垂直切開を行う．垂直切開は舌骨を目標に切除する．このとき助手が舌骨を適宜押すと，舌骨の位置を確認しやすい．外側の切除は正中の切除の深さを参考に行う．次いで前方の切除を正中側より外側に向かって切除していく．この際，舌動脈の舌背枝に注意をする．舌背枝を確認後，クリッピングする．切除を外側の切開ラインまでつなげると腫瘍は摘出される(図5)．後方のラインはあらかじめマーキングできれば切除前に行っておくことが望ましいが，視野が取りにくい場合は正中から外側に向かう際に後方マージンを確認しつつ切除する．切除後は欠損部に PGA シートをフィブリン糊で固定する．

術後注意点

舌を牽引してリトラクターをかけると，術後舌の浮腫が著明になる．リトラクターは適宜ゆるめることが浮腫軽減に役立つが，浮腫が懸念されるケースでは気管切開をするほうが安全である．舌背動脈からの出血コントロールがつかない場合は速やかに外切開に切り替える．術後舌背動脈から出血した場合，経口的な出血点の確認は困難を極めるため，外切開をためらってはならない．

他のロボット支援手術

経腋窩法甲状腺手術，頸部郭清術，血管吻合術，睡眠時無呼吸症候群に対する舌根切除，副咽頭間隙腫瘍摘出術，喉頭全摘出術などがある．

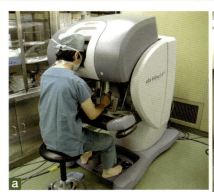
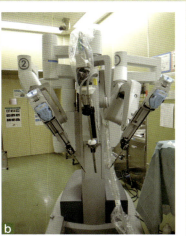

図1　da Vinci surgical system
a：surgeon console
b：patient cart

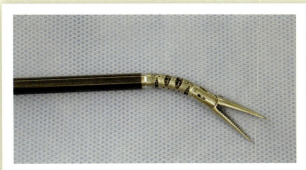

図2　5 mm EndoWrist
メリーランド鉗子

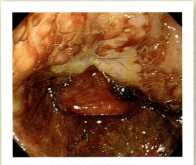

図3　消化器内視鏡所見
腫瘍に一致したルゴール不染域を示す．

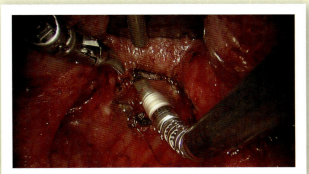

図4　舌根部前方の切除

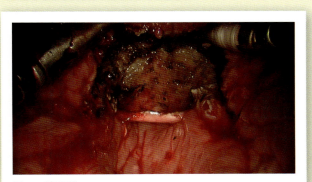

図5　摘出後

第11章　その他の疾患，周辺疾患

I　唇裂，口蓋裂
cleft lip and palate

疾患の定義

口唇・口蓋裂は，上唇(うわくちびる)と口蓋(口腔の天井あるいは鼻腔の床)に裂(裂け目)がある先天異常である．口唇裂と口蓋裂は併記されることが多いが，両者は発生過程が異なり，同時に発生することもあるが，単独で発生することもある．先天異常のなかでも最も多い発生頻度の高い外表奇形の1つで，発生頻度は日本では600出生に1例程度，白人では1,000出生に1例程度とされる．

発生学的に，顔面は前頭鼻隆起と第1鰓弓からなる．上顎，下顎隆起はともに第1鰓弓由来である．口唇裂は，第7〜10週にかけておこる内鼻隆起と上顎隆起の癒合が不完全な場合に生じる．

口蓋の前方を形成する一次口蓋は，両側の内側鼻隆起が正中で癒合して第7週までに完成し，口の後方を形成する二次口蓋は外側口蓋突起が柵状に内側に成長し癒合する．上方では鼻中隔とも癒合し，第10〜12週で口蓋が完成する．口蓋裂は両側の外側口蓋突起同士の癒合や外側口蓋突起と鼻中隔との癒合が不完全な場合に生じる．なお，口蓋の閉鎖は前方から後方に向かって進む．硬口蓋より後方の癒合不全は軟硬口蓋裂，硬口蓋後端より後方の軟口蓋のみの癒合不全は軟口蓋裂となる．

顎裂は口唇と口蓋の間にある上顎歯槽弓に裂を伴っている場合であり，口唇口蓋裂に伴うことが多い．

口唇口蓋裂は明らかな遺伝的要因を有する場合と，明らかでない場合がある．単一遺伝子による口唇口蓋裂も存在し，この場合は，一定の割合で遺伝する．環境要因も存在し，喫煙が影響することもわかっている．大半の例は遺伝と環境要因の双方が影響する多因子遺伝と考えてよいとされる．

症状と所見

唇(顎)裂(図11-1)では審美的障害，哺乳，摂食障害，発音障害，構音障害が主たる症状となる．口蓋裂では，嚥下障害，鼻咽腔閉鎖機能障害，構音障害，耳管機能障害が主たる症状となる．唇顎裂と口蓋裂の合併例では前述の症状が総じて出現する．飲食物の鼻腔への逆流，誤嚥，長期にわたる滲出性中耳炎，開鼻声などの発音の異常，審美的な悩みは家族や本人も含め大きな心理的負担となる(図11-2)．

診断

外表奇形のため，唇裂は出生時に判明する．口蓋裂は，口腔内の吸引をする際，口腔内を観察して判明したり，口腔内の分泌物やミルクが外鼻孔から溢れることで判明する．口蓋垂裂のみの場合や粘膜下口蓋裂などは，嚥下や構音に異常をきたしてから発見される場合があり，診断が遅れることが多い．口唇裂と口蓋裂の裂型分類を表11-1に示す．実際には唇顎裂と口蓋裂の合併が多くみられる．

近年は胎児診断が進んでおり，3次元超音波装置を用い，「両親や家族にお腹の赤ちゃんの顔を見せる」ことを目的として産科1次医療機関に超音波装置が多く導入されている．ただ，一般的な産科の1次超音波スクリーニング検査では胎児顔面スクリーニングは必須ではない．妊婦に予期せぬ顔面異常が呈示される前に，あらかじめ超音波で顔面の観察を行うことが勧められる．

鑑別診断

唇裂・口蓋裂は外表奇形のため，診断は容易である．粘膜下口蓋裂は軟口蓋麻痺と鑑別を要する．

治療

形態異常は主として形成外科が，他の機能異常は言語聴覚士など多くの医療職種がかかわる(図11-2)．中耳炎は耳鼻咽喉科にて，歯列は矯正歯科にて管理を行う．図11-3に標準的な治療スケジュールを示す．

唇顎裂

手術は3か月ごろから，また顎裂が合併しているときは，生後6か月頃，顎裂に特殊な粘骨膜弁による閉鎖手術を行う．両側唇裂は，片側唇裂と比較し未解決のことが多く，中間唇の低形成や鼻柱がない場合などでは複数回の手術を要する場合が多い．

口蓋裂

唇裂と比較すると，口蓋形成術はさまざまな術式が行われており，健常児と全く同等な顎発達(上顎骨の成長と発達)と言語構音成績を獲得する術式は存在しないとされる．従来のpush back法や粘膜弁法は口腔内に粘膜で覆われていない部分が面状の瘢痕となり，顎発達を抑制するとされる．2段階法(1回目の手術で軟口蓋を閉鎖し，数年後の手術で硬口蓋を形成する方法)は良好な言語成績を獲得できないとされる．

鼻咽腔閉鎖機能不全症

鼻咽腔閉鎖に関連する主な筋肉は，口蓋帆挙筋，口蓋咽頭筋，上咽頭収縮筋である．先天性粘膜下口蓋裂の他に，口蓋裂手術後の鼻咽腔閉鎖不全などがある．

滲出性中耳炎

滲出性中耳炎に罹患しやすく，10歳以降も難治な例がある．口蓋裂の手術の際に鼓膜チューブ留置を行

治療

うなど，耳鼻咽喉科の管理が欠かせない．なかには癒着性中耳炎，慢性中耳炎，真珠腫性中耳炎など耳科手術や長期にわたる管理が必要となる場合がある．

哺乳指導

口唇口蓋裂児には吸啜不良のため哺乳量が少ない，哺乳に時間がかかる，鼻からの溢乳，むせる，空気嚥下が多いなどの問題点がある．直接授乳の指導，ビン哺乳，Hotz床装着，専用乳首などの指導を行う．

言語指導

唇顎口蓋裂，軟硬口蓋裂，粘膜下口蓋裂，鼻咽腔閉鎖機能不全症が対象となる．言語障害は開鼻声，構音障害と言語発達の遅れで，言語聴覚士が言語構音の評価や指導に当たる．構音障害は呼気鼻漏出による子音の歪み，声門破裂音，鼻咽腔構音，口蓋化構音，側音化構音，咽喉頭破裂音，咽喉頭摩擦音，咽喉頭破擦音などが構音訓練の対象となる．また，滲出性中耳炎による軽度難聴が半年以上続く場合には，言語発達や難聴による構音の歪を伴ってくることを考慮する．口唇口蓋裂には症候群としての合併の場合もあり，言語発達遅滞を伴うことがある．言語発達についての評価や対応が必要となる．

予後

発育，成長

口唇口蓋裂のみの場合は，哺乳障害による成長への影響を小児内科で経過観察，助産師・看護師・保健師による哺乳指導などを行う．症候群としての口唇口蓋裂合併例では，他疾患の専門的治療とともに，小児内科により全身的な管理と成長発達に対する経過観察を行う．

医療費助成，身体障害者手帳など

口唇口蓋裂の手術や矯正治療は育成医療の申請により，医療費補助が受けられる．口唇口蓋裂後遺症により歯科矯正治療を必要とする場合は，そしゃく機能(著しい咬合異常)障害の申請を行い，身体障害者手帳を申請する．これにより，18歳以上の矯正治療には更生医療費の補助が受けられる．

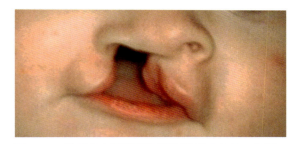

図11-1 片側完全唇顎裂治療前(生後6か月，女児)

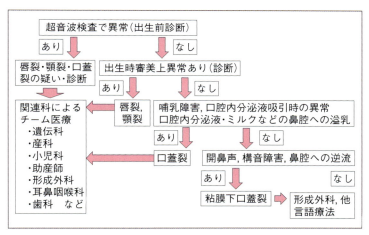

図11-2 唇裂・顎裂・口蓋裂のフローチャート

表11-1 口唇口蓋裂の分類

A 唇顎裂に関する異常(片側，両側)
- 唇裂
- 完全(不完全)唇顎裂

B 口蓋裂に関する異常
- 粘膜下口蓋裂
- 軟口蓋裂
- 硬軟口蓋裂
- 口蓋垂裂
- 正中裂

実際にはAとBの合併例が多数みられる．

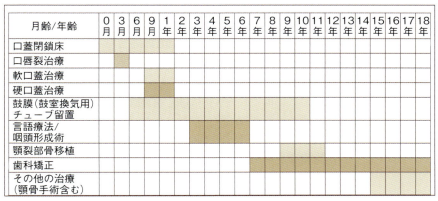

図11-3 平均的な治療のスケジュール
症例，治療施設，治療方法などにより相違あり，また1回の手術で済むものも，言語療法や中耳炎管理のように継続した管理が必要なものもある．

第11章　その他の疾患，周辺疾患

II　顎関節症
temporomandibular joint arthrosis

疾患の定義

耳痛や耳周囲の疼痛を訴えて耳鼻咽喉科を受診する顎関節症患者は多い．本疾患は顎関節内の障害，咀嚼筋の障害，心理的要因など，多様な因子が複雑に関与して発症する複合的な疾患であり，しばしば歯科医をはじめ他科領域の医師との協力が必要となる．女性に多く，思春期から30歳代にピークがあり，年齢とともに減少するので，自然治癒傾向のある疾患といえる．

症状と所見

顎関節症の主症状は疼痛，関節雑音，運動障害，さらに筋症状である．疼痛は本疾患の主訴として最も多いものであり，部位は顎関節部の他に頬部，側頭部，側頸部などにもみられる．顎関節部の疼痛は関節内の障害によるものであり，他の部位の疼痛は筋性のものである．関節雑音は関節円板，下顎骨頭，側頭骨関節面の形態的変化，相互の位置関係の変化により生ずるものである．関節雑音のみで，疼痛，運動障害などを伴わない場合は治療の対象とはならない．運動障害には開口障害，閉口障害などがあり，関節円板の転位や咀嚼筋伸展時の疼痛により生ずる．筋症状は筋の疼痛と開口障害である．疼痛は咀嚼筋の他に顎二腹筋，胸鎖乳突筋にも発現する．

診断

顎関節症の病態分類を**表11-1**に，診断基準を**表11-2**に示す．

病歴聴取は極めて重要である．鈍痛が本疾患には特徴的で，筋肉に拍動性の疼痛を訴える場合があるが，鋭い電撃性の疼痛はない．あくびなどで大きく口を開ける，硬いものを噛むなどの動作，あるいは外傷などが発症の契機となる（**図11-1**）．口腔悪習癖，くいしばりや歯ぎしりなどが問診で初めて自覚される場合もある．また仕事上のストレスなど，精神的・心理的背景も把握する必要がある．

現症の観察では触診と視診が重要である．頭頸部領域の触診は「あごが痛い」という訴えが関節由来か筋肉由来かの判定に有用である．視診では開口障害や開口時の下顎の偏位のみならず，姿勢についても注意を払う必要がある．猫背などの頸部屈曲は筋の緊張を高め，疼痛の原因となる．病歴聴取と現症の観察により，本疾患の基本的な特徴は把握可能である．

臨床検査ではX線，CT，MRIなどの画像検査をはじめ各種の診断機器がより詳細な病態把握のため使用されている．単純X線では骨吸収，骨増殖による下顎頭の変形を確認でき，CTでは同様の変形を三次元的に構築できる．MRIでは下顎頭の変化の他に関節円板の変形，偏位も確認できる．

鑑別診断

顎関節症以外の顎関節疾患，顎関節疾患以外の疾患がある．前者には，顎関節の脱臼，骨折，顎関節の腫瘍性・リウマチ性疾患などがある．後者には耳下腺炎や扁桃周囲膿瘍などの隣接器官の疾患をはじめ，頭蓋内疾患，三叉神経痛などの神経系疾患，精神神経科的疾患などさまざまな疾患が含まれる．

治療

治療の最終目的は多くの場合「完治」ではなく「共存」すること，疼痛を取り除き，日常の機能障害を可能な限り軽くすることである．治療法は保存的治療から外科的治療まで多彩であるが（**表11-3**），最近の傾向として従来の歯科的咬合治療は第1選択ではなくなり，可逆的・非侵襲的治療が優先されている．耳鼻咽喉科医が一般外来診療のなかで行うことができる治療としては，カウンセリング療法，理学療法，薬物療法がある．これらはすべての病型に必要な基本的治療法である．

いずれの治療法も自己管理を欠かすことはできない．カウンセリングによる支援的な対話のなかで本疾患の病態，病因を十分に説明し，理解，納得したうえで治療に自ら積極的に参加してもらうことが重要である．過度な不安，緊張感が取り除かれるだけでも大きな改善が得られるといわれている．

理学療法は顎関節の可動性を確保し，筋の過緊張やスパズムを緩和する目的で行うもので，筋マッサージや運動療法（**図11-2**）がある．

本疾患の主症状である疼痛には，顎関節自体の障害によるものと咀嚼筋や頸部の筋の過緊張によるものがある．前者は消炎鎮痛薬，後者は筋弛緩薬が適応となり，緊張感や不安感が強い患者は抗不安薬が適応となる（**表11-4**）．実際には関節痛，筋障害，緊張不安感が混在し，併用する場合も多い．

予後

顎関節症には自然治癒傾向がある．しかしその程度は病態により異なり，初診時に鑑別することは容易ではない．また，罹患期間が長い例，高齢者，骨変形を生じた例の経過は不良である．初診時より適切な治療を行い，難治例に移行させないことが肝要である．

表11-1 顎関節症の病態分類

- 咀嚼筋痛障害 myalgia of the masticatory muscle（Ⅰ型）
- 顎関節痛障害 arthralgia of the temporomandibular joint（Ⅱ型）
- 顎関節円板障害 disc derangement of the temporomandibular joint（Ⅲ型）
  a：復位性 with reduction
  b：非復位性 without reduction
- 変形性顎関節症 osteoarthrosis/osteoarthritis of the temporomandibular joint（Ⅳ型）
- 註1：重複診断を承認する
- 註2：顎関節円板障害の大部分は，関節円板の前方転位，前内方転位あるいは前外方転位であるが，内方転位，外方転位，後方転位，開口時の関節円板後方転位などを含む
- 註3：間欠ロックは，復位性顎関節円板障害に含める

〔矢谷博文：顎関節症の病態分類．日本顎関節学会（編）：新編 顎関節症，pp4-12，永末書店，2013より〕

表11-2 顎関節症の診断基準

- ①顎関節や咀嚼筋など（咬筋，側頭筋，内側および外側翼突筋の4筋のほかに顎二腹筋，胸鎖乳突筋を含む）の疼痛，②関節（雑）音，③開口障害ないし顎運動異常の主要症候のうち，少なくとも1つ以上を有する
- 各種の画像検査において関節円板や関節硬組織の位置や形態に異常が認められたとしても，上記の①～③の主要症候のいずれも有しないものは顎関節症とは診断できない
- 類似の症候を呈する疾患（顎関節症と鑑別を要する疾患あるいは障害）を除外する

〔覚道健治：顎関節症の概念．日本顎関節学会（編）：新編 顎関節症，pp1-3，永末書店，2013より改変〕

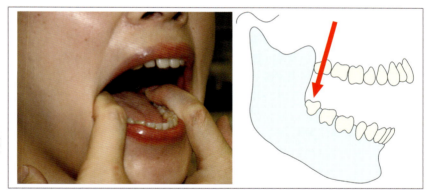

図11-1 顎関節症の誘因と発症のきっかけ

（誘因）
- 生体の適応力を低下させる因子
  顎顔面の外傷
  顎関節の形態異常
  全身疾患と栄養不足
  ストレスへの対応力
  心理特性
  女性の疼痛閾値の低さ
- 顎運動系を過機能にさせる因子
  不良姿勢
  咬合異常
  口腔習癖
  精神的ストレス
  睡眠障害
  疼痛

（きっかけ）
あくび
大声を出す
硬いものを噛む

＋ → 発症

図11-2 自律的運動療法
理学療法の1つで，ほぼすべての顎関節症患者に適応となる．両示指を下顎臼歯部にあて，開口運動とともに痛みを感じない程度の力で下顎を下方に押し下げる．20回を1セットとし，朝晩1セットずつ行う．

表11-3 顎関節症の治療法

保存的療法	外科的療法
1）カウンセリング	1）関節鏡視下手術
2）理学療法	2）関節開放手術
3）薬物療法	3）下顎頸切離術
4）スプリント療法	
5）咬合調整	
6）パンピングマニュピュレーション法	
7）関節腔洗浄療法	

表11-4 主な治療薬剤

1. 消炎鎮痛薬
   アンフェナクナトリウム（フェナゾックス®），ロキソプロフェンナトリウム（ロキソニン®），エトドラク（ハイペン®），チアラミド塩酸塩（ソランタール®）
2. 筋弛緩薬
   トルペリゾン塩酸塩，エペリゾン塩酸塩（ミオナール®），チザニジン塩酸塩（テルネリン®），クロルフェネシンカルバミン酸エステル（リンラキサー®）
3. 抗不安薬
   エチゾラム（デパス®），アルプラゾラム（ソラナックス®），オキサゾラム（セレナール®），ロフラゼプ酸エチル（メイラックス®）
4. 外用薬
   MS温シップなど

第11章 その他の疾患，周辺疾患

III 頬骨・上顎骨骨折
zygomatic and maxillary fracture

疾患の定義

上顎骨に生ずる骨折は転倒，転落などによる鈍的外傷により生ずる骨折を基にしたLe Fortの分類が有名である（図11-1）．しかし，現在では交通事故のようなhigh speed impactによる骨折が増加し，典型的なLe Fort型骨折に分類できないものや，いくつかの骨折型が複合したものが多くなっている．このように上顎骨骨折は複雑化しているが，疾患概念を共有するうえでLe Fortの分類は重要である．

頬骨体部の骨折は上顎洞の外側部分を構成する位置にあり上顎骨折にしばしば合併するので，臨床的には同様に扱われることが多い．一方，頬骨弓の骨折は単独で生ずることも多く，相応の治療が必要となる．

症状と所見

救急処置

上顎骨骨折は顔面に強い外力が生じた結果であるので，他部位，とくに頭頸部はもちろんのこと，全身的な外傷を伴っていることが多い．したがって，一般的には上顎骨骨折の治療はこれらの対処がある程度済んだ後になるが，上顎骨骨折による大量出血や，骨折片，吐物，軟部組織腫脹，欠落した義歯・歯牙，異物などが原因で気道狭窄を生ずる場合は緊急対応が必要となる．

病歴

- 咬合異常：咬合不全，不正咬合はすべてのLe Fort型骨折に認めうる．
- 知覚異常：上口唇，鼻外側方，歯肉の知覚異常は眼窩下神経障害による眼窩壁骨折を示唆し，Le Fort II型を疑う．
- 疼痛：骨折部位に相当する部位に疼痛があり，歯を食いしばることにより疼痛は増悪する．

理学的所見

- 軟部組織の裂傷：深さと部位について評価し，鼻涙管損傷，耳下腺管損傷の可能性について推定する．
- 鼻漏の有無：Le Fort II，III型骨折では髄液鼻漏の可能性がある．
- 眼科学的所見：眼球運動障害，すなわち複視例では外眼筋の障害，眼窩壁骨折を疑う．視力障害例は眼球，視神経管障害の有無を確認する．
- 顔面の触診：外鼻，眼窩縁，頬骨など，一方の拇指と示指にて上顎門歯または歯槽を挟み，他方の手のひらで外鼻，眼窩下縁，頬骨全体で把持して可動性を確認する（図11-2）．
- 脳神経の評価：とくに顔面神経のすべての分枝，三叉神経，とくに眼窩下神経は障害されやすい．

診断

症状・所見から上顎骨骨折を疑った場合は画像診断にて骨折部位を評価する．骨条件によるCT撮影にて，骨折部位を立体的に評価するため，少なくとも軸位断と冠状断の2断層面は撮影すべきである．また3次元構築画像は骨折の理解と整復戦略の理解を容易にするので，患者へ説明するうえで有用である．

鑑別診断

周囲顔面骨の骨折，とくに反対側を含めた眼窩壁単独骨折，鼻骨骨折，下顎骨骨折など．

治療

上顎骨骨折診療の主たる目的は，整容と機能障害の改善である．

整復の時期

成人の顔面骨の整復は受傷後2週間以内が，小児では創傷治癒が速やかなので，より早期が望ましい．

顔面の整容

上顎骨折の整容における基本的な治療目標は顔面隆起の回復，すなわち外鼻，頬，門歯などが正常の位置に戻ること，顔面中央における垂直方向長の回復である．重要な顔面隆起は頬骨体の隆起，眼窩縁，梨状口縁である．

buttress system（図11-3）

3つのbuttressがある．顔面骨における構造上強い部分であり，主として咬合に耐える構造と考えられており，顔面骨を支える柱といえる．また水平方向にも同様な意味で3つの支柱がある．これらを丁寧に繋ぎ合わせることにより，顔面隆起など主要構造の再建が達成できる．

頬骨弓骨折

頬骨弓の単独骨折ではGillies法（図11-4）による非観血的整復が第1選択である．

機能障害の改善

機能障害には，視力，眼球運動など視機能，気道，咬合，唾液分泌，涙排泄，鼻副鼻腔換気，嗅覚，味覚の各障害，三叉神経や顔面神経による脳神経障害が主なもので，それぞれに対応する必要がある．とく

治療

に咬合障害はいずれの上顎骨骨折にも生ずる重大な機能障害であり、下顎との咬合を考慮したうえでbuttressは整復されなければならない。したがって、顎間固定やプレート固定などにより下顎骨との咬合回復を図る必要がある。

固定

顔面骨骨折部位の固定にはミニプレートを用いることが多い。チタン製のプレートと、吸収素材を用いたプレートが使用可能である。チタンプレートの欠点は骨折治癒後にプレートの摘出を要する症例があること、柔軟性がないので成長を妨げてしまうことである。これに対し、吸収性プレートは咬合などの外力に対する強度が低いことが示されている。

予後

適切に整復・固定されれば予後良好である。時に感染によりプレート抜去を余儀なくされる。

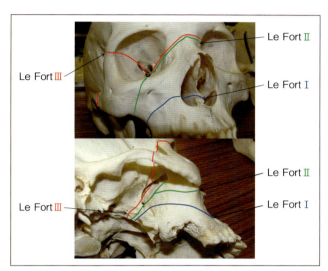

図11-1　Le Fort型上顎骨骨折の骨折線
Ⅰ型：鼻中隔―梨状口縁―犬歯窩―上顎骨後壁―翼突板
Ⅱ型：鼻前頭縫合―眼窩内壁―眼窩底―眼窩下縁―頬骨上顎縫合―翼突板
Ⅲ型：鼻前頭縫合―眼窩内壁・外壁―頬骨前頭縫合、頬骨弓―翼突板

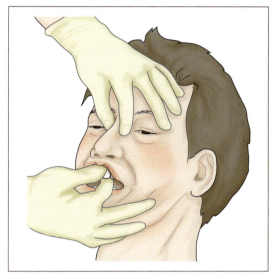

図11-2　上顎骨骨折の触診
上顎門歯部分の可動でLe FortⅠ型、上顎門歯＋外鼻の可動でLe FortⅡ型、上顎門歯＋外鼻＋頬骨の可動でLe FortⅢ型が推定できる。

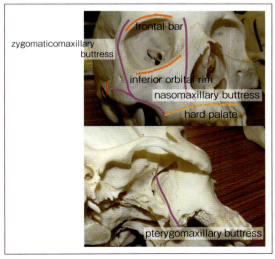

図11-3　buttress system
垂直方向にはnasomaxillary, zygomaticomaxillary, pterygomaxillaryの3つのbuttress、水平方向にはfrontal bar, inferior orbital rim, hard palateがある。

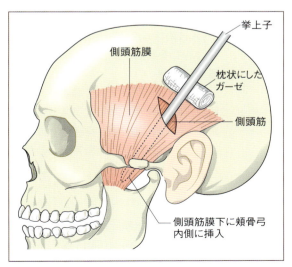

図11-4　非観血的頬骨整復術（Gillies法）
耳前上部（頭皮生え際）を皮切し、側頭筋膜を露出・切開し、側頭筋表層に到達する。側頭筋膜下のレベルで頬骨弓内側に確実に挙上子を挿入し、整復する。

第11章 その他の疾患，周辺疾患

IV 下顎骨骨折
mandibular fracture

疾患の定義

　下顎骨は顔面の最も低い位置を構成する骨で，顔面骨骨折のなかでも頻度の高い部位の1つである．骨折によって咬合，咀嚼，構音などの機能障害を引き起こし，顔面形態にも影響を与える．治療には咬合と顎関節の機能維持が求められ，精密な再建が必要となる．

　受傷機転は交通事故，喧嘩，転倒，スポーツ外傷などがあり，男女比は男性に多い．骨折部位は下顎骨の構造上の力学的弱点を反映し，関節突起，オトガイ部，角部での骨折の頻度が高く，下顎枝や筋突起に骨折がおこることは少ない（図11-1）．下顎骨側面から打撃を受けた場合は直達的な外力により，オトガイ部，角部の骨折が多い．一方，前方への転倒などでオトガイ部への打撃を受けた場合はオトガイ部の骨折の他，介達的に関節突起骨折をおこし，両者を合併することも多くみられる．

症状と所見

　骨折部周囲の腫脹，皮下および粘膜下血腫，疼痛がみられ，歯槽部の骨折では歯肉の挫創や裂創，歯牙の動揺を伴うことがある．肉眼所見が乏しい場合でも，口腔内に両手の拇指を入れ左右の大臼歯付近を保持し下顎骨を左右上下に動かすと，痛みを伴った異常な動揺がみられる．関節突起の骨折では開口障害が強く，骨折部位の転位がある場合は咬合異常が著明となる．逆に転位が少ない場合や，高齢者では症状に乏しい例もみられるので注意が必要である．

診断

　診断はX線撮影を前後，側面の2方向で行う．関節突起部の骨折に対しては顎関節撮影を追加するとよい．詳細な診断にはCT撮影が必要となる．とくに3D-CTは微細な骨折の描出にも優れており，また転位した骨折片の立体的な位置関係が把握しやすいので，手術の際に整復する方向などがイメージしやすく有用である．頭部外傷のルーチンとして撮影されたCT画像では，下顎骨全体が含まれていない場合やスライス間隔が広く骨折線を見落としてしまうこともあるため，症状や他覚所見から下顎骨骨折の可能性を考える場合には，画像の再構成や追加撮影を行う．

鑑別診断

　上顎骨骨折，頰骨骨折，外耳道骨折によって開口障害，咬合異常が生じることがある．

治療

　骨折により離断，転位した部位の整復，固定を行う．その際，正しい咬合位とスムーズな顎関節運動が得られる正しい位置に回復させることに重点を置くことが重要である．図11-2にフローチャートを示す．

保存的治療

　骨折部位が1か所で転位が少ない場合や，関節包内での骨折の場合は保存的治療の適応となる．最もよく用いられる方法が顎間固定である．上下の歯牙に副子をワイヤーで取り付け，上下を輪ゴムやワイヤーで結紮し，対側顎を固定源として安定咬合位に保持する固定法である（図11-3）．副子による固定は強固な固定が得られるが，粘膜損傷や歯牙への影響，口腔衛生の悪化などの問題から顎間固定用スクリューによる整復（図11-4）が，装着が簡便である利点もあり，症例によって選択できる．通常，咬合を矯正するため2～3日輪ゴムを用いて牽引を行い，その後ワイヤーに換えて2～4週間の固定を行う．不穏状態や全身状態が悪く顎間固定が行えない場合はサージカルバンドやチンキャップによる固定を行う．

観血的治療

　骨折が2か所以上ある場合や，転位が大きい場合は観血的治療の適応となる．実際には保存的治療適応例でも長期間の顎間固定がストレスとなるため，早期治癒をめざし観血的治療を選択することも多い．手術は経鼻挿管による全身麻酔で行う．オトガイ部，体部，角部では口腔前庭切開あるいは顎下部切開よりアプローチを行う．関節突起部の骨折に対しては下顎縁切開，経耳下腺アプローチ，耳前側頭部切開などがある．オトガイ神経，顔面神経の走行に注意して下顎骨へアプローチし，内固定を行う．内固定にはチタンミニプレートが最も広く用いられるが，より強固な固定が必要な場合は下顎骨再建用プレートや，部位によってはラグスクリュー，Kワイヤーも用いられる．下顎骨に作用する咀嚼筋の力は強く，下顎骨後方は咬筋，側頭筋，内外翼突筋によって上方，前方，内方へ引かれ，前方は舌骨上筋群によって後下方へ引き下げる力が働く（図11-5）．また，正中部の骨折ではねじれの力が働く．固定が不十分であると動揺を生じ咬合不全や変形治癒骨折を生じるため，適切な部位に適切な材料を用いて骨接合を行うことが重要である．内固定を行った場合でも，基本的には顎間固定を1～2週間併用する．

予後

　術後早期にはオトガイ神経障害による知覚障害，顔面神経麻痺，骨髄炎などがおこる可能性がある．骨折治癒後の問題としては，咬合不全，開口障害，顎運動障害などの後遺症が残ることがある．

IV 下顎骨骨折　193

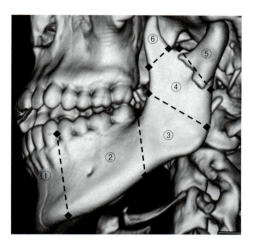

図11-1　下顎骨骨折の3D-CT像
関節突起とオトガイ部に骨折を認める．
①オトガイ部，②体部，③角部，④下顎枝部，⑤関節突起部，⑥筋突起部

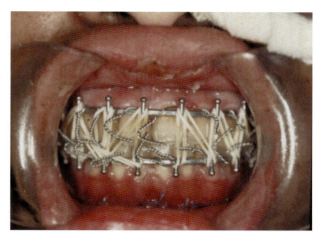

図11-3　線副子による顎間固定

図11-2　下顎骨骨折診断，治療のフローチャート

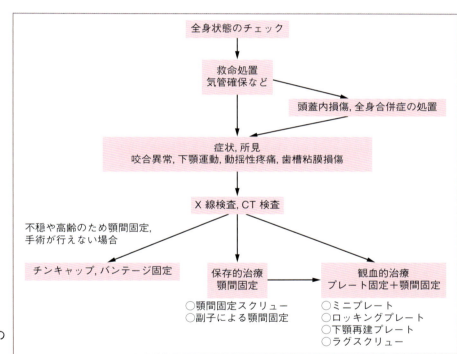

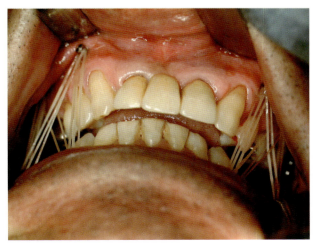

図11-4　スクリューによる顎間固定

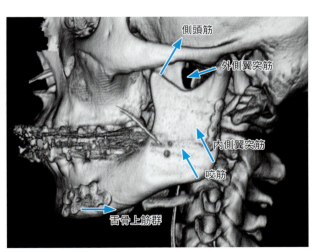

図11-5　下顎骨に作用する筋群

第11章　その他の疾患，周辺疾患

V　骨由来腫瘍類似疾患

■ エナメル上皮腫 ameloblastoma（図11-1，2）

疾患の定義
歯胚のエナメル器に類似した組織学的構造を示す最も発生頻度の高い歯原性腫瘍．20歳代に多く生じ，男性にやや多い．下顎角から下顎枝にかけて生じることが多いが，上顎にも生じる．

症状と所見
顎骨の内部に発生し，膨隆性に発育して周囲の骨質を圧迫吸収するが，発育は緩慢で経過は長い．初期には無症状で，増大すると半球状の膨隆を生じる．境界は比較的明瞭なことが多い．ある程度の骨質があれば骨様硬度を示すが，さらに増大すると皮質骨が菲薄になり羊皮様感や波動が確認できる．

診断
X線像は単房または多房性（石鹸の泡状や蜂巣状）を呈する．MRIでは不規則な厚みの囊胞壁を有する病変として描出され，その囊胞壁の一部に乳頭状の突起形成や腫瘍塊が高頻度に描出される．

鑑別診断
顎骨の囊胞性疾患との鑑別はX線では困難である．

治療・予後
開窓あるいは摘出が選択される．ほとんどは良性腫瘍であるが，まれに悪性のものもある．局所浸潤性があり，良性でも再発や播種などをおこし治療に難渋することがある．

■ 線維性骨異形成症と骨形成性線維腫

疾患の定義
線維性骨異形成症（fibrous dysplasia；FD），骨形成性線維腫（ossifying fibroma；OF）は良性線維性骨病変（benign fibro-osseous lesion）と称される疾患概念に含まれる．FDは未熟な骨形成を伴う線維性結合組織が正常の骨髄質を置換する非腫瘍性病変であり，OFは線維腫性組織の中にセメント質あるいは骨に似た塊状の硬組織を形成する腫瘍である．FDとOFは骨やセメント質といった石灰化物質を含む病変が膠原線維，線維芽細胞を伴い，正常な骨を置換するという点で共通しており，画像や病理診断でもしばしば混同される．若年者に多くみられ，長管骨以外に頭蓋顔面骨にも発生し，鼻・副鼻腔，口腔疾患として遭遇する．

古くはOFが骨原性の腫瘍，セメント質形成線維腫が歯原性腫瘍と2つに分類されていた．しかし，この2つの分類が非常に困難なためにWHO分類（1992年）ではセメント質-骨形成線維腫として1つにまとめられ，最新のWHO分類（2005年）では，概念をそのままに2つの分類を合わせた名称がOFとなった．OFは化骨性線維腫とも呼ばれていたが，現在は骨形成性線維腫と呼ばれる．

線維性骨異形成症（fibrous dysplasia）（図11-3）

症状と所見
無痛性のびまん性の腫脹で，発生部位により鼻・眼症状，歯列異常，咬合不全などがみられる．病巣は骨様硬で，健常な粘膜で被覆されている．原因は不明で性差はないが，若年者に多く，遺伝性は認められない．下顎骨に比べ上顎骨に発生することが多い．幼小児期に発生し，ゆっくりと発育するため発見が遅れる．発育は成人になると緩慢となり，停止することが多い．また0～3％が悪性転化する．McCune-Albright症候群は，FD，性的早熟などの内分泌異常，皮膚色素沈着を3主徴とする疾患群である．

診断
病変は肉眼的には灰白色から黄色調で，ざらざらしたシャーベット状の組織であることが多い．単純X線やCT所見は，一般に境界は不明瞭で膨張性で，骨皮質が菲薄化し，びまん性境界不鮮明なすりガラス様陰影を示す．

鑑別診断
骨形成性線維腫，分化型骨肉腫．

治療・予後
症状がない場合は経過観察．顔面・口蓋の腫脹，眼症状，頭蓋内合併症などの症状がある場合には減量術などの保存的手術を行う．予後は良好である．

骨形成性線維腫（ossifying fibroma）（図11-4）

症状と所見
徐々に増大する無痛性腫瘤．20～30歳代の女性の下顎骨に発生することが多い．肉眼的には灰白色～褐色，表面は骨様に硬い腫瘍である．

診断
成熟した層状構造をもつ骨梁が骨芽細胞に囲まれた皮質骨様の硬い表面をもち，内部には未熟なwoven boneも含む腫瘍であるため，単純X線やCT所見は，境界明瞭で骨皮質がはっきりと認められ，内部は種々の程度の不透過像が認められる．

鑑別診断
線維性骨異形成症，骨腫．骨腫は境界明瞭で膨隆性腫瘍であるが，前頭骨に好発し，画像所見では均一な硬化像を示す．

| 治療 | 外科治療が主．境界明瞭であるため，完全摘出が可能である． |
| 予後 | 再発率は1～63%と幅が大きく，手術法により予後が大きく異なる．篩骨洞原発では44%の再発率が報告されている． |

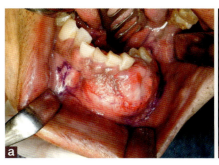
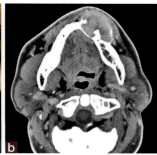
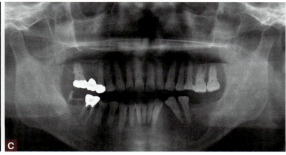

図11-1　エナメル上皮腫（下顎骨）
a：歯肉の半球状の腫脹を認める．
b：軸位CT．境界明瞭な膨張性の腫瘤を認める．
c：パノラマX線写真．境界明瞭な単房性の透過性病変を認める．
〔北海道大学大学院歯学研究科口腔診断内科学　秦　浩信先生提供〕

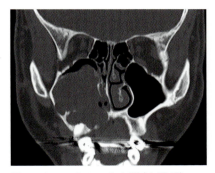
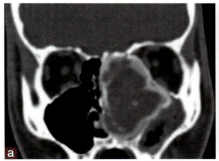
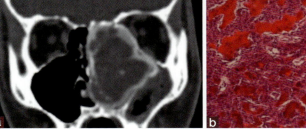

図11-2　エナメル上皮腫（上顎骨）
冠状断CT．境界明瞭な膨張性の腫瘤を認める．多房状にも見える．

図11-4　骨形成性線維腫
a：冠状断CT．周囲が骨様，内部嚢胞状の所見．
b：病理組織所見．不規則に配分され，成熟した層状構造をもつ骨梁が骨芽細胞に囲まれる．間質の線維性成分は細胞密度が高く，巨細胞もみられる．

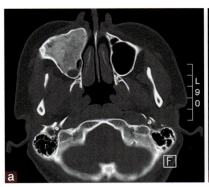
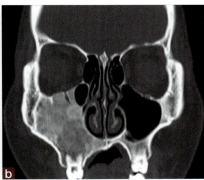
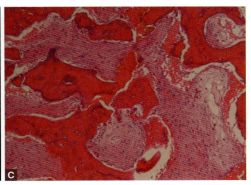

図11-3　線維性骨異形成症
a, b：軸位および冠状断CT．すりガラス状の陰影．
c：病理組織所見．線維組織の中に不規則な骨梁形成を認め，骨芽細胞によるふちどりを欠いている．

索引

和文索引

あ

アイスマッサージ 56
アカントーシス 148, 149
アデノイド 20, 78, 80, 124
アデノイド切除術 76〜80, 124
アデノイド肥大症 166
アデノウイルス性扁桃炎 61
アトピー性皮膚炎 112
アナフィラクトイド紫斑病 90, 92
アフタ性口内炎 28, 29
アミラーゼ 8
アミロイドーシス 104
アルコール依存症 114
アレルギー性鼻炎 112, 124
アレルゲンコンポーネント 40
アンカー強調嚥下法 130, 131
亜鉛欠乏性味覚障害 54
悪性黒色腫 144
悪性線維性組織球腫 166
悪性貧血 34
悪性リンパ腫 62, 78〜81, 98, 102, 108, 112, 114, 166, 168, **174**
悪味症 54
甘味 3, 14
暗殻 6

い

イスラエル放線菌 96
インプレトール試験 20
インポテンツ 120
いびき 78, 80, 120, 124
医療費助成 187
胃食道逆流症 48, 68, 70
異常構音 18
異物 74
異味症 54
硫黄顆粒 96
遺伝性出血性毛細血管拡張症 38
息止め嚥下法 130
育成医療 187
一次口蓋 2, 186
一側声帯麻痺 132
咽後膿瘍 62, 64
咽喉頭異常感症 70
咽喉頭逆流症 68, 70
咽喉頭神経症 172
咽喉頭表在癌 170, 171
咽頭 4
―― の狭窄・閉鎖症 76
咽頭異物摘出術 74
咽頭炎 60
咽頭外傷 64
咽頭期, 摂食嚥下の 126

咽頭筋 4
咽頭クリアランス 12, 127, 128
咽頭後間隙 10
咽頭後壁 4, 170
咽頭後壁隆起形成術 142
咽頭ジフテリア 60
咽頭収縮筋麻痺 56
咽頭食道接合部 170
咽頭帯状疱疹 60, 61
咽頭痛 170
咽頭粘膜間隙 10
咽頭嚢 4
咽頭扁桃 6, 78
咽頭扁桃肥大 78
咽頭弁形成術 142, 143
咽頭縫縮術 142
陰窩 6, 84
飲酒 170

う

ウェゲナー肉芽腫症 30, 174
――, 多発血管炎性肉芽腫症 66
う歯 58
旨味 3
運動過多性構音障害 139
運動障害性嚥下障害 128
運動障害性構音障害 19, 138, 140
運動低下性構音障害 139
運動療法 188

え

エナメル上皮腫 58, 59, 144, 194, 195
エプーリス 146
エラストグラフィー 156
嚥下 2
嚥下圧検査 12, 132
嚥下機能改善手術 132
嚥下障害 172, 180, 182, 184
―― の手術 132
嚥下性肺炎 128, 132, 134
嚥下造影検査 12, 132
嚥下痛 146, 170
嚥下内視鏡検査 12
嚥下パターン訓練 130, 131
嚥下反射 126

お

オスラー病 38, 39
オトガイ舌筋 2
オトガイ舌骨筋 2
オマリズマブ 112, 113
オレイン酸モノエタノールアミンによる硬化療法 38, 39

おたふくかぜ 96
折りたたみ式咽頭弁形成術 56
折りたたみ弁法 142, 143
横舌筋 2

か

カーテン徴候 56, 57
カテーテル法 16
カラードプラ法 156
カンジダ症 37, 38, 42, 43
ガマ腫 98, 100, 116
ガムテスト 16, 52
ガンマプローブ 176, 177
下咽頭 4
下咽頭・喉頭全摘出術 172
下咽頭異物 74
下咽頭癌 12, 71, **170**, 180, 182, 184
下顎骨骨折 190, 192
下顎再建 146
下顎歯肉癌 146
下顎突起 2
下茎法 142
下口唇 2
下歯肉癌 178
下部脳神経の麻痺症候群 164
化学放射線療法 166, 168, 172
化骨性線維腫 194
化膿性顎下腺炎 100
化膿性脊椎炎 64, 65
可動部舌 148
仮声帯縫着術 134
仮性口臭症 50
花粉症 40
過誤腫 166
過食症 114
過長茎状突起症 46, 72
顆粒細胞減少性アンギーナ 86
改訂水飲みテスト 12
開口障害 146, 154, 162, 184, 188, 192
開口制限 88
開口痛 146
開鼻声 3, 4, 186
解離性味覚障害 54
外歯瘻 58
外耳道骨折 192
外舌筋 2, 136
外側咽頭後リンパ節転移 170
外側大腿皮弁 152
外表奇形 186
角化嚢胞性歯原性腫瘍 58, 144
拡大・代替コミュニケーション 140, 141
拡大上顎全摘術 146
拡張性唾液管炎 106
獲得性構音障害 138
顎下間隙 10

顎下腺　8
顎下腺炎　100
顎下腺腫脹　160
顎下腺摘出術　100
顎間固定　191〜193
顎関節円板障害　189
顎関節症　188
顎関節痛障害　189
顎切除術　146
顎舌骨筋　2
顎突出嚥下法　130
顎二腹筋　2
顎裂　186
川崎病　64, 65
官能検査　50
陥没呼吸　124
換気阻止　120
間接訓練　130
漢方　48
関節雑音　188
関節突起骨折　192
関節リウマチ　174
含歯性嚢胞　58
眼窩壁骨折　190
眼乾燥　108
眼球運動障害　190
顔面紅斑　66
顔面神経叢　8
顔面神経麻痺　14, 16, 104, 154, 156, 158
顔面神経モニタリング装置　156
顔面の整容　190

き

キュットナー腫瘍　112
木村病　104, 112, 114
危険間隙　10
気管カニューレ　130
気管切開術　130, 132
気管閉鎖術　134
気道虚脱　4
基底細胞癌　144
揮発性硫化物　50
器質性嚥下障害　128
器質性構音障害　19, 138, 140
機能性構音障害　19, 138, 140
機能的再建外科　178
喫煙　170
逆流性食道炎　68, 172
臼後部癌　146, 147
急性咽頭炎　60
急性陰窩性扁桃炎　82, 83
急性化膿性耳下腺炎　94, 95
急性偽膜性カンジダ症　37, 38
急性偽膜性扁桃炎　82, 83
急性滲出性扁桃炎　82, 83
急性白血病　87
急性扁桃炎　82, 84
嗅覚障害　48, 54
巨舌症　142
拒食症　114, 115
共鳴作用　4
胸郭変形　124
胸肋鎖骨過形成症　90
頰筋間隙　10
頰骨弓骨折　190
頰骨骨折　190, 192
頰唾液腺乳頭　2

頰粘膜　2
頰粘膜癌　146
頰部腫脹　146
頰部伸展皮弁術　144, 145
局所麻酔下口内法　100
筋萎縮性側索硬化症　138
筋マッサージ　188

く

クラミジア　42
クルーゾン病　76
クローン病　30

け

茎突舌筋　2
茎突舌骨筋　2
経口的咽喉頭部分切除術　182
経口的ロボット支援手術　184
経鼻エアウエイ　124
痙性構音障害　139
頸椎カリエス　64
頸動脈間隙　10, 162
頸部腫脹　150
頸部腫瘤　170
頸部リンパ節腫脹　164
頸部リンパ節転移　168
血管奇形　148, 149
血管減圧術　72
血管腫　144, 145
血性鼻漏　164
血流遮断試験　73
結核　104
結核性咽後膿瘍　64
言語音　136
言語指導　187
言語発達遅滞　187
限局性アミロイドーシス　104
原因診断, 摂食嚥下障害の　128
原始口腔　2
原始性嚢胞　58
原発性シェーグレン症候群　108
原発巣不明頸部転移性リンパ節腫瘤　164

こ

コステン症候群　72
コマンド手術　146
コミュニケーション障害　140
小泉法　78, 79
呼吸作用　4
呼吸障害指数　22
呼吸努力測定法　22
固有口腔　2
固有椎前間隙　10
鼓索神経障害　14
鼓膜チューブ留置　186
誤嚥　12, 127, 128, 132
誤嚥防止手術　134
口蓋咽頭側面縫縮術　142
口蓋後方移動術　142, 143
口蓋腫瘍　144
口蓋垂　2
口蓋垂・軟口蓋・咽頭形成術　76
口蓋垂裂　138, 186
口蓋舌弓　2
口蓋扁桃　4, 6

口蓋扁桃摘出術　78, 80, 84, 85, 124
口蓋扁桃肥大　80, 124
口蓋裂　140, 142, 186
口峡　2
口腔　2
口腔・咽頭
　──の性感染症　42
　──の難治性潰瘍　66
口腔アレルギー症候群　40
口腔異物　74
口腔衛生の指導　50
口腔乾燥　110
口腔乾燥症　16, 52
口腔癌　144
　──におけるセンチネルリンパ節生検　176
口腔期, 摂食嚥下の　126
口腔腫瘍　144
口腔準備期　126
口腔上壁　2
口腔前庭　2
口腔底　2
口腔底癌　150
口腔底膿瘍　44
口腔底浮腫　119
口腔底蜂巣炎　44
口腔リンス法　52
口臭恐怖症　50
口臭症　50
口唇　2
口唇紅部　2
口唇腫瘍　144
口唇小唾液腺生検　16
口唇反転皮弁術　144, 145
口唇ヘルペス　28, 29
口唇裂　186
口内炎　28
口部咽頭　4
甲状腺機能低下症　122
甲状軟骨形成術I型　132
交感神経麻痺　164
抗EBV抗体価検査　166
抗IgE抗体療法　112, 113
後天性狭窄・閉鎖症　76
後天性構音障害　138
後鼻鏡　166
紅斑性カンジダ症　52
咬筋　2
咬合異常　150, 190, 192
高二酸化炭素血症　120
喉頭温存・下咽頭部分切除術　172
喉頭下咽頭内視鏡検査　68
喉頭蓋披裂部縫合術　134
喉頭気管分離術　134
喉頭機能温存手術　134, 182
喉頭挙上術　132, 133
喉頭原音　136
喉頭摘出術　134, 150, 185
喉頭浮腫　96
喉頭部咽頭　4
喉頭閉鎖障害　128
喉頭麻痺　172
硬化療法　98, 99, 148, 149
硬口蓋　2
硬性下疳　42, 43
溝状舌　34, 35, 48
構音　3
　──の仕組み　136

構音位置づけ法　141
構音訓練　130, 140, 187
構音検査法　18
構音障害　18, 26, 88, 186
　──の手術　142
　──の診断　138
　──のリハビリテーション　140
構音点　137
構音類似運動検査　18
骨形成性線維腫　194, 195
骨腫　166
骨肉腫　146
骨由来腫瘍類似疾患　194
根尖性歯周炎　58, 59
混合型構音障害　139

さ

サクションコアギュレーター　182
サルコイドーシス　104, 112, 156
細径腹腔鏡手術鉗子　182
鰓弓　2, 4
鰓溝　2, 4
鰓性器官　4
三叉神経痛　48, 72
酸味　3, 14

し

シアログラフィ　16
シェーグレン症候群
　　16, 34, 35, 98, 108, 112, 114, 156, 174
シラカバ花粉症　40
止血用クリップ　182
糸球体腎炎　82
糸状乳頭　2
弛緩性構音障害　139
刺激時唾液量測定　52
脂肪腫　166
視神経管障害　190
歯牙腫　58
歯原性角化嚢胞　58
歯原性腫瘍　58, 144
歯原性嚢胞　58
歯垢　58
歯根嚢胞　58
歯周炎　58
歯周病　58, 59, 146, 150
歯槽膿漏　58
歯肉癌　146, 147
試験紙法　16
耳下腺　8
耳下腺炎　94, 188
耳下腺間隙　10
耳下腺結核　94, 104, 156
耳下腺腫瘍　154
耳管　10
耳管咽頭口　4
耳管扁桃　6
耳管隆起　4
耳痛　188
耳閉感　164
耳鳴　164
自臭症　50
自発性異常味覚　48, 54
持続陽圧気道圧　122, 124
持針器　182
茸状乳頭　2

塩味　3, 14
色素法　176
舌　2
失調性構音障害　139
若年性血管線維腫　166
若年性鼻咽腔血管線維腫　78
酒石酸刺激　16
周期性四肢運動障害　120
終夜睡眠ポリソムノグラフィー　22, 78,
　　　　　　　　　　　　　　80, 124
重症筋無力症　138
術後照射　158
準備期，摂食嚥下の　126
小下顎　122
小舌症　26
小唾液腺　8
省略　18
症候性咽喉頭異常感症　70
症候性舌咽神経痛　72
掌蹠膿疱症　90, 91
掌蹠膿疱症性関節炎　90
上咽頭　4
上咽頭癌　78, 79, 164
上咽頭結核　60, 61
上咽頭放線菌症　60, 61
上顎亜全摘　146
上顎骨骨折　190, 192
上顎再建　146
上顎歯肉癌　146
上顎全摘術　146
上顎突起　2
上顎部分切除術　146
上茎法　142
水平切開　142, 143
上口唇　2
上皮乳頭内血管　180
上部消化管内視鏡検査　168, 170
上部脳神経の麻痺症状　164
静脈奇形　38, 39
食道期，摂食嚥下の　126
食道内圧測定　22
食道発声　172
食道表在癌　170, 171
植皮　152
食塊形成　126
心性口臭　50
身体障害者手帳　187
神経血管圧迫症候群　72
神経鞘腫　148, 166
唇顎裂　186
唇裂　142, 186
真珠腫性中耳炎　187
真性咽喉頭異常感症　70
真性口臭症　50
深縦舌筋　2
深葉腫瘍　157
新版構音検査　18
滲出性中耳炎　76, 78, 164, 186
人工被覆材　152
尋常性乾癬　90, 92
尋常性天疱瘡　30, 31

す

ステノン管　2, 8
スピーチエイド　140
水平切開　142, 143
垂直舌筋　2
睡眠時呼吸障害　78, 80, 120

睡眠時無呼吸症候群　76, 120, 124, 185
　──の検査　22
睡眠内視鏡検査　22
睡眠不足症候群　122
錐体尖症候群　164
皺状舌　34

せ

セファロメトリー　22
センチネルリンパ節生検　152, 176
正常構音　140
正中菱形舌炎　36, 37, 48
生理的口臭　50
成人T細胞白血病/リンパ腫　174
声帯内注入術　132
声帯内方移動術　132
声帯縫合術　134
声帯麻痺　132
声道　136
声門上癌　180, 182, 184
声門閉鎖不全　132
赤唇　2
脊索腫　166
石灰沈着性頸長筋腱炎　64, 65
摂食嚥下機能検査　12
摂食嚥下機能の年齢変化　127
摂食嚥下障害　142, 186
　──の診断　128
　──のリハビリテーション　130
摂食嚥下の仕組み　126
摂食障害　114
節外性リンパ腫　174
舌亜全摘　178
舌咽神経痛　46, 48, 72
舌炎　34
舌下顎引き上げ法　74
舌下間隙　10
舌下神経麻痺　164
舌下腺　8
舌可動訓練　130
舌癌　177, 178
舌筋　2
舌骨舌筋　2
舌小帯形成手術　143
舌小帯短縮症　26, 142
舌苔　36, 37, 48
舌痛症　48
舌部分切除術　142, 143
舌扁桃　4, 6
舌放線菌症　39
舌麻痺　56
舌良性腫瘍　148
先行期，摂食嚥下の　126
先端巨大症　115, 122
先端弯曲型ビデオスコープ　182
先天性狭窄・閉鎖症　76
先天性構音障害　138
浅縦舌筋　2
穿刺吸引細胞診　160, 168
栓塞子　140
腺様嚢胞癌　144
潜伏膜蛋白　166
線維腫　144, 148, 149, 166
線維性骨異形成症　194, 195
線維素性唾液管炎　106
全口腔法　14
全身性アミロイドーシス　104

全身麻酔下口外法　100
全身麻酔下口内法　100
前外側大腿皮弁　168, 178
前頸筋　2
前頭鼻突起　2
前鼻鏡　166
前腕皮弁　152, 178
喘息　112
漸次接近法　141

そ

咀嚼　2, 126
咀嚼筋　2
咀嚼筋間隙　10
咀嚼筋障害　189
早期食道癌　171
側頭下顎関節症候群　72
側方頭部 X 線規格写真検査　22
続発性シェーグレン症候群　108

た

ダウン症候群　34
ダニ　106
多形滲出性紅斑　32, 33
多形腺腫　155
多形腺腫由来癌　144, 145
多発血管炎性肉芽腫症　30, 31, 66, 174
唾液腺　8
唾液腺腫瘍　112
唾液腺症　108, 114
唾液腺造影検査　16
唾液腺内視鏡　100, 106, **118**
唾液腺流量動態検査　16
唾液分泌検査　16
唾液瘻　100, 156, 158
唾石　118, 156
唾石症　44, 100, 112
唾石摘出術　100
帯状疱疹　66
帯状疱疹ウイルス感染症　29
大唾液腺　8
大腿皮弁　178, 179
代償的アプローチ　130
単語検査　18
単純ヘルペスウイルス　42
単純ヘルペスウイルス咽頭炎　60
単純ヘルペス性歯肉口内炎　28
単純疱疹ウイルス感染症　28
段階的水飲み検査　12

ち・つ

チタンプレート　178
地図状舌　34, 35, 48
治療的アプローチ　130
置換　18
窒息サイン　74, 75
中咽頭　4
中咽頭異物　74
中咽頭癌　42, 62, **168**, 180, 182
中咽頭結核　60, 61
中咽頭側壁癌　80, 178, 184
中途覚醒　120
超短波誘発法　20
直接訓練　130
椎前間隙　10

て

手足口病　60, 66
鉄欠乏性貧血　34, 35
天疱瘡　66
伝染性単核球症　60, 61, 82
電気味覚検査　14, 54

と

ドライマウス　52
吐唾法　16
疼痛　160, 162
糖尿病　114
頭頸部の間隙　10
動注化学療法　152
特発性血小板減少性紫斑病　39
特発性舌咽神経痛　72
特発性味覚障害　54

な

内視鏡的粘膜下層剝離術　180
内視鏡的粘膜切除術　180
内歯瘻　58
内舌筋　2, 136
内臓間隙　10
内側翼突筋　2
軟口蓋　2
軟口蓋挙上装置　56
軟口蓋麻痺　56, 57, 186
軟口蓋裂　186
軟硬口蓋裂　186
軟部好酸球性肉芽腫症　104, 108, 112
難治性口腔咽頭潰瘍　28, 29, **66**, 67
難治性口内炎　76
難聴　76, 78, 138, 164

に

ニコルスキー現象　30, 32, 66
二次口蓋　2, 186
二分口蓋垂　138
苦味　3, 14
肉腫　166
日光角化症　144
乳頭腫　144, 148, 149, 166
尿崩症　114

ね・の

ネフローゼ症候群　112
粘膜下口蓋裂　138, 186
粘膜関連リンパ組織型低悪性度 B リンパ腫　174
粘膜斑, 梅毒による　42, 43
粘膜弁法　186
ノットプッシャー　182

は

ハウスダスト　106
バスケット鉗子　118, 119
バルーンカテーテル拡張法　130
パターン形成器　126
パッサーバン隆起　4, 126
パラタルリフト　56
把持鉗子　118, 119
破擦音　137
破裂音　137
胚中心　6
梅毒　42, 43
梅毒性口角炎　42, 43
白板症　32, 33, 66
白血病　87
発音障害　186
発達性構音障害　138
発話特徴抽出検査　18
発話明瞭度検査　18
反復性耳下腺炎　94, 95
反復性扁桃炎　84
反復唾液飲みテスト　12
半母音　137

ひ

ヒアルロニダーゼ試験　20
ヒト乳頭腫ウイルス　148
ヒト免疫不全ウイルス　42
ピエール・ロバン症候群　76
びまん性大細胞型 B 細胞リンパ腫　174
皮弁　152, 178
披裂軟骨内転術　132
肥満　122, 124
非乾酪性類上皮細胞肉芽腫　104
非ホジキンリンパ腫　166, 174
腓骨皮弁　178
鼻咽腔内視鏡検査　166
鼻咽腔閉鎖機能検査　18
鼻咽腔閉鎖不全　3, 18, 56, 138, 140, 142, 186
鼻咽頭　4
鼻音　137
鼻腔通気度測定法　23
鼻骨骨折　190
鼻出血　164
鼻性 NK/T 細胞リンパ腫　174, 175
鼻息鏡　18
鼻副鼻腔炎　124
鼻閉　122, 164
標準失語症検査補助テスト　18
標準ディサースリア検査　18
病態診断, 摂食嚥下障害の　128
病的口臭　50

ふ

フィンガースイープ　74
フライ症候群　156, 158
ブタクサ花粉症　40
ブローイング訓練　130
プッシング法　130
プラーク　58
プレート固定　191
プロトンポンプ阻害薬　68
不眠症　120
風味障害　54
副咽頭間隙の腫瘍　162
副咽頭間隙腫瘍摘出術　185
副咽頭間隙膿瘍　62
副耳下腺　8
副鼻腔炎　76
腹直筋穿通動脈皮弁　152
腹直筋皮弁　146, 168, 178
複視　190

分子標的薬　172
文章検査　18

へ

ヘルパンギーナ　60, 66
ベーチェット病　**30**, 31, 66, 76, 86, 90, 92
閉口障害　188
閉鎖音　137
閉塞性睡眠時呼吸障害　78
閉塞性睡眠時無呼吸症候群　120, 124
閉鼻声　4
片側無味覚　54
辺縁性歯周炎　58
変形性顎関節症　189
変形性頸椎症　172
扁桃　6
扁桃陰窩洗浄法　20
扁桃打ち消し試験　20
扁桃炎　82, 84, 86, 88
扁桃癌　80, 81
扁桃吸引法　20
扁桃検査法　20
扁桃周囲炎　82, 84, **88**
扁桃周囲間隙　10
扁桃周囲膿瘍　62, 82, **88**, 188
扁桃摘出術　76, 86, 90
扁桃肥大　80, 122
扁桃病巣感染症　90
扁桃マッサージ法　20
扁桃誘発試験　20
扁平上皮癌　144
扁平苔癬　32, 33, 36, 37, 66

ほ

ホルネル症候群　164
ホワイトアウト　12
捕食　126
哺乳指導　187
哺乳障害　26, 64, 78, 142, 186
補助化学療法　166
補助的睡眠検査　22
補綴　140, 146
放射線口唇炎　144
放線菌症　38, 96, 97
傍咽頭間隙　10
星空像　174

ま

マイコプラズマ上咽頭炎　60

マントル細胞型リンパ腫　175
摩擦音　137
末端肥大症　114
慢性咽頭炎　60
慢性甲状腺炎　174
慢性歯周炎　146
慢性中耳炎　187
慢性白血病　87
慢性肥厚性カンジダ症　37, 38
慢性扁桃炎　84

み

ミクリッツ症候群　102, 114
ミクリッツ病　**102**, 103, 108, 112, 114
味覚　3
味覚検査　14, 54
味覚減退　54
味覚消失　54
味覚障害　54, 142
味覚低下　48
味蕾　3
水飲みテスト　12

む

ムンプス難聴　96, 97
無顎症　77
無呼吸　120
無呼吸低呼吸指数　22

め

メタボリックシンドローム　121
メンデルソン手技　130
迷走舌咽神経痛　72

も

毛状白板症　36, 37
毛舌　36, 37
望月の分類　26, 27

や

夜間頻尿　122
薬物睡眠下 dynamic MRI　22
薬物睡眠下内視鏡検査　22

ゆ・よ

癒着性中耳炎　187

有郭乳頭　2
有棘細胞癌　144
遊離空腸　172
歪み　18
指掻き出し法　74
葉状乳頭　2

ら

ラテックス・フルーツ症候群　40
ラテックスアレルギー　40
ラヌラ　116, 119

り

リーデル甲状腺炎　102
リウマチ熱　82, 86
リハビリテーション訓練　130
リンパ管腫　116, 117
リンパシンチグラフィー　176, 177
リンパ上皮共生　6
リンパ節腫脹　154, 156, 164
梨状陥凹　4, 170
理学療法　188
流行性耳下腺炎　96, 97
良性線維性骨病変　194
淋菌　42, 43
輪状咽頭筋切断術　132, 133
輪状後部　4, 170

る・れ

ルビエールリンパ節　164
ルビエールリンパ節転移　146, 170
類天疱瘡　31, 33, 66
類皮嚢胞　116, 117
レーダー法　20

ろ

ローゼンミュラー窩　4
ロボット支援手術　184
濾紙ディスク検査　14, 54

わ

ワルダイエル咽頭輪　6, 78, 80
ワルチン腫瘍　154, 155
ワルトン管　2, 8
ワレンベルグ症候群　131
弯曲型喉頭鏡　180

欧文索引

数字

3D-CT 192, 193

A

Abbe 法 144
Abbe-Estlander 法 144, 145
abscess
　── of the parapharyngeal space 62
　── of the oral floor 44
actinomycosis 38, 96
acute purulent parotitis 94
acute tonsillitis 82
adenoid vegetation 78
adjuvant 化学療法 152
ageusia 54
agranulocytic angina 86
ameloblastoma 194
ANCA 関連血管炎 66
angiocentric infiltration 174, 175
ankyloglossia 26
aphthous stomatitis 28
apnea hypopnea index(AHI) 22, 120
apple tree appearance 像 16, 17
augmentative and alternative
　communication(AAC) 140, 141

B

balloon occlusion test 73
Behçet's disease 30, 86
benign fibro-osseous lesion 194
benign tongue tumor 148
bolus 126
Brodsky 分類 22
butterfly appearance 43
buttress system 190, 191
B 型肝炎ウイルス 172
B 細胞リンパ腫 174

C

cacogeusia 54
Calnan の 3 徴候 138
cancer
　── of oral floor 150
　── of tongue 150
candidiasis 38
carcinoma
　── of the gingiva 146
　── of the retromolar trigone 146
central pattern generator(CPG) 126
Chlamydia trachomatis 42
CHOP 療法 174
chronic tonsillitis 84
cleft lip 186
cleft palate 186
continuous positive airway pressure
　(CPAP) 122, 124
Crohn's disease 30
CYFRA(サイトケラチン 19 フラグメント) 166

D

deep pharynx 139
DeVIC 療法 174
diffuse large B-cell lymphoma 174
dissociated taste disorder 54
distortion 18
drug induced sleep endscopy(DISE) 22
dysarthria 19
dysglossaia 19
dyslalia 19

E

Eagle 症候群 46, 72
EB virus encoded small RNA(EBERs) 166
EB virus specific nuclear antigen 166
EBNA1 166
EBV 154, 164, 174
EBV 特異的核内抗原 1 166
Egyedi-Obwegeser 法 142
elongated styloid process 46
EMR 180
endoscopic laryngo-pharyngeal surgery
　(ELPS) 180
epidemic parotitis 96
erythema exsudativum multiforme 32
ESD 180
esophageal pressure(PES) 22

F

fan flap 法 144, 145
fan-shaped flap 法 144
fibrous dysplasia(FD) 194
fibrous sialodochitis 106
first bite syndrome(FBS) 162
fissured tongue 34
FK リトラクター 182
FNAC 160
focus score 16
foreign body 74
foreign body sensation of the throat 70
Forestier 病 12
FP 療法 172
Frequency Scale for the Symptoms of
　GERD(FSSG) 68, 69
Functional Outcome Swallowing Scale
　(FOSS) 182
Furlow 法 142, 143

G

Gehanno 法 178, 179
genuine halitosis 50
geographic tongue 34
GERD 68
germinal center 6
Gillies 法 190, 191
glossitis 34
glossodynia 48
glossopharyngeal neuralgia 72
granulomatosis with polyangiitis 30

H

HAART 98, 99
hairy tongue 36
halitophobia 50
halitosis 50
Heerfordt 症候群 104, 108, 156
Heimlich 法 74, 75
hemiageusia 54
herpes simplex virus(HSV) 42
herpes simplex virus infection 28
herpes zoster virus infection 30
heterogeusia 54
highly active anti-retroviral therapy 98
HIV-associated salivary gland disease 98
HIV 関連歯肉炎・歯周炎 42, 43
HIV 関連唾液腺疾患 98
Hotz 床 187
HPV 陰性癌 168
HPV 陽性癌 168
human epidermal growth factor 2(HER2) 158
human immunodeficiency virus(HIV) 42
human papillomavirus(HPV) 42, 147, 154, 168
Hunter 舌炎 34
hypogeusia 54
hypopharyngeal carcinoma 170

I

idiopathic thrombocytopenic purpura
　(ITP) 39
IgA 腎症 90
IgG4-related pharyngolaryngitis 32
IgG4 関連咽頭炎 32, 66
IgG4 関連疾患 102, 108, 112, 114
IgG4 関連ミクリッツ病 102
in situ ハイブリダイゼーション法 166
intra-epithelial papillary capillary loop
　(IPCL) 180
intractable recurrent ulcer of the oral
　cavity and pharynx 28
intractable stomato-pharyngeal ulcer 66
iron deficiency anemia 34

K

K-point 130
Ki-67 158
Kimura's disease 112
Kussmaul's Disease 106

L

laryngopharyngeal reflux disease 68
latent membrane protein 166
lateral food channel 127
Le Fort の分類 190
leukemia 87
latex-fruit syndrome(LFS) 40
lichen planus 32, 36

Lindeman 法　134
LMP　166
low-grade B-cell lymphoma of mucosa-associated lymphoid tissue (MALT) type　174
Ludwig angina　44
lymphoepithelial lesion　175

M

malignant lymphoma　174
MALT リンパ腫　108, 175
Manchester 法　142
mandibular fracture　192
mantle zone　6
McCune-Albright 症候群　194
median rhomboid glossitis　36
Melkersson-Rosenthal 症候群　34
microvascular decompression (MVD)　72
Millard 法　142
modified Killian 法　170, 173
MPVIC-P 療法　174
MTX 関連リンパ増殖性疾患　174
mucosal-associated lymphoid tissue　108
Mulliken 法　142
mumps　96

N

narrow band imaging (NBI)　170, 180
nasal NK/T cell lymphoma　174
nasopharyngeal carcinoma　164
Neisseria gonorrhoeae　42
neo-adjuvant 化学療法　152

O

obstructive sleep apnea syndrome (OSAS)　120, 124
occulusal 法　150
odontogenic cyst　58
odontogenic tumor　58
OK-432　98, 117
―― 局所注入療法　116
omission　18
oral allergy syndrome (OAS)　40
oral hairy leukoplakia　36
oropharyngeal cancer　168
oropharyngeal stenosis　76
oropharyngeal stenosis atresia　76
OSA-18　124, 125
ossifying fibroma (OF)　194
out of center sleep testing (OCST)　22
Oxygen desaturation Index (ODI)　22

P

p16 蛋白　168
palatine tonsillar hypertrophy　80
paralysis
　―― of the soft palate　56
　―― of the tongue　56
parotid gland tumors　154
parotitis　94
pathologic halitosis　50
pemphigoid　31
pemphigus vulgaris　30
perineural invasion　156, 158
periodic fever with aphthous pharyngitis and adenitis (PFAPA) 症候群　86, 92
periodontitis　58
peritonsillar abscess　88
peritonsillitis　88
pernicious anemia　34
PET 検査　156, 162, 164, 165
phantogeusia　54
pharyngeal tonsil　78
pharyngitis　60
physiologic halitosis　50
Plummer-Vinson 症候群　34, 70
polysomnography (PSG)　22, 78, 80, 124
PPI　68
pseudo-halitosis　50
push back 法　142, 186

R

R-CHOP 療法　174
ranula　116
recurrent parotitis　94
recurrent tonsillitis　84
Reflux Finding Score　68, 69
Reflux Symptom Index　68, 69
Rendu-Osler-Weber disease　38
repetitive saliva swallowing test (RSST)　12
respiratory disturbance index (RDI)　22
retropharyngeal abscess　64
rheumatic fever　86
rhinomanometry　23
ring enhancement　62〜65
RI シンチグラム　156
RI 法　176

S

Saxon テスト　16
SCC, 扁平上皮癌関連抗原　166
scrotal tongue　34
sentinel lymph node, SN　176
sexually transmitted infection (STI) of oral cavity and pharynx　42
Shaker 法　130
sialadenosis, sialosis　114
sialendoscope　106, 118
sialodochitis fibrinosa　106
sialography　16
sialolith　118
sialolithiasis　100

Sjögren syndrome (SS)　108
SLE　66
sleep apnea syndrome (SAS)　120
sleep-disordered breathing (SDB)　120
sniffing position　170, 173
SPECT/CT　176
starry sky pattern　174
step serial section　176
stomatitis　28
sublingual gland tumor　160
submandibular gland tumor　160
substitution　18
syphilis　42

T・U

taste disorder　54
taste strips　14
temporomandibular joint arthrosis　188
thermal stimulation　130
tongue coating　36
tonsillar focal infection　90
tonsillitis　82, 84, 86
TPF 療法　172
transoral robotic surgery (TORS)　184
transoral videolaryngoscopic surgery (TOVS)　182
tuberculosis of the parotid gland　94
tumor
　―― of the lip　144
　―― of the oral cavity　144
　―― of the palate　144
　―― of the parapharyngeal space　162
uvulo-palato-pharyngoplasty (UPPP)　76

V

V-Y 形成　142, 143
Valsalva 手技　170, 173
venous malformation　38
voice prosthesis　172
volatile sulfur compounds (VSCs)　50

W・X

Waldyer's ring　78, 80
Wardill-Kilner 法　142
Weber 腺　6
Weerda 型喉頭鏡　182
Wegener's granulomatosis　30
WHO 分類　154, 160
work hypertrophy　114
xerostomia　52

Z

zygomatic fracture, maxillary fracture　190
Z 形成　26, 27, 142, 143